김재춘 교수의
알레르기(아토피/비염/천식/류머티즘/건선/크론병) 완치를 위한 지침서

아토피 완치의 길 35가지

아토피
완치의 길
35가지

처음 펴냄	2013년 3월 28일
두 번째 찍음	2013년 5월 27일

지은이	김재춘
펴낸이	김재춘
펴낸곳	사연묘법사랑지기
주소	충남 태안군 남면 몽산리 603-3번지
전화	041)674-3573/080-999-2080
팩스	041)674-3570
홈페이지	www.inh.or.kr
메일	mibia@hanmail.net
등록번호	114-09-33104

엮은이	맹경화
다듬은이	유용자
ISBN	978-89-98916-00-8

ⓒ김재춘 2013, Printed in Korea
● 지은이의 뜻에 따라 인지는 붙이지 않습니다.
● 책값은 뒤표지에 있습니다.
● 잘못 만들어진 책은 산 곳이나 펴낸 곳에서 바꾸어 드립니다.

김재춘 교수의
알레르기(아토피/비염/천식/류머티즘/건선/크론병) 완치를 위한 지침서

아토피 완치의 길 35가지

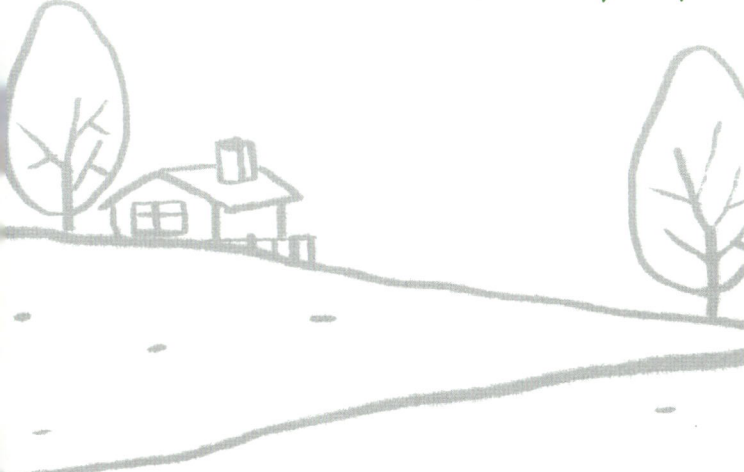

자연요법사랑지기

머리말

'모르는 것이 약이다'는 말이 있다. 아는 것 보다는 모르는 것이 더 큰 화를 막을 수 있을 때 쓰는 말이다. 다른 병도 마찬가지겠지만 아토피는 더욱 그렇다. 이 글을 읽는 당신도 찾아보면 아토피 정보들을 몇 십 몇 백 건은 어렵지 않게 찾아낼 수 있다. 그러나 안타깝게도 그런 것들은 거의가 당신을 잘못된 길로 빠지게 한다. 모르는 것이 좋은 것들이다.

그런 것들을 아무런 생각 없이 따를 때, 그들이 말했던 보람이 나타나지 않거나 오히려 탈이나 큰일을 치를 때가 많다. 이럴 때 돈과 시간만 잃는 것이 아니라, '아무리 힘써도 아토피는 낫을 수 없다'는 마음마저 들게 된다.

제도권의학에서는 아토피는 완치할 수 없다고 한다. 그럴까? 아니다. 처음부터 '고칠 수 없다'고 하는 사람은 아무리 힘을 써도 고칠 수 없는 것이 그 사람의 한계다. 이런 사람을 찾아가 '고쳐 달라'고 하는 사람이 얻을 수 있는 것은 '불치병'이라는 부메랑뿐이다.

아토피는 얼마든지 완치할 수 있다. 나의 책을 읽고 이제까지의 잘못된 버릇만 바꿀 수 있다면 아토피는 완치할 수 있다. '아는 것이 힘이다'는 말은 이럴 때 쓰는 것이다. 아무리 완치할 수 있는 길을 열어두어도 다른 길을 가는 사람에게 그 길은 있으나마나다. 이 책을 읽고 잘못된 버릇만 바꾼다면 누구나 완치할 수 있지만 머리말부터 읽지 않고 본보기(체험수기)부터 보는 사람이 있다. 당신이 그런 사람이라면 더는 이 책을 읽지 말고 다른 길을 찾길 바란다.

나는 책을 쓰면서 '본보기'를 넣는 것을 가장 싫어한다. 나와 몸바탕도 다르고, 살아온 삶도 다르며, 생각도 다른 사람의 본보기를 책 속에 넣는다는 것은, 이 책을 보는 사람에게 그다지 도움이 되지 않기 때문이다. 본보기를 넣어 쪽수가 줄어들면 그 만큼 자연의학의 원리와 실천법을 넣을 쪽수가 모자라게 되어, 이 책을 읽는 이들에게 바람직한 길잡이가 될 수 없다.

본보기가 많은 책은 그림의 떡이나 다름없다. 그래서 이 책에는 용기를 불어넣는 만큼의 본보기만을 넣었다. 자연의학의 원리와 실천법이 넉넉히 자리할 때, 이 책은 당신의 아이를 완치의 길로 이끌어 줄 길잡이가 될 것이다.

이 책에 모든 것을 다 담을 수는 없었다. 다 담기에는 너무 책이 얇기 때문이다. 그렇다고 더 두껍게 만들면 읽으려 하지 않는 사람들이 많을 것이다. 만일 이 책을 읽고 모자람을 느끼거나 자연의학을 더 깊이 있게 배우고 싶다면 나의 책 〈의사가 필요 없어지는 자연건강법 59가지〉를 보기 바란다. 〈아토피 완치의 길 35가지〉가 아토피와 같은 알레르기를 앓고 있는 사람들을 위해 쓴 책이라면, 〈의사가 없어지는 자연건강법 39가지〉는 이 땅의 모든 이들을 위해 쓴 책이다.

2013년 3월 글쓴이 김재춘

목 차

머리말 • 4
아토피 아이를 둔 사람들이 알아야 될 숨겨진 진실 • 12

Ⅰ. 아토피 바로알기

1. 아토피 완치를 위한 우리의 자세 • 16
2. 아토피 바로알기 • 18
3. 세균의 역습 • 32
4. 아토피와 머리 빠짐, 그 숨겨진 이야기 • 38
5. 울타리는 내버려두고 문단속만 할 것인가? • 41

Ⅱ. 아토피에 좋은 것과 나쁜 것

1. 아토피에 좋은 소금, 나쁜 소금 • 46
   1) 아토피에 나쁜 소금 • 46
   2) 아토피에 좋은 소금 • 48

2. 아토피에 좋은 미네랄, 나쁜 미네랄 • 55
   1) 아토피에 나쁜 미네랄 • 55
   2) 아토피에 좋은 미네랄 • 59

3. 아토피에 좋은 발효먹거리와 나쁜 발효먹거리 • 67
   1) 아토피에 나쁜 유산균발효먹거리 • 67

   2) 아토피에 좋은 유산균발효먹거리 • 68
   3) 아토피에 나쁜 김치 • 71
   4) 아토피에 좋은 김치 • 75
   5) 아토피에 나쁜 발효효소 • 76
   6) 아토피에 좋은 발효효소 • 79

4. 아토피에 좋은 비타민C와 나쁜 비타민C • 81
   1) 아토피에 나쁜 비타민C • 82
   2) 아토피에 좋은 비타민C • 84

5. 아토피에 좋은 현미와 나쁜 현미 • 86
   1) 아토피에 나쁜 현미 • 86
   2) 아토피에 좋은 현미 • 87

6. 아토피에 좋은 아침밥과 나쁜 아침밥 • 90
   1) 아토피에 나쁜 아침밥 • 92
   2) 아토피에 좋은 아침밥 • 94

7. 아토피에 좋은 냄새와 나쁜 냄새 • 96
   1) 아토피에 나쁜 냄새 • 96
   2) 아토피에 좋은 냄새 • 99

8. 아토피에 좋은 보습제와 나쁜 보습제 • 102
   1) 아토피에 나쁜 보습제 • 102
   2) 아토피에 좋은 보습제 • 107

9. 아토피에 좋은 콩과 나쁜 콩 · 111
　1) 아토피에 나쁜 콩 · 111
　2) 아토피에 좋은 콩 · 117
　　(1) 항체를 만들어 면역력을 높이는 바다풀 청국장(납두) · 119
　　(2) 아토피에 좋은 아주 특별한 된장 · 122

10. 푸성귀즙 열매즙 바로알기 · 127

Ⅲ. 아토피 완치를 위한 자연건강법

1. 아토피 완치에 좋은 열 가지 운동 · 132
　1) 붕어운동 · 132
　2) 무릎붕어운동 · 137
　3) 모관운동 · 139
　4) 합장합척운동과 약손요법 · 141
　5) 등배운동 · 145
　6) 발목펌프 건강법 · 149
　7) 손목펌프운동 · 152
　8) 8자로 기기 · 154
　9) 부채꼴운동, 상하운동 · 156
　10) 걷기(계단 오르기, 앉았다서기) · 160

2. 아토피 완치에 좋은 열한 가지 특수요법 • 162
　1) 아토피에 나쁜 잠자리, 좋은 잠자리 • 162
　　(1) 아토피를 도지게 하는 나쁜 잠자리 • 162
　　(2) 아토피를 고치는 좋은 잠자리 • 164

　2) 목 베개 • 164
　　(1) 목 베개의 바른 사용법 • 166
　　(2) 아토피로 굳어진 목이나 아픔 때문에
　　　 움직이기 힘든 목을 풀어주는 운동 • 167
　　(3) 목베개와 바른 잠자리 • 168
　　(4) 허파와 염통, 간을 튼튼하게 하는 건강법 • 169
　　(5) 살갗밑기름을 없애고 뱃살을 빼며 굵은 허리를
　　　 가늘게 하는 운동 • 171
　　(6) 허리받침으로 허리건강 되찾기 • 173

　3) 손발이 찬 것을 고치는 무릎아래찜질(각탕) • 179
　　(1) 무릎아래찜질과 전자파 그리고 누전 위험 • 180
　　(2) 무릎아래찜질은 땀만 내면 되는가? • 180

　4) 허파고름, 기침, 염통병, 콩팥병에 좋은 겨자찜질 • 181
　5) 변비와 묵은찌꺼기를 없애 아토피를 고치는 자연의학 관장
　6) 살갗을 튼튼하게 하여 아토피를 고치는 냉온욕 • 187
　7) 변비, 묵은찌꺼기를 없애 아토피를 고치는 된장 찜질 • 192

8) 아토피 지킴이 목뼈 큰 돌기 두드리기 • 194
　(1) 머리의 디딤돌 목 • 194
　(2) 쓰임새 • 195
　(3) 따라하기 • 196

9) 아토피에 참 좋은 배 약손 • 196

10) 아토피에 참 좋은 자연의학 보습제 엽록소요법 • 200
　(1) 엽록소요법이란 • 200
　(2) 쓰임새 • 200
　(3) 따라하기 • 201
　(4) 지켜야 할 것 • 202

11) 아토피를 고치는 풍욕 • 203
　(1) 풍욕이란 • 203
　(2) 지켜야 할 것 • 204

Ⅵ. 아토피 완치의 길

1. 글쓴이와 함께하는 〈아토피 완치의 길〉 • 208
2. 아토피 완치의 길 그 첫걸음 • 211
3. 제도권의학으로 아토피를 완치할 수 없는 까닭 • 214
4. 아토피 완치의 길 • 218
5. '아토피 완치의 길'에 함께할 '아토피 꾸러미' • 219

Ⅴ. 본보기(체험수기)

1. 아토피 본보기를 바라는 사람들에게 • 222
2. 어린아이 본보기 • 223
3. 소녀의 본보기 • 225
4. 어른의 본보기 • 228
5. 나의 본보기 • 230

Ⅵ. 아토피 완치의 걸림돌

1. 당신은 어떤 사람인가? • 232
2. 아토피를 완치할 수 없는 사람 • 232
3. 아토피를 완치할 수 있는 사람 • 235
4. 아토피 완치를 가로막는 두 가지 모순 • 238

글을 마치면서 • 242
우리말 풀이 • 244

아토피 아이를 둔 사람들이 알아야 될 숨겨진 진실

우리가 꼭 알아야 할 진실 가운데는 기업가들 쪽에서는 '우리들이 몰랐으면 하는 진실'들이 많다. 아토피도 마찬가지다. 기업가들 쪽에서는 아토피 아이를 둔 사람들이 몰랐으면 하는 진실들이 많다. 아이의 건강보다는 성적이나 돈을 먼저 생각하는 학부모들 쪽에서도 오히려 모르고 싶은 진실이기도 하다.

소젖이 그렇고, GMO가 그렇고, 먹거리첨가물이 그러하며, 갖가지 의약품이 그러하다.

기업가나 축산업자들은 소젖이 얼마나 나쁜지 알려지는 것을 바라지 않는다. 요즘처럼 '소젖은 더없이 좋은 먹거리다'거나, '소젖을 먹으면 잘 자라며, 골다공증에도 좋다'는 말처럼 소젖이 좋다는 말들을 그대로 믿었으면 하다. 이는 학부모들의 생각도 같다. 소젖의 숨겨진 진실이 밝혀지기를 바라는 어버이는 아주 드물다. 학부모는 아이의 건강보다는 성적이나 돈이 먼저이지만 어버이는 아이의 건강이 먼저이기 때문이다.

기업가들은 GMO에 대한 진실이 밝혀지기를 바라지 않는다. 요즘처럼 'GMO는 모자란 먹거리걱정을 풀어줄 단 하나의 길'이라거나, '곡물가격안정에 도움을 줄 유전학의 열매'로 알려지기를 바란다. 이것도 학부모들의 생각 어버이 생각은 다를 수밖에 없다. 이 책에서 밝힐 GMO에 대한 진실을 알게 되면 어버이들은 눈물을 흘리지만 학부모들은 차라리 모르는 것이 좋다고 생각할 수 있다.

　기업가들은 먹거리첨가물의 진실이 알려지기를 바라지 않는다. 화려한 빛깔과 내지 못할 맛이 없는 마술 같은 먹거리첨가물에 끌려 중독되기를 바랄 뿐이다. 그래서 그들은 허용기준치를 마련해두고 그만큼은 먹어도 되는 것처럼 말한다. 학부모들은 그것을 믿으려 하지만 어버이들은 진실을 바란다.

　기업가들은 참치에 대한 진실이 밝혀지기를 바라지 않는다. '등푸른 물고기로 아이들이 자라는데 도움이 되는 물고기'인 것처럼 생각되기를 바란다. 친일청산을 막는 자들은 그들의 마음속에 새겨진 일본을 우러르며 '가장 좋은 횟감' 쯤으로 알려지기를 바란다. 그러나 참치는 수은이나 납과 같은 중금속이 많은 물고기로 아토피 아이들은 먹지 말아야한다. 게다가 통조림 속에 들어가면 비스페놀A나 여러 가지 먹거리첨가물이 불러들이는 걱정거리까지 덤으로 따라온다. 이 또한 학부모들의 마음과 어버이의 마음은 다를 수밖에 없다.

　기업가나 제도권 의료인, 약사들은 약의 진실이 밝혀지기를 바라지 않는다. '당뇨 약을 먹지 않으면 합병증으로 더할 수 없이 끔찍한 일을 맞을 수 있다'거나, '아토피는 병원에서 주는 약이나 보습제를 꾸준히 바르면 나빠지는 것을 막을 수 있다'고 알기를 바란다. 학부모들은 그들의 말을 믿으려 하지만 어버이들은 진실에 목말라한다.

어찌 이 뿐이랴. 기업가들 쪽에서 '우리가 몰랐으면 하는 진실'은 아마 수십 권의 책으로도 모자랄 것이다. 나는 이 책을 300쪽이 넘지 않도록 하여야 한다. 더 두꺼우면 이 책을 보려하지 않기 때문이다. 어차피 학부모들은 아이의 건강을 위해 꼭 알아야 할 진실들이 밝혀지기를 바라지 않는다. 그것이 좋고 그들에게 보탬이 된다고 생각하기 때문이다. 소돔과 고모라의 슬픔은 끝난 것이 아니라 아직까지도 이어지고 있다. 진실을 알고자 하는 사람들은 아직도 찾아보기 힘든 것처럼, 아이의 건강이 먼저인 어버이를 찾기도 참으로 힘든 요즘이다.

모든 진실을 이 한 권의 책에 다 담을 수는 없다. 더 많은 숨겨진 이야기들은 '아토피 완치의 길' 수련에 함께하여 이 책에서 말하지 못한 진실을 찾아야 한다.

석 달에서 다섯 달이면 거의 모든 아토피는 완치할 수 있다. 이는 '학부모'도 '어버이'도 몰랐던 새로운 진실이다. 이러한 진실은 학부모에게는 '족쇄'가 될 수 있어 이 책을 덮고 싶겠지만, 어버이에게는 아이의 짓밟힌 꿈을 되찾을 길이 되어, '아이에게 미안했던 마음의 짐'을 내려놓을 수 있게 할 것이다.

Ⅰ. 아토피 바로알기

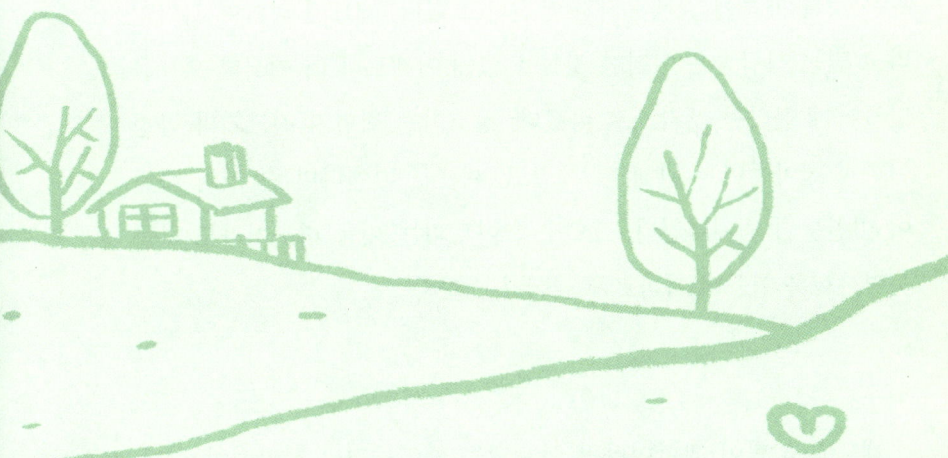

1. 아토피 완치를 위한 우리의 자세

　제도권 의학에서는 꽃가루나 집먼지 진드기, 곰팡이, 포도상균과 같은 것들 때문에 알레르기가 생긴다고 한다. 제도권 의학이 과학이라고 믿는 사람들은 이러한 것들을 없애 어제보다 더 깨끗한 오늘을 만들어야 한다는 생각으로 바쁘다. 청소기는 집먼지 진드기나 곰팡이까지 빨아들이기 위해 더 세졌고, 세균을 없앤다며 손 씻기 바람이 미친듯이 번져나간다. 그럴수록 아토피는 이를 비웃기라도 하듯 문명사회를 휩쓸며 가파르게 늘어나고 있다.

　우습다.
　제도권 의학이 과학이라면 아토피는 줄어들거나 사라져야 한다. 꽃가루나 집먼지 진드기와 같은 것들이 알레르기를 일으킨다면 그들을 줄이거나 없앤 곳에서 지리는 요즘의 아이들은 옛날보다 줄어들어야 마땅하다. 그러나 그와는 달라도 너무 다르다. 무언가 첫 단추부터 잘못되었음을 뜻한다.

　과학이 아닌 '과학처럼 보이는 신기루'이기 때문은 아닐까? 첨단 과학이라 하지만 자연이 가진 백 겹의 껍질 가운데 우리는 아직 단 한 겹의 껍질도 벗겨내지 못했다. 그러면서도 우리는 자연계에 일어나는 일을 다 아는 것처럼 으스댄다. 그래서 자연을 다스리려 하고 자연을 자기 마음대로 나눠보려 하며 자기 마음대로 바꾸려 한다.

낮아져야 한다. 자연 앞에서 우리는 더 낮아져야 한다. 더는 자연을 다스리려하지 말고 우리가 태어나고 우리가 되돌아 가야할 보금자리로 되돌려 놓아야 한다. 자연이 우리가 가진 일부가 아니라 우리가 자연의 일부라는 것을 깨달아야 한다. 그럴 때 자연은 한없이 너그럽고 한없이 베푼다. 아낌없이 주는 나무가 어찌 나무뿐이랴? 다 가지려 할 때 아흔아홉을 놓친다. 우리가 가지고 있는 것만으로도 70억 사람들은 넉넉한 삶을 누릴 수 있다. 더 가지려는 욕심이 굶주림을 낳고, 전쟁을 낳고, 아픔을 낳는다.

하나를 얻고도 고마워하고 낮아질 때 나머지 아흔아홉을 얻을 수 있다. 이것이 자연의 뜻이며, 이것이 참된 길이다. 우리가 참된 길을 갈 때 그 길에서 무거운 짐을 내려놓을 수 있을 것이며, 그 길을 가야만 아토피의 멍에를 우리의 아이들에게서 벗겨낼 수 있을 것이다.

2. 아토피 바로알기

'남을 알고 나를 알면 백 번 싸워도 위태롭지 않다'는 말이 있다. 싸워서 이기는 것보다 싸우지 않고 이기는 것이 더 바람직함을 뜻한다. 또한 '남을 모르고 나를 모르면 싸움에서 반드시 위태로워진다.'는 말도 있다.

제도권의학이나 민간요법은 아토피의 증상을 병으로 보지만, 자연의학은 자연치유력으로 본다. 그래서 제도권의학이나 민간요법이 증상을 적으로 보고 싸워서 이기려하지만, 자연의학은 싸울 적이 없다고 보고 증상의 뿌리가 무엇인지를 알아내 그 뿌리를 없애려 한다. 제도권의학이나 민간요법이 적이 아닌 적과 싸워서 이기려다보니 싸울 때마다 스스로를 위태롭게 한다.

그렇다.
제도권의학이나 민간요법은 아토피의 뿌리조차 모르기 때문에 얼마든지 완치할 수 있는 병을 낫을 수 없는 병으로 생각하게 된 것이다. 다시 말해 아토피와 싸우겠다면서도 아토피가 무엇인지도 모르고 덤비는 셈이다. 알아야 이길 수 있다. 이제 아토피란 무엇인지부터 알아보자.

아토피 바로알기

자연의학에서는 아토피의 뿌리를 창자와 뼈 기둥(척주)의 탈로 본다. 꽃가루나 집먼지진드기, 곰팡이와 같은 것들은 창자와 뼈 기둥에 탈이나서 이것들을 이겨낼 힘이 떨어졌을 때 나타나는 부스러기일 뿐이다. 포름알데히드와 같은 환경호르몬 때문에 생기는 새집 증후군이나 새차증후군, 새가구증후군 또한 이 울타리를 벗어날 수 없다.

이와 함께 창자에 탈을 일으키는 잘못된 먹거리와 묵은 찌꺼기가 내뿜는 나쁜 가스를 들 수 있다. 쉽게 아토피를 고치려는 사람들이 많다. 이러한 사람들은 '가리지 않고 골고루 마음껏 먹으면서 아토피를 나을 수 있다'는 말에 쉽게 넘어간다. 그렇게만 된다면 얼마나 좋을까? 나라도 그러한 곳이 있다면 굳이 어려운 길을 가게하지 않고 그곳으로 보내고 싶다.

알레르기란 잘못된 면역반응을 아울러 이르는 말이며, 면역이란 밖에서 들어오는 세균과 같은 것들로부터 우리 몸을 지키는 방어체계를 말한다. 장티푸스는 티푸스균이 창자 속에 들어와 창자의 미끈미끈한 막을 망가뜨려 곪고 짓무르면서 피를 흘리는 병이다. 면역체계가 제구실을 할 때에는 티푸스균이 들어와 장티푸스를 일으키더라도 임파구와 같은 면역세포들이 이를 알고 항체를 만들어 티푸스균을 물리친다. 우리 몸은 티푸스균과 싸우면서 익힌 정보를 항체에 갈무리한다. 항체는 피 속이나 림프 속을 돌아다니다가 다시 티푸스균이 들어오면 미리 익혀 둔 싸움기술로 바로 죽여 버리기 때문에 우리 몸은 다시는 장티푸스에 걸리지 않는다. 이를 면역이라 한다.

이처럼 면역은 우리 몸을 지키는 파수꾼이지만 때론 우리 몸을 부수기도 하는데 이를 알레르기라 한다. 알레르기 때문에 생긴 병은 아토피를 비롯하여 알레르기비염, 건선, 천식, 알레르기성결막염, 류머티즘관절염, 뼈기둥굳음병(강직성척추염), 크론병, 루푸스, 큰창자짓무름병(궤양성대장염)과 같은 것들이 있다. 제도권의학은 아토피뿐만 아니라 알레르기비염을 비롯한 모든 알레르기병에 '불치병'이란 멍에를 씌웠다.

이 책은 아토피 아이들을 위해 만들어진 것이지만 알레르기비염이나 천식, 알레르기성결막염, 류머티즘관절염, 뼈기둥굳음병, 크론병, 루푸스, 큰창자짓무름병을 앓고 있는 사람들도 이 책을 따르면 거의 완치될 수 있다. 나는 앞으로 알레르기비염이나 천식, 알레르기성결막염, 류머티즘관절염, 뼈기둥굳음병, 크론병, 루푸스, 큰창자짓무름병을 '완치의 길'로 이끌 책을 쓸 것인 바, 그 내용은 크게 다르지 않을 것이다.

아토피를 비롯한 모든 알레르기는 이름이 다른 만큼이니 나타나는 모습 또한 다르지만 한 가지 같은 뿌리를 가지고 있다. 면역체계의 탈이다. 그러므로 면역체계의 탈만 바로잡을 수 있다면 모든 알레르기는 얼마든지 완치할 수 있다. 이 책은 탈이난 면역체계를 바로잡을 수 있는 과학적이고 체계적인 길과 이론적 바탕의 디딤돌을 튼튼하게 놓으려 쓴 책이다. 돈보다 아이들의 건강을 먼저 생각하는 열린 마음만 있다면, 이 책 속에 들어있는 '완치의 길'이 보일 것이다.

우리 몸에 세균을 비롯한 나쁜 것들(앞으로 '도둑'이라 부르겠다)

이 들어오면 도둑을 물리치려고 항체가 만들어 진다. 그 길을 살펴보면 다음과 같다. 도둑이 들어오면 단핵구가 대식세포로 바뀌어 도둑을 잡아먹기 시작한다. 이때 싸움터가 붉어지면서 고름이 생기고 백혈구가 늘어나 뜨거워진다. 하지만 이때까지의 면역반응은 자연면역반응으로 모든 도둑을 닥치는 대로 잡아먹는다. 이러한 불특정 면역반응은 넓은 곳에서 이루어지다보니 느리고 오래가지 못한다.

자연면역반응이 이들을 다 잡아들이지 못할 때 2단계의 면역반응으로서 도둑을 알아냈던 대식세포와 림프구가 서로 힘을 합쳐 이들을 잡아들인다. 가슴샘(흉선)림프구에서는 T세포를 만들어 도둑을 손수 없애는 한편, 골수림프구에서는 B세포를 만들어 도둑을 만나면 빠르게 늘어나면서, 그 도둑에 맞는 맞춤항체(면역글로불린)와 같은 세포들을 만들어낸다. 이렇게 해서 만들어진 항체는 피와 림프 속을 떠돌다가 같은 도둑이 들어오면 재빨리 면역반응으로 도둑을 물리친다. 자연면역반응이 모든 도둑을 잡는 것과는 달리, 항체에 의한 면역반응은 어떤 한 가지 도둑만 잡는다.

항체는 도둑을 잡아들이는 곳에 따라 다섯 가지로 나뉘는데, 이를 나누어보면 피 $100cc$마다 IgG $1,500mg$, IgA $200mg$, IgM $150mg$, IgD $10mg$, IgE $0.1mg$으로 IgG가 가장 많다.
 IgG: 면역을 맡는 항체로서 면역이 일어나면 IgM이 IgG로 바뀐다.
 IgA: 몸의 미끈막 쪽에 많은 항체로서 맨 앞의 면역을 맡아 도둑이 들어오는 것을 막는다. 아토피 아이는 미끈막에 탈이나 IgA 항체가 매우 적다.

IgD: 처음 면역을 일으키는 때에 큰 구실을 한다.

IgE: 알레르기 및 고름을 막는 일을 하는 항체로서 뚱뚱세포와 만나 히스타민을 내뿜는다.

IgM: 면역이 일어날 때 맨 처음 만들어지는 항체로서 다섯 개의 'Y'자가지가 붙어있다.

단백질이 아미노산으로 나뉘어 창자벽의 돌기로 들어오면 몸속에서 여러 가지 단백질로 다시 만들어져 우리 몸을 이루거나 영양소로 쓰인다. 그 가운데 몇몇은 항체가 되거나 호르몬과 같은 내분비물질의 바탕이 되기도 한다. 창자가 튼튼한 사람은 창자벽의 미끈막이 튼튼하여 단백질이 아미노산으로 모두 나누어지지 않으면 돌기 속으로 들어갈 수 없다.

아토피 아이들은 창자의 미끈막이 튼튼하지 못하여 IgA 항체가 매우 적다. 살펴보니 mm^2마다 IgA의 항체가 튼튼한 아이는 16.8pg(피코그람)인데, 아토피 아이들은 3.9pg밖에 안 되었다. IgA는 미끈막에 많은 항체로서 도둑의 침입을 막는 맨 앞의 방어벽 구실을 한다. 살갗에 IgA 항체가 적으면 도둑의 침입을 막을 수 없게 되어 쉽게 울타리가 뚫린다. 미끈막에 IgA가 적으면 상처나 고름이 생겨 돌기보다 큰 틈이 생기게 되는데, 이 틈으로 덜 나누어진 단백질이 들어오게 된다. 덜 나누어진 단백질은 영양소로 알려지지 못하고 도둑으로 알려져 면역체계의 공격을 받게 된다. 이때 항체 IgE가 만들어진다. 도둑과 뚱뚱세포의 겉에 있는 IgE 항체가 만나면 뚱뚱세포가 부서져 여러 가지 고름매개물질(chemical mediater)이 나오게 된다. 이것을 탈과립이라 한다.

고름매개물질에는 히스타민, 세로토닌, 사이토카인(cytokines), 류코트리엔(leukotriene), 프로스타글란딘과 같은 것들이 있다. 이러한 것들이 살갗이나 미끈막을 건드리면 아토피를 비롯한 알레르기 증상이 나타난다. 숨길미끈막이나 코의 미끈막을 건드리면 천식이나 알레르기비염이 된다.

숨길벽이 줄어들어 좁아지면 미끈미끈한 것들이 늘어나 숨길이 더 좁아져 숨쉬기가 힘들어지면 이를 '천식'이라하며, 콧구멍 미끈막에 미끈미끈한 것들이 늘어나 콧물이 흐르면서 미끈막이 곪거나 뾰로지가 생겨 코가 막히면 '알레르기 비염'이라 한다.

이와 같이 알레르기가 일어나는 곳이 다르다는 것 때문에 병의 이름만 다를 뿐 알레르기의 뿌리는 모두 같다. 제도권의학에서는 IgE 항체가 도둑과 만나 싸우면서 뚱뚱세포가 부서져 아토피를 일으키는 고름매개물질이 나오는 것을 막아 IgE 항체가 도둑과 만나는 것을 막는 약물치료를 하거나 도둑을 물리칠 IgE 항체를 줄이는 약물치료를 한다.

적이 쳐들어 왔는데 전쟁을 하다가 집이 불타거나 병사들이 죽는 것이 두려워 아예 싸우지 않고 나라를 버리고 도망치는 꼴이다. 이래서는 이길 수 없다. 그래서 제도권의학에서는 아토피를 불치병으로 보는 것이다.

그런데 어쩌다 운이 좋아 제도권의학으로 치료가 되는 것처럼 보이는 아이들이 있다. 그러나 그것은 뿌리는 남겨둔 채 줄기만 자른 꼴이어서 청소년기나 청년기가 되면 천식이나 알레르기비염, 알레르기결막염, 류머티즘관절염, 뼈기둥굳음병, 크론병, 루푸스, 큰창자짓무름병이 되어 나타난다. 아름다워야 할 청춘이 줄줄 흐르는 콧물과 숨 막히는 기침소리 등으로 얼룩지게 되는 것이다.

보이는 적은 이기든 지든 알고나 있으니 한 대 맞더라도 덜 아픈데, 보이지 않는 적은 있는지 없는지 알 수조차 없으니 맞더라도 더 아프다. 아토피도 그러하다. 아토피는 보이는 적이니 아토피 증상이 나타나더라도 덜 아픈데, 다 나았다고 마음 놓고 있을 때 나타나는 보이지 않던 적인 알레르기비염이나 천식, 알레르기결막염, 류머티즘관절염, 뼈기둥굳음병, 크론병, 루푸스, 큰창자짓무름병과 같은 것들이 얼굴만 바꾸어 끈질기게 청춘을 다 갉아 먹을 때까지 따라다닌다면 이것은 아토피로 잃어버렸던 어릴 적의 얼룩진 추억과는 비할 바가 못 된다. 그렇다. '아토피 완치의 길'을 등지고, 제도권의학이나 민간요법을 따르며 요행이나 바란다면 더 무서운 뿌리를 키우는 꼴이나 마찬가지다.

이제까지 살아오면서 '어버이 은혜'라는 노래를 들을 때마다 가슴 뭉클했던 때가 한두 번이 아니다. 학부모들은 말한다. "가렵고 잠들기 힘들더라도 조금만 참고 공부해라. 공부만 잘 하면 좋은 대학에 갈 수 있고, 좋은 대학을 나오면 좋은 직장에 들어갈 수 있어 돈을 많이 벌 수 있으니 편하게 살 수 있는 날이 올 것이다."

그 말이 참말일까? 거짓이다. 논리적으로도 맞지 않고 과학적으로도 있을 수 없는 일이다. 아토피는 '아토피 완치의 길'을 따르면 석 달에서 다섯 달이면 얼마든지 완치할 수 있다. 석 달에서 다섯 달은 아이의 학창시절의 십분의 일도 안 된다. 어떤 일이든 일에는 '효율'과 '효과'가 바늘과 실처럼 따라다닌다. 아토피에 걸리면 가려워 잠 못 이루기 때문에 공부는 물론 모든 일에 힘을 쏟을 수 없다. 이런 아이는 물리학적으로 보더라도 같은 일을 처리하는데 몇 배, 몇 십 배의 힘을 쏟아야 한다.

머리를 쓰는 공부는 더 하다. 몸으로 하는 일과는 달리 머리를 써야하는 공부는 책상에 오래 앉아 있다고 성적이 오르는 것은 아니다. 힘을 쏟을 수 없는 데 좋은 성적으로 좋은 대학에 가서 좋은 직장에 들어가 많은 돈을 벌 수 있다는 것은 비논리적이고 비과학적이다. 거짓이다.

그런데 언제부터인가 우리 사회는 이 바뀔 수 없는 가치가 뒤바뀐 모습으로 내달리고 있다. 푸른 들판이 아닌 낭떠러지로 내달리고 있는 학부모들의 모습을 보라. 그 끝은 어디겠는가? '아토피 완치의 길'을 등지고 아이의 미래를 짓밟는 학부모들의 거짓의 탈이 벗겨졌을 때도 그들의 아이들이 '어버이 은혜'를 들으며 가슴 뭉클해할까?

난 앞날을 내다보는 선지자는 아니다. 그러나 이것만은 안다. 요즘처럼 건강보다는 성적을 먼저 생각하는 학부모들이 아이들의 앞날을 망친다면 조만간 우리 겨레는 막다른 골목에 다다를 것이라는 것을. 좀 더 솔직히 말한다면 아이들의 건강보다는 돈을 먼저 생각하는 학부모들이 아이들의 앞날을 짓밟는다면 말이다.

제도권의학에서는 아토피 환자의 70~80%가 대물림되고 있다고 보아 내림병으로 보며, 이와 함께 환경, 면역학적 탈, 살갖 지킴막의 탈과 같은 여러 뿌리가 따르는 것으로 보고 있다.

그럴까?
아니다.
가족력이 있는 아이에게 아토피가 많은 것은 먹는 버릇을 비롯해 살아가는 것들이 비슷하기 때문이며, 환경이나 면역학적 탈이나 살갖 지킴막의 탈과 같은 것들은 뿌리라기보다는 아토피에 불을 붙이는 불쏘시개에 불과하다.

불씨가 없다면 아무리 많은 불쏘시개가 있다 하더라도 불은 나지 않는다. 자연의학에서는 아토피의 뿌리를 창자와 뼈 기둥에 있다고 본다. 창자와 뼈 기둥을 망가뜨리는 것은 잘못된 먹거리와 잘못된 버릇에 있다. 이를 뒷받침하는 것은 얼마든지 들 수 있다.

먼저 사회병리학적으로 살펴보자.
케냐 사람들은 아토피라는 말을 잘 모른다.
아는 것이 없어서가 아니라 아토피를 앓고 있는 아이들이 거의 없기 때문이다.

그 까닭은 무엇일까?

창자와 뼈 기둥이 튼튼하기 때문이다. 케냐아이들은 창자를 망가뜨리는 고기나 소젖, 먹거리첨가물이 들어있는 마실거리나 가공먹거리를 만나기가 쉽지 않다. 다시 말해 창자를 힘들게 할 먹거리들이 드물기 때문에 케냐아이들의 창자는 언제나 힘이 넘치고 튼튼하다.

마사이족으로 널리 알려진 케냐 사람들은 팔다리는 길고 몸집에 견주어 뼈 기둥은 짧아 잘 틀어지거나 망가지지 않는다. 뿐만 아니라 몇 십 *km*는 차를 타지 않고 걸어 다닐 만큼 뼈기둥을 튼튼하게 하는 움직임을 태어나서 죽을 때까지 하고 있기 때문에 그들의 뼈 기둥은 어느 겨레보다도 튼튼하다.

창자와 뼈 기둥만 튼튼하면 아토피는 걱정하지 않아도 된다.

다음으로 해부생리학적인 쪽에서 살펴보자.

고기 먹는 짐승은 해부학적으로 볼 때 송곳니를 지니고 있지만, 풀 먹는 짐승은 앞니와 어금니를 지니고 있는데, 이는 먹이 때문이다. 창자의 길이로 볼 때도 고기 먹는 짐승은 창자가 짧지만 풀 먹는 짐승은 창자가 길다. 사람은 이(치아)의 생김새나 창자의 길이로 보아 풀 먹는 짐승이다. 더군다나 우리겨레는 서양사람들보다 창자의 길이가 더 길기 때문에 더욱 풀 먹는 짐승이다.

독성학적인 쪽과 환경적인 쪽을 살펴보자.

고기 먹는 짐승이 창자가 짧은 것은 독에 중독되지 않으려는 진화의 열매이다. 고기와 푸성귀(열매)를 100g 씩 봉지에 넣어 따뜻한 곳에 두었다가 열흘 뒤에 열어보자. 고기가 들어있던 봉지에서는 참기 힘든 역겨운 냄새가 나지만, 푸성귀나 열매가 들어있던 봉지에서는 냄새가 순하다. 발효가 되었을 때는 좋은 냄새가 나기도 한다.

고기를 먹는 짐승의 창자가 길면 창자 속에 머무르는 시간이 길어 독에 중독됨으로서 멸종하게 된다. 그와는 달리 풀 먹는 짐승은 창자가 짧으면 영양을 받아들일 시간이 짧아 많은 먹이를 먹어야 한다. 먹는 시간이 길어질수록 고기 먹는 짐승에게 더 많이 잡아먹힌다. 이 또한 멸종을 부르는 까닭이 된다. 이를 막으려 풀 먹는 짐승은 창자가 점점 길어지지만 고기 먹는 짐승은 창자가 짧아지는 쪽으로 진화되었다.

사람은 그 어떤 짐승보다 창자가 길다. 굶주림의 때가 길었기 때문이다. 사람이 살아온 때를 하루로 보았을 때 굶주림의 때는 23시간 59분 59초가 넘었으나, 배불리 먹어온 때는 1초도 안 된다. 진화 쪽에서 보았을 때 사람은 굶주림에는 잘 견디지만 배부름에는 견디지 못한다.

세균이나 먼지는 아토피를 일으키는 알레르겐 가운데 제도권의학에서 가장 두려워하는 알레르겐이다. 이는 사람이 자연의 일부라는 자연의 뜻을 거스르는 생각이다. 제도권의학이 아토피를 결코 완치할 수 없는 까닭 가운데 하나가 세균과 먼지를 멀리하려는 생각 때문이기도 하다. 사람이 환경을 다스리려는 생각은 잘못된 생각이다. 자연은 우리가 품에 안겨야 할 보금자리다.

자연을 다스릴 수 있다고 생각하는 사람은 접시 물에 하늘이 비췬 다고 해서 하늘을 담았다고 생각하는 사람이나 다름없는 어리석은 사람이다. 사람이 사는 곳이라면 세균과 먼지는 지구상 어디에도 없는 곳이 없다. 우리는 지난 수백만 년 동안 이들과 함께 살아오면서 때론 이겨내야 했고 때론 서로를 도우며 함께 해왔다. 그러다보니 이제 사람은 세균이나 먼지 없이는 튼튼하게 살아갈 수 없도록 진화해 버렸다.

'위생가설(hygiene hypothesis)'을 부르짖은 스트라첸(Strachan)은 초파리 속의 세균이 미치는 힘을 살펴보니, 창자 속에 세균이 없는 무균실의 초파리보다 기생충을 넣은 초파리가 두 배나 오래 사는 것으로 나타났다. 이와 함께 도시에 사는 아이들과 농촌에 사는 아이들의 알레르기를 살펴보니 도시에 사는 아이들이 알레르기를 훨씬 많이 앓고 있는 것으로 나타났다.

이를 보더라도 지나치게 깨끗한 곳에 살게 되면서 면역계를 다스리던 창자 속 세균이 줄어들어 면역계가 모든 것에 과민 반응을 한다는 것을 밝혀냈다. 사람이 튼튼하게 살아갈 수 있으려면 창자 속 세균이 알맞아야 함을 깨닫게 한 것이다. 제도권의학에서 멀리만 하려했던 세균이나 먼지와 같은 것들이 아토피 완치에 도움을 주는 면역계의 길잡이인 셈이다.

그나마 제도권의학 치료법 가운데 달라진 생각으로 볼 수 있는 것이 민감소실요법이다. 아토피를 일으키는 알레르겐을 몇 십만 배로 묽게 하여 몸속에 집어넣음으로서 그 알레르겐에 대하여 저항력을 얻게 하는 것이다. 겉으로 보아서는 자연의학의 길과 비슷해 보이지만 아주 다르다. 자연에서 만날 수 있는 수 없이 많은 알레르겐들에 자연스럽게 면역력을 얻게 하는 것이 자연의학의 길이다.

이와는 달리, 아토피 아이들에게 알레르기를 일으키는 알레르겐을 하나씩 뽑아 한가지 씩 집어넣어 그 알레르겐에만 면역력을 얻게 하는 것이 제도권의학의 생각이다. 아토피 아이들이 살아가는 곳에는 수 없이 많은 알레르겐들이 있기 때문에 모든 알레르겐을 민감소실요법으로 다스리는 것은 달걀로 바위치기나 마찬가지다. 어거지로 할 수 있다고 할지라도 수십 년이 걸리며 돈도 수억 수십억이 들 수 있는 모질고 긴 길일 뿐이다.

아토피는 창자와 뼈 기둥만 튼튼하게 하면 얼마든지 완치할 수 있다. 그러려면 과학적이고 체계적인 식이요법, 운동요법, 마음요법, 특수요법이 뒷받침되어야 하며, 이러한 것들을 체계적으로 지도할 수 있는 전문가와 프로그램이 있어야 한다.

'아토피 완치의 길'은 한 달의 단기과정과 다섯 달의 정규과정으로 나뉜다.
'아토피 완치의 길'은 한 학기 동안 아토피를 일으켰던 주위환경으로부터 벗어나 물 맑고 공기 좋은 시골학교로 전학을 하여 완치를 한 뒤 다니던 학교로 되돌아가면 된다. '아토피 완치의 길'은 전반기와 후반기로 나누어지며, 전반기는 2월 10일부터 7월 10일까지, 후반기는 8월 10일부터 다음 해 1월 9일까지이다.

아토피가 완치되려면 세 달 내지 다섯 달은 걸리므로, 전반기에 완치하려면 적어도 5월 1일까지는 들어와야 완치를 할 수 있으며, 후반기는 11월 1일까지는 들어와야 한다.

'콩 심은데 콩 나고 팥 심은데 팥 난다'는 말이 있듯이, 자연의 뜻에 따라 한 학기를 '아토피 완치의 길'과 함께 한다면 단 한 명의 들러리 없이 모든 아이들이 아토피부터 깨끗이 벗어나게 될 것이다.

이는 나의 명예를 걸고 당신과 하는 약속이다.

3. 세균의 역습

우리가 알고 있었던, 그래서 당연히 상식이 되어버린 세균이나 집먼지진드기에 대한 생각은 우리를 자연과 점점 멀어지게 하였다. 집먼지진드기는 우리 눈에는 보이지 않는다. 과학기술이 발달하여 그동안 모르고 살아왔던 집먼지진드기를 볼 수 있게 되다보니 없었던 새로운 두려움이 생겼다. 생긴 모습으로만 보면 마치 사람살갗을 갉아먹을 괴물처럼 보인다. 기업이나 제도권의학에서는 그것을 악용하여 집먼지진드기를 없애야 아토피를 막을 수 있는 것처럼 거짓말을 한다. 이러한 거짓말은 안타깝게도 거의 의심받지 않은 채 우리들 생각에 상식처럼 자리 잡았다.

그에 따라 아직도 10년은 쓸 수 있는 청소기가 쓰레기장으로 가고, 집먼지진드기까지 빨아들이는 더 센 진공청소기를 들여 놓는다. 이에 질세라 세균 잡는 갖가지 살균제들이 날개 돋친 듯 팔려나간다. 어디 이뿐이랴? 은나노 항균소재니, 공기청정기니 하는 것들이 '하루가 멀다'하고 쏟아져 나온다. 그 앞잡이 노릇을 하는 것에 방송을 비롯한 대중매체가 있다. 방송의 엄청난 힘은 이미 의식주를 비롯한 우리 삶 모두를 짓누르고 있다.

단 하루도 세균이야기를 듣지 않고는 그냥 지나가는 날이 없게 되었다. 우리는 숫자에 익숙해져 어지간해서는 귀에 들어오지도 않는다. '90%'라는 말은 이제 살균 축에도 끼지 못한다. '99%'나 '99.9%'는 되어야 고개를 끄덕인다. 이 말이 무슨 뜻을 지니는지 아무도 생각하려 들지 않는다.

'99% 살균'이라는 말은 우리가 자연에서 99% 멀어졌다는 뜻이며, '99.9% 살균'이라는 말은 자연에서 99.9% 멀어졌다는 뜻이다. 자연과 멀어지면 건강과도 멀어진다는 것은 누구나 아는 것인데도 왜 세균과의 거리에 대해서는 생각하려들지 않는 것일까? 만일 집먼지진드기가 사라지면 어떻게 될까? 집먼지진드기는 생긴 모습과는 달리 전혀 해롭지도 위험하지도 않는 벌레다. 살아있는 살갗은 거들떠보지도 않고, 몸에서 떨어져나간 살갗만 먹고 살도록 진화되었다. 한마디로 돈 받지 않고 일하는 청소부인 셈이다.

집먼지진드기가 없으면 떨어져나간 살갗은 없어지지 않고 차곡차곡 쌓이게 되어 우리의 잠자리는 먼지와 살갗부스러기로 가득하게 된다. 그것만으로도 걱정거리가 되지만 걱정거리는 여기서 끝나지 않는다. 눅눅할 때는 곰팡이의 먹이가 되어 곰팡이독을 품어내게 된다. 요즘이야 진공청소기라도 있어 빨아낼 수 있다지만 옛날처럼 엉성한 빗자루로는 쓸어 지지도 않는다.

이부자리도 요즘은 가벼워 털기도 쉽지만 옛날에는 무거워 털기도 어려웠다. 뿐만 아니라 동이 트면 들판에 나가 허리가 휠 만큼 일하다가 들어와서는 무거운 몸을 이끌고 곯아떨어지기 일쑤였다. 이부자리 청소는 명절이나 큰일 치를 때가 아니면 꿈도 꿀 수 없는 호사스런 일이었다. 그러나 그때는 아토피가 무엇인지도 모르고 살았다. 아무런 대가도 바라지 않고 묵묵히 일해 온 고마운 청소부 집먼지진드기 때문이었다.

그 고마운 집먼지진드기를 99.9%나 없애버린다고 한다. 집먼지진드기는 자연의 선물이다. 자연이 우리 곁에서 99.9%는 사라지고 0.1%만 남는 세상, 끔찍하다. 그 끔찍한 일들이 부메랑이 되어 돌아오고 있다. 아토피가 그렇고, 알레르기비염이 그러하며, 천식과 류머티즘이 그렇다. 답은 멀리 있지 않다. 바로 우리 곁에 있다.

잠시 눈을 돌려 우리 곁의 목장으로 가보자. 그곳의 세균은 집먼지진드기는 아무 것도 아니다. 집먼지진드기는 물론 제도권의학에서 두려워하는 짐승의 털, 짐승의 오줌과 똥, 그것을 먹고사는 파리와 구더기를 비롯해 그야말로 세균 전시장이 따로 없다. 사나흘만 닦지 않으면 가구나 잠자리에 먼지가 수북하게 쌓인다.

제도권의학이 과학이라면, 의사들의 말이 0.1%라도 믿을만하다면 목장에서 자라는 아이들은 아토피로 만신창이가 되어 있어야 마땅하다. 깨끗함이라고는 찾아볼 수 없는 더러워도 너무나 더러운 곳에 살아가기 때문이다. 하지만 어떠한가? 오히려 더러운 곳에 사는 아이일수록, 집먼지진드기나 세균이 많은 곳에 살아가는 아이일수록 아토피가 적다. 모순이다. 적어도 제도권의학에서 보면 이는 모순이 틀림없다.

아니다. 모순이 아니라 자연의 뜻이자, 참뜻이자, 참이다. 자연과 더 멀어지면 이제 되돌아올 생각조차 잊어버리고 만다. 여기서 멈춰야 한다. 여기서 멈추지 않으면 우리는 길을 잃게 된다. 길을 잃어버리면 우리가 가는 길이 앞으로 가는지 뒤로 가는지조차 알 수 없는 벼랑에 이르게 된다. 이제 우리는 그 갈림길에 서있다.

위생가설(Hygiene Hypothesis)이란 세균과 같은 것들의 자극이 있어야 면역력이 생기며, 이러한 자극을 받지 못하면 면역력에 탈이 생겨 아토피와 같은 병이 생길 수 있다는 학설을 말한다. 지나칠 만큼 깨끗한 곳에서 살면 면역체계는 세균이나 더러운 것으로부터 자극을 받을 수 없게 된다. 이렇게 되면 몸의 방어체계가 자리 잡을 수 없어 꽃가루나 집먼지진드기와 같은 작은 자극에도 과민 반응을 보이게 된다.

한마디로 적당히 더럽게 키워야 튼튼해진다는 것이 위생가설이다. 알레르기 면역학 학자들은 도시와 농촌, 선진국과 후진국을 견주어보았을 때 먼지가 많고 더러운 곳에 사는 아이일수록 아토피와 같은 알레르기에 적게 걸린다는 것을 밝혀냈다. 이를 바탕으로 해서 위생가설이 생겼다.

집 안팎을 떠도는 먼지에는 독이 들어있다. 세균의 세포벽에도 들어있는 독으로 사람과 짐승의 똥에서 많이 보인다. 이것이 면역계를 자극하여 천식 등을 일으키는 알레르겐에 대한 방어력을 만들어 준다. 한 번에 많은 독이 살갗에 닿으면 견디기 힘들지만 견딜 수 있을 만큼 자주 만나면 백신과 같은 구실을 한다. 어릴 때 세균이 많은 곳에서 자라는 아이는 세균의 독에 견디는 면역체계가 갖춰져 있어 아토피에 잘 걸리지 않지만 지나치게 깨끗한 곳에서 자란 도시 아이들은 적은 먼지나 집먼지진드기에도 지나치게 반응하는 알레르기 몸바탕이 된다. 집먼지진드기의 똥이나 오줌에는 살갗의 지킴막을 건드리는 효소가 들어 있다. 어렸을 적부터 이러한 효소를 자주 만난 아이의 살갗은 아무 탈이나지 않지만, 깨끗한 곳에서 자란 면역력이 낮은 아이들은 살갗의 지킴막이 쉽게 망가져 아토피와 같은 알레르기가 일어난다.

면역력은 밖에서 들어오는 것들 때문만은 아니다. 어릴 때 항생제를 먹는 것도 아토피를 일으킬 수 있다. 조금만 아파도 항생제를 먹고 먹거리도 불로 익혀 세균이 사라진 것을 먹은 아이들의 창자는 자극을 받을 겨를이 없어 조금만 건들어도 과민반응을 보인다. 어렸을 적부터 세균이 득실거리는 먹거리를 먹으면서 자라온 목장의 아이들이나 농촌의 아이들의 창자는 끊임없이 세균과 싸워 어지간히 건들어서는 끄떡도 없는 튼튼한 창자가 되었다. 아토피가 뼈 기둥과 창자에 탈이나서 생기는 병이라는 것을 생각할 때 목장이나 농촌에 사는 아이들이 아토피에 잘 안 걸리는 까닭이 여기에 있다.

아마도 자연에서의 세균과의 만남이 예방접종을 받는 것보다 예방에 더 좋은가보다. 그것은 세균무리의 크기나 횟수에 따라 달라지고, 어린 나이에 만날수록 면역력이 세지는 것을 볼 때, 처음 알레르겐과 만나는 때는 어릴수록 좋은 것 같다.

인터류킨은 면역계를 다스리는데, 면역을 돕기도 하고 억누르기도 한다. 세균이 들어오면 고름을 막는 인터류킨이 만들어진다. 면역계가 과민 반응하는 것을 막기 위해서다. 우리 몸의 면역계와의 싸우는 것을 피하고 싶은 세균도 이런 인터류킨을 만든다. 따라서 창자 속에 세균이 있는 사람들은 고름(염증)이 잘 생기지 않는다.

아토피와 같은 알레르기는 우리 몸의 면역계가 도둑에 과민반응을 일으키는 병이다. 창자 속에 세균이 줄어들면서 이러한 병이 늘어나고 있다. 세균은 고름과 같은 것을 다스린다. 지나치게 깨끗한 곳에 살게 되면 면역계를 다스리던 창자 속의 세균이 사라진다. 그에 따라 세균을 다스릴 힘을 지니지 못하게 되어 면역계가 모든 것에 과민 반응을 한다.

이 땅의 학부모들이 아이들의 아픔을 나몰라라하는 동안, 저 멀리 뫼를 넘고 바다를 건너 이 땅에 온 어버이들이 있다. 미국에서, 캐나다에서, 태국에서, 호주에서, 두바이에서, 카자흐스탄에서 그리고 영국에서...

그들이 '이 땅의 학부모들이 아이들의 건강에 대해서 왜 그리 나몰라라하는지, 왜 그리 성적에 집착하는지' 물어올 때는 내 얼굴이 붉어진다. 마음은 더 붉어진다. 이 땅의 학부모들과 같은 겨레라는 부끄러움 때문에.

4. 아토피와 머리 빠짐, 그 숨겨진 이야기

아토피는 머리가 빠지는 또 하나의 아픔을 부른다. 아토피가 있다고 아무나 머리카락이 빠지는 것은 아니다. 몸이 붓는 사람들이 머리카락이 빠진다. 콩팥이 좋지 않아 오줌이나 요산이 몸밖으로 잘 빠져나가지 못하면 몸이 붓는다. 이런 사람들은 머리도 붓는다. 머리가 붓게 되면 머리카락이 자라는 머리카락 뿌리에 영양을 보내기가 힘들어 뿌리가 흔들린다. 잘 붓는 사람은 머리카락이 자라는 곳의 살갗을 눌러보면 물렁물렁하다. 머리카락을 쥐어보면 부은 사람은 말랑말랑한 것이 느껴지지만, 머리카락이 튼튼한 사람은 단단하다.

머리카락이 있는 곳의 살갗을 손가락으로 집어보아 잡히면 부어있는 것이고, 잡히지 않으면 부어있지 않은 튼튼한 머리다. 머리가 빠지는 것을 막거나 빠진 머리를 다시 나게 한다는 약들이 많다. 약뿐만 아니라 치료법도 많다. 그러나 아직까지 믿을만한 약이나 치료법은 없다. 잘 붓는 사람도 창자를 튼튼히 하고 뼈 기둥을 바로잡아 부은 것이 가라앉으면 머리카락이 빠지는 것이 멈추고 빠진 머리는 다시 나게 된다. 하지만 빠진지 너무 오래된 머리카락은 뿌리가 사라지기 때문에, 창자가 좋아지고 뼈 기둥이 바르게 되어 부은 것이 가라앉아도 머리카락은 다시 나지 않는다. 모든 일이 그렇듯 빠진 머리가 다시 나는 것도 때를 놓치면 안 된다.

아토피를 앓고 있는 사람들 가운데는 머리카락이 빠져서 아픔을 겪는 사람들이 많다. 그런 사람들은 옷을 벗기고 살펴보면 부어있는 사람들이 많다. 물론 여러분의 눈에는 잘 보이지 않을 수 있다. 여러 사람을 살펴보지 않았기 때문에 어느 것이 바르고 어느 것이 부어 있는지 가늠을 할 수 없기 때문이다. 이 글을 읽는 사람들 가운데는 앞으로 나를 찾아와 도움을 받고자 하는 사람도 있을 줄 안다. 혹시 나를 만날 때 내가 옷을 벗기더라도 달리 생각하지 않았으면 한다. 옷을 벗기는 것은 부은 것을 알아보려는 것만은 아니다.

아토피도 이루 말할 수 없을 만큼 나타나 보이는 것도 여러 가지고 사람이 타고난 몸바탕도 여러 가지이며 나타나는 생김새 또한 너무 다르다. 으뜸장비도 갖추어져있지 않는 사랑지기 연수원에서 얼굴만 보고 바른 진단을 바란다는 것은 눈감고 코끼리 다리를 만지라는 소리와 다를 바 없다. 참말로 부끄러운 것은 내 앞에서 옷을 벗는 것이 아니고 병들어 남들에게 조롱받으며 사는 것이다.

몸이 붓는 것은 콩팥이 제대로 맡은 일을 하지 못하기 때문인데, 그렇다면 왜 아토피를 앓는 사람들은 콩팥이 나쁠까? 밖에서 들어온 도둑을 살갗에서 도맡지 못하면 콩팥을 거쳐 몸 밖으로 내보내야 한다. 이때 도둑이나 나쁜 찌꺼기들은 사구체에서 알맞게 다스려 내보내게 된다. 사구체는 이러한 것들이 들어오면 임파구나 백혈구의 도움을 받아 다스리게 되는데, 이들을 다르시는 동안 사구체도 조금씩 망가지게 된다. 이 때문에 콩팥이 제구실을 하지 못하게 되어 오줌으로 나쁜찌꺼기와 요산을 내보내지 못해 몸이 붓는다.

콩팥을 튼튼하게 하려면 들어오는 도둑들을 살갗이라는 맨 앞의 울타리에서 다스릴 수 있도록 튼튼한 살갗을 만들어야 한다. 알레르기를 없애려고 쓰는 약이나 주사는 도둑을 물리칠 항체가 만들어지는 것을 막거나 도둑과 항체가 만나는 것을 막는다. 이러한 약을 쓰면 도둑과 항체의 싸움 때문에 나타나는 가려움을 없앨 수 있어 그 땐 좋을지 몰라도 이러한 일이 잇따르면 콩팥은 점점 망가져 간다.

면역력이 떨어지면 몸 밖에서 들어오는 도둑을 물리치기 힘들어진다. 이럴 때는 우리 몸은 자신의 몸 일부를 내주고 모두가 망가지는 것을 막는다. 아토피 아이들이 가려워하는 것을 막기 위해 면역억제제나 항염제, 항알레르기제와 같은 것들을 쓰게 되면 면역체계가 무디어진다. 이러 일이 잇따르면 면역력이 떨어지게 되어 도둑이 몸속으로 들어와도 도둑을 빠르게 물리칠 수 없게 된다. 이렇게 되면 도둑들은 재빨리 몸 구석구석으로 퍼진다. 떨어진 면역력으로 도둑을 겨우 몸밖으로 몰아내려 해도 이미 콩팥의 사구체가 망가져 오줌과 찌꺼기를 내보내기 힘들게 된다. 이러한 악순환이 되풀이되는 사이 몸이 붓게 되어 머리카락이 빠진다.

머리카락이 빠지는 것은 도둑을 몰아내 목숨을 건지려 우리 몸이 자신의 일부인 콩팥과 머리카락을 내주는 것이다. 이러한 희생을 하면서까지 가려움을 가라앉히려고 면역억제약이나 주사를 놓은 것이 바람직할까? 콩팥이나 머리카락을 내주는 것으로 끝나면 그나마 낫겠지만 그래도 마음을 다잡지 못하고 면역억제약이나 주사를 쓴다면 도미노처럼 모든 장기와 조직이 차츰 망가져 갈 것이다.

5. 울타리는 내버려두고 문단속만 할 것인가?

살갗에는 보이는 살갗이 있고, 보이지 않는 살갗이 있다. 보이지 않는 살갗에는 입에서 똥구멍에 이르는 길이 있고, 숨길에서 허파에 이르는 길이 있으며, 오줌길에서 콩팥에 이르는 길과 질에서 난소에 이르는 길이 있다. 나쁜 찌꺼기나 도둑들은 이들의 살갗, 미끈막, 소화관, 허파를 거쳐 몸속으로 들어온다.

살갗너비가 $1.5m^2$밖에 안 되지만, 허파의 너비는 $90m^2$이며, 창자의 너비는 $200m^2$로서 살갗의 130배나 된다. 우리가 먹는 먹거리의 영양은 거의가 작은창자로 들어가며, 찌꺼기나 덜 나누어진 단백질과 같은 것들도 거의가 작은창자로 들어간다. 작은창자의 길이는 3~4m이고, 굵기는 2.5~3cm로 겉으로 보기에는 작은창자를 펼쳐놓은 너비가 $0.08~0.12m^2$로 살갗보다 훨씬 작아 보인다. 작은창자의 미끈막에는 수많은 주름이 있고, 겉에 돌기가 셀 수 없이 많다. 저마다의 돌기 겉에는 아주 가는 돌기(미세돌기)로 덮여있어서 이를 펼치면 테니스장 하나의 크기에 맞먹는 $200m^2$에 이른다. 이를 살갗과 견주어보면 무려 130배나 되는 셈이다. $0.24~0.38m^3$ 밖에 안 되는 좁은 곳에 $200m^2$나 되는 너비로 이루어진 작은창자의 돌기와 작은 돌기는 영양을 받아들이기 아주 좋아 영양소는 거의 작은 돌기로 들어간다.

하지만 효율성이 높지만 좁은 곳에 돌기와 작은 돌기를 집어넣다 보니 주름도 많아지고 막도 아주 얇아질 수밖에 없어서 탈이나기 쉽고 고름(염증)도 자주 생긴다. 딱딱한 똥이 지나가는 큰창자는 상처나 고름이 많고 묽은 죽처럼 부드러운 것이 지나가는 작은창자에는 상처나 고름이 없어야 하지만, 창자를 갈라보면 작은창자에 아주 작은 상처와 고름이 생각보다 많다. 큰창자의 미끈막보다 작은창자의 미끈막 두께가 아주 얇기 때문이다. 얇은 미끈막은 많이 빨리 먹거나 고기, 소젖, 달걀, 먹거리첨가물이 들어있는 가공먹거리를 먹어 창자를 힘들게 하면 쉽게 상처를 입거나 곪게 된다.

그 가운데 많이 먹는 것과 빨리 먹는 것은 창자를 힘들게 하는 가장 나쁜 버릇이다. 많이 먹거나 빨리 먹게되면 밥통과 창자가 다스릴 수 없게 되어 나머지 먹거리들은 썩거나 잘못 발효되어 나쁜 찌꺼기를 만들게 된다. 이런 찌꺼기들이 늘어나면 창자의 움직임이 멈추고 창자의 미끈막에 탈이나게 된다. 창자가 움직이지 않고 묵은찌꺼기가 쌓이면 나쁜 가스가 더 늘어나 창자를 더 망가뜨리는 악순환이 되풀이된다. 뿐만 아니라 미처 다스리지 못한 먹거리들은 창자를 늘어나게 하며, 잘못된 버릇이 잇따르면 더 늘어날 수 없는 창자는 겹쳐지면서 창자의 미끈막이 달라붙는다. 창자의 미끈막은 이러한 잘못된 버릇이 되풀이되자 이를 되돌리려고 진화하여 사흘이면 잘못된 세포를 새로운 세포로 바꾸는 힘을 얻었다.

창자에 사흘 동안만 먹거리가 들어가지 않도록 쉬어주면 창자는 스스로 낫는다. 하지만 늘어난 창자는 하루 이틀 사이에 바른 크기로 줄어들지 않는다. 그렇다고 창자가 줄어들 때까지 굶다가는 죽고 만다. 창자를 줄이려면 적게 먹는 것밖에 다른 길은 없다. 많이 그리고 빨리 먹는 나쁜 버릇을 버리는 것이 아토피를 완치하는데 그 무엇보다 먼저이다. 이와 함께 모든 병의 뿌리가 되는 묵은찌꺼기를 없애는 것도 잊지 말아야 한다. 나쁜 버릇과 묵은찌꺼기를 없애지 않고는 아토피 완치는 생각지도 말아야 한다.

우리가 먹는 먹거리 속의 단백질은 아미노산으로, 녹말은 포도당으로 나뉘어야 작은 돌기로 들어간다. 창자의 미끈막에 상처나 고름이 없이 튼튼하면 덜 잘라진 단백질은 작은 돌기로 들어가지 못한다. 상처나 고름이 있으면 미끈막에 틈이 벌어지게 되는데, 그 사이를 비집고 덜 잘라진 단백질이 들어간다. 이를 영양소가 아닌 도둑으로 알고 면역세포가 깨어나면 이를 '알레르기'라 한다. 아토피도 알레르기 가운데 하나로서 아토피를 피부과에서 고칠 수 없는 까닭이 여기에 있다.

아토피를 앓고 있는 젖먹이 아이의 어머니가 달걀을 먹으면 30분 뒤에 달걀 속의 단백질이 젖과 함께 나온다. 그 젖을 먹은 아이는 엄마 뱃속에서부터 작은 돌기에 상처와 고름을 가지고 태어나기 때문에 알레르기가 나타난다. 소젖을 먹이지 않았는데도 아토피가 있는 아이들을 살펴보면 어머니가 아토피를 앓고 있거나 창자의 미끈막에 상처와 고름이 있는 것을 알 수 있다. 이를 두고 '대물림'이라 하는데, 이는 어머니와 아이의 창자 미끈막에 상처나 고름이 생긴 것일 뿐이다.

울타리가 허술하면 문단속을 아무리 잘해도 도둑을 막을 수 없듯이 작은 돌기가 제구실을 다한다 하더라도 미끈막에 상처나 고름이 생겨 틈이 벌어지면 도둑이 그 틈을 비집고 들어오게 된다. 문단속도 잘해야 하지만 울타리를 튼튼하게 하여야 한다. 젖먹이 아이가 아토피를 앓게 되면 아이를 안고 병원을 찾는데, 이는 무너진 울타리는 내버려두고 문단속만 하려는 것과 다를 바 없다. 병원을 찾을 것이 아니라 어머니의 미끈막을 튼튼하게 하여야 아이도 튼튼해지고 어머니도 튼튼해진다.

아토피는 얼마든지 완치할 수 있다. 그 디딤돌은 창자를 더럽히는 먹거리를 막는데 있다. 이제부터 우리는 창자를 더럽히는 먹거리와 창자를 튼튼하게 만드는 먹거리를 찾아 떠난다. 이제부터 살펴볼 아토피에 나쁜 열 가지, 아토피를 낫게 할 열 가지의 먹거리 가운데 어떤 것을 먹이느냐가 당신 아이의 앞날을 가름할 것이다.

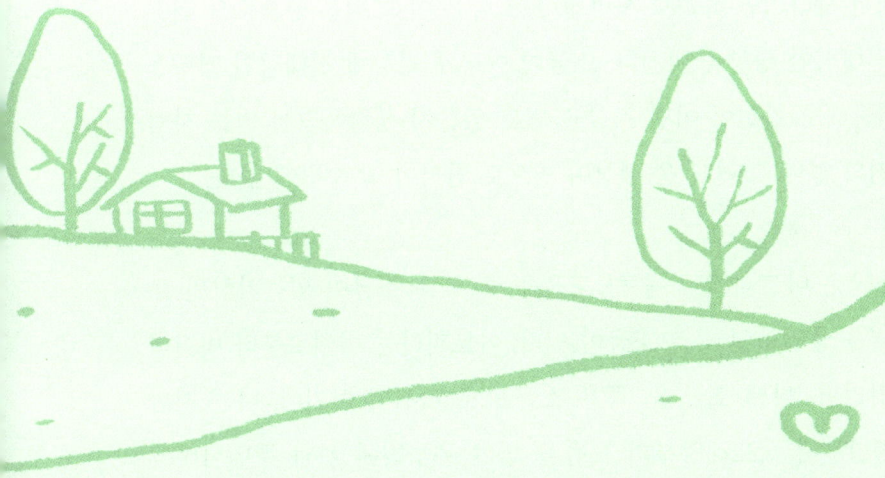

Ⅱ. 아토피에 좋은 것과 나쁜 것

1. 아토피에 좋은 소금, 나쁜 소금

'빛과 소금'이라는 말이 있다. 빛이 없으면 살 수 없듯이 소금이 몸에서 사라지면 목숨도 사라진다. 소금은 아주 적은 양으로도 건강에 절대적인 영향을 미친다. 소금이 이렇게 건강에 절대적인 영향을 미치는데도 자신이 어떤 소금을 먹고 있는지 생각하면서 먹는 사람은 거의 없다. 그러니 온 세상이 병으로 범벅이 될 수밖에 없다.

소금은 아토피 완치에 큰 도움을 줄 좋은 소금이 있는가하면 모든 병을 불러들일 나쁜 소금이 있다. 아토피라는 멍에로부터 벗어나게 하려면 '나쁜 소금'을 '좋은 소금'으로 바꿔야 하기에, 나는 지난 2009년부터 국토해양부의 도움을 받아 온누리에 하나 뿐인 100% 바다풀소금(해초소금)을 새로 만들었다.

1) 아토피에 나쁜 소금

'좋은 소금'과 '나쁜 소금'의 차이는 여러 가지가 있으나, 그 가운데 가장 큰 차이점은 미네랄과 찌꺼기이다.

거른소금(정제소금)이나 꽃소금은 우리 몸에 없어서는 안 될 미네랄이 거의 들어있지 않은 나쁜 소금으로서 아토피를 일으키는 소금이다. 갯벌소금(천일염)은 미네랄은 지니고 있지만 좋은 소금으로 보기 힘들다. 갯벌소금을 만드는 소금밭이 더러우면 석면이나 중금속과 같은 여러 가지 더러운 것들이 들어 있을 수 있다.

비가 올 때 소금물을 가두어 두는 곳(해주)과 소금을 넣어두는 소금창고의 지붕에 슬레이트를 쓰는 곳이 있다. 슬레이트는 발암물질인 석면이 많다. 소금밭의 사람이 걸어 다니는 길은 아토피에 나쁜 화학섬유나 헌 옷으로 만들어진 보온 덮개를 깔아 둔 곳이 많다. 소금밭바닥에 함초나 칠면초와 같은 소금풀(염생식물)이 자라는 것을 막으려고 풀약(제초제)을 뿌리기도 한다. 풀약은 해독제가 없는 맹독성 농약이다. 소금물이 소금덩어리로 바뀌는 곳에는 타일이나 화학 장판이 깔려 있는데, 거의가 검정빛 화학 장판이다. 화학 장판은 비스페놀A나 포름알데히드 같은 무서운 발암물질을 뿜어내는데, 검정빛까지 더한다면 열을 더 잘 빨아들여 더 많은 발암물질을 뿜어내게 된다.

석면이나 중금속, 발암물질, 환경호르몬은 눈에 보이지 않아서 모르고 먹지만 죽은 벌레나 녹슨 쇳조각, 타일조각과 같은 눈에 보이는 찌꺼기는 눈으로도 쉽게 볼 수 있다. 먹거리 속에서 벌레 한 마리만 나와도 말이 많다. 그런데 거의 모든 갯벌소금은 이런 찌꺼기가 많다.

이 글을 읽는 여러분 집에 갯벌소금이 있다면 속이 보이는 물병에 넣어 밝은 빛에 비추어 보라. 아마 더러운 것에 익숙한 사람이나 비위가 좋은 사람이 아니라면 다시는 갯벌소금을 먹지 못하게 될 것이다.

2) 아토피에 좋은 소금

사랑지기에서는 바다풀소금(해초소금)과 함께 지난 2009년부터 석면이나 중금속이 들어있지 않은 깨끗하고 뛰어난 갯벌소금을 쓰고 있다. 이러한 소금을 만들려고 먼저 해주와 소금창고의 슬레이트를 걷어내고 스테인리스로 바꾸었다. 이와 함께 길에 덮은 보온 덮개를 걷어내고 여기에 소나무를 깔았으며, 소금이 만들어지는 곳에는 화학 장판을 걷어내고 친환경 장판으로 바꾸었다. 그렇게 마음을 써도 찌꺼기는 들어 있게 마련이다. 이러한 찌꺼기까지 하나하나 골라내어 아주 깨끗한 소금으로 만들었다.

그러나 그 무엇보다 무서운 것은 방사능물질이다. 요즘 사랑지기 가족이 먹는 깨끗한 갯벌소금은 2009년 만들어진 소금이다. 2011년 3월에 일본 핵발전소가 폭발하였으므로 사랑지기의 깨끗한 갯벌소금은 방사능오염물질을 걱정하지 않아도 된다.

우리나라도 일본 핵발전소 폭발 때문에 지난 해 소금이 동이 났다. 그 때문에 세 해 묵은 갯벌소금은 돈을 주고도 살 수 없게 되었다. 갯벌소금은 간수 때문에 세 해는 지나야 제 맛이 난다. 사랑지기의 세 해 남짓 묵은 갯벌소금은 그 값어치가 남다르다.

칼슘이 모자라면 골다공증에 걸리고 철분이 모자라면 빈혈에 걸린다는 것은 누구나 알고 있지만, 생리학 쪽에서 살펴보면 그 탈은 더욱 크다. 칼슘 한 가지만 모자라도 자람이 더디고, 구루병, 골다공증, 골연화증처럼 뼈가 망가져 생기는 여러 가지 병에 걸릴 수 있으며, 팔다리나 손발에 쥐가 나거나 근육이 제대로 움직이지 않아 떨림이 일어나는 것과 같은 여러 가지 근육병이 생길 수 있다. 핏속에 칼슘이 모자라면 산 중독으로 목숨을 잃을 수도 있으므로 뼈 속의 칼슘을 뽑아내서 혈중 칼슘농도를 고르게 하려고 한다. 이것이 잇따르면 핏줄에 칼슘이 쌓여 날핏줄군음병이나 고혈압이 생길 수 있다. 칼슘이 모자라면 밥통벽에 탈이나 헬리코박터균이 있는 사람은 밥통암에 걸릴 수 있다.

이처럼 단 한 가지의 미네랄만 모자라도 몇 십 몇 백 가지의 병에 걸릴 수 있다. 칼슘뿐만 아니라, 철분도 그렇고, 칼륨도 그러하며, 나트륨을 비롯한 모든 미네랄이 그러하다. 그러니 미네랄이 들어있지 않는 거른소금(정제염)을 먹는 것만으로도 우리는 많은 병에 걸릴 수 있다. 이런 소금을 '나쁜 소금'이라 말하지 않을 수 없다.

나는 지난 2009년부터 두 해 동안 국토해양부와 함께 100% 바다풀소금을 만들었다. 내가 만든 바다풀소금은 온누리에 하나밖에 없는 순식물성소금이다. '좋은 미네랄, 나쁜 미네랄' 쪽에서 자세히 다르겠지만 살아있는 미네랄인 유기미네랄은 몸에서 쓸 수 있는 것만 견주어 보더라도 무기미네랄보다 5~6배나 많을 뿐만 아니라 효소를 돕는 도우미효소 일까지 하니 '좋은 미네랄'이 아닐 수 없다.

유기미네랄은 식물이 광합성작용으로 만듦으로 바다풀소금에 들어있는 미네랄은 100% 유기미네랄이다. 질만 좋은 것이 아니라 양도 훨씬 많다. 바다풀소금 속의 소금은 55%밖에 안 된다. 나머지가 비타민이나 미네랄, 폴리페놀과 같은 몸을 튼튼하게 하는 것들이다. 온누리에 이런 소금은 바다풀소금 밖에 없다.

녹차와 같은 것들에 들어있는 산화를 막는 폴리페놀이 바다풀에도 들어있는데, 이를 씨 폴리페놀이라 한다. 씨 폴리페놀(Sea Polyphenol)은 녹차의 폴리페놀보다도 산화를 막는 힘이 4~5배 뛰어나다. 오사카시립대의 고지마 교수팀은 술을 먹여 망가진 간세포가 씨 폴리페놀을 먹은 뒤 빠르게 되살아남을 밝혀냈다. 이 밖에도 ´국제암저널´(International Journal of Cancer)에서 스토너 박사는 '씨 폴리페놀의 고름을 다스리는 힘은 이제껏 본 어떤 것보다도 뛰어나다'고 하였으며, 존스홉킨스대 로웬(Robert Rowen, MD) 박사는 '씨 폴리페놀은 고름을 다스리는 힘은 물론 세포를 지키고 되살리는 힘이 있어 늙는 것을 막는다.'고 하였다.

바다풀소금에는 이러한 씨 폴리페놀이 놀랄 만큼 많이 들어있다. 아토피는 고름 때문에 생기는 병이다. 아토피를 앓고 있는 아이들이 바다풀소금을 먹어야 하는 까닭이기도 하다.

바다풀소금에 들어있는 몸에 좋은 것들은 탄수화물, 지방, 단백질을 비롯해 타우린, 아스파라긴산, 베타인, 콜린 같은 여러 아미노산과 폴리페놀, 비타민, 효소들이며 무려 45%에 이른다. 이런 소금은 바다풀소금밖에 없다.

나는 국토해양부와 함께한 연구를 비롯해 지난 일곱 해 동안 바다풀소금을 살펴오고 있다. 그동안 소금풀이 지닌 놀라운 힘의 껍질을 하나하나 벗겨가고 있다. 그러나 내가 알게 된 것은 알아야 할 것의 일부에 지나지 않는다. 앞으로도 바다풀소금에 숨겨진 놀라운 힘들이 또 어떤 얼굴로 우리를 놀라게 할지 모를 일이다.

죽은 벌레나 흙먼지와 같은 찌꺼기가 사랑지기 소금보다 스무 배가 넘게 들어있는 프랑스 '게랑드소금'이 우리나라에서 kg에 50,000원이 넘게 팔리고 있다. 사랑지기 소금에 찌꺼기가 0.007% 들어있는데 게랑드소금은 찌꺼기가 0.47%나 들어있으니 세계적인 뛰어난 소금이라는 것이 질과 맞물리지는 않나보다. 질로만 따진다면 사랑지기 소금이 스무 배는 비싸야 하는데 오히려 다섯 배나 싸니 말이다. 그런데 사랑지기 소금도 비싸다고 더 싼 소금을 먹는 이들이 많으니 서글픈 마음이다.

게랑드소금은 이름값과는 달리 갯벌소금이라는 테두리를 벗어나지 못한다. 미네랄이라야 몸에 좋지 않은 광물성미네랄이 고작이고, 찌꺼기만 지나치게 많다. 뿐만 아니라 비타민도, 폴리페놀도, 지방, 단백질, 탄수화물도 들어있지 않고, 효소도, 천연당도 들어있지 않다. 무엇을 내세워 뛰어난 소금이라 하는지 부러울 따름이다.

죽염이 좋다고 믿는 사람들도 새겨들을 이야기다. 죽염도 갯벌소금을 태워 만든 것으로서 갯벌소금의 테두리를 벗어나기 힘들다. 게다가 그 갯벌소금이 30%의 석면이 들어간 슬레이트 해주에서 만들어진 것이라면, 살충제와 풀약을 뿌린 소금밭에서 만든 갯벌소금이라면 어떻겠는가? 대나무를 쓴다고는 하지만 1,200℃에서는 그 어떤 유기미네랄도 부서져 없어지고 만다. 남아있는 미네랄이라야 광물성미네랄이 고작이다. 죽염 역시 비타민도, 폴리페놀도, 지방, 단백질, 탄수화물도 들어있지 않고, 효소도, 천연당도 들어있지 않다.

더군다나 이 세상 어떤 겨레도 사람의 입속으로 들어가는 먹거리에 1,200℃라는 어마어마한 뜨거운 불기운을 쬐지는 않는다. 이런 높은 불기운에서는 어떠한 영양소도 그대로 남아있을 수 없다. '1,200℃의 기운을 쬐면 나쁜 물질이 없어진다.'고 하는데, 무슨 까닭으로 그러는지 묻고 싶다. 과연 그들 말처럼 나쁜 것만 없어지고 좋은 것은 없어지지 않는 것일까? 이제는 21세기이다. 신비주의나 형이상학적인 말이 아닌 과학적인 생각이 자리할 때다.

이 세상 최고의 소금은 누가 뭐래도 바다풀소금이다. 양이 많지 않아 이 귀한 바다풀소금을 먹을 수 있는 사람은 아직은 사랑지기 가족뿐이다. 이 글을 읽는 당신도 사랑지기 가족이 된다면 이 귀한 바다풀소금을 먹을 수 있다.

아무리 좋은 소금이라 할지라도 지나치면 독이 될 수 있다. 바다풀소금은 분명 좋은 소금임은 틀림없다. 그렇다고 약처럼 따로 먹는 것은 좋지 않다. 반찬을 만들 때 거른소금이나 갯벌소금을 넣지 말고 바다풀소금을 넣어 먹으면 된다. 위에서 밝힌 바와 같이 바다풀소금에는 갯벌소금보다 훨씬 많은 미네랄이 들어있을 뿐만 아니라

100% 유기미네랄이기 때문에 몸에 들어오는 미네랄이 5~6배나 된다. 따라서 다른 몸에 좋은 것들을 생각하지 않고 미네랄만 생각하더라도 바다풀소금은 갯벌소금의 1/5 ~ 1/6만 먹어도 된다. 몸에 좋은 것들까지 생각한다면 그 차이는 수십 배가 넘는다.

소금만을 먹으려면 갯벌소금보다 찌꺼기가 들어있지 않는 거른 소금이 훨씬 좋다. 소금만 생각한다면 WHO(세계보건기구)에서 먹으라는 3~5g이면 된다. 그러나 모자란 미네랄을 먹으려는 것이라면 이야기는 달라진다. 갯벌소금에는 무기미네랄이 들어있기 때문에 미네랄의 모자람을 채우려면 하루에 10~15g은 먹어야 한다. 소금을 적게 먹어야 하는 사람들은 이러지도 저러지도 못할 일이다. 미네랄이 모자라면 몸에 탈이나고, 그렇다고 모자란 미네랄을 채우자니 소금이 지나칠 수 있다. 이럴 때 바다풀소금을 먹으면 3g만 먹어도 갯벌소금 10~15g보다 넉넉한 미네랄을 먹을 수 있다. 미네랄만 생각했을 때 그렇지 바다풀소금에 들어있는 몸에 좋은 다른 것들까지 생각한다면 1~2g만으로도 수십 그램의 갯벌소금과 맞먹는다.

소금이 모자라면 몸은 썩는다. 아토피가 그렇고, 알레르기비염이 그러하며, 크론병 같은 모든 고름병이 그렇다. 그렇다고 짜게 먹으라는 말이 아니다. 짜게 먹으면 콩팥이 망가진다. 적게 먹어도 많이 먹는 것보다 더 많은 유기미네랄을 먹을 수 있는 바다풀소금. 아토피를 앓고 있는 아이들이 바다풀소금을 먹어야 하는 까닭이 여기에 있다.

김치를 담글 때는 바다풀소금만 쓰기에는 돈이 많이 든다. 배추를 절일 때는 사랑지기 깨끗한 갯벌소금으로 절이고, 양념에 넣을 때 바다풀소금을 넣으면 된다. 이렇게 김치를 담그면 바다풀소금 1~2 kg이면 한 아이가 한 해 동안 건강한 김치를 먹을 수 있다. 몸만 튼튼하게 하는 것이 아니다. 김치젖산균이 튼튼하게 잘 자라니까 김치의 맛 또한 으뜸이다.

2. 아토피에 좋은 미네랄, 나쁜 미네랄

아토피는 신진대사가 안 되어 생기는 병이다. 신진대사의 다섯 가지 바탕은 비타민, 미네랄, 보푸라기, 효소, 물이다. 이 다섯 가지 가운데 미네랄은 우리 몸을 이루는 가장 바탕이 되는 것으로 다른 미네랄로 바꾸지 않는다. 그러므로 어떤 미네랄을 먹어주느냐에 따라, 어떤 미네랄이 모자라느냐에 따라 몸이 달라진다.

고름 때문에 생기는 아토피는 더군다나 좋은 미네랄을 먹느냐, 나쁜 미네랄을 먹느냐에 따라 아토피를 뿌리 뽑느냐 못 뽑느냐의 갈림길에 서게 된다. 그렇다면 어떤 미네랄이 아토피 완치를 막는 나쁜 미네랄이며, 완치를 돕는 좋은 미네랄일까? 이제 그 실마리를 찾아 떠나보자.

1) 아토피에 나쁜 미네랄

먼저 아토피를 뿌리 뽑는데 걸림돌이 되는 나쁜 미네랄부터 살펴보자.

콜라겐은 살갗을 튼튼하게 하는 바탕이 된다. 콜라겐이 흐트러지거나 튼튼하지 못한 콜라겐으로 바뀌면 아토피를 비롯한 여러 가지 병에 걸리게 되는데, 콜라겐이 나빠지는 까닭은 많지만 그 가운데 두 가지는 다음과 같다.

첫째가 고기와 미네랄의 잘못된 만남이며, 둘째가 화학합성약품과

화학조미료, 화학합성 먹거리첨가물이 들어있는 먹거리다. 잊었을지 모르지만 몸에 좋으라고 넣었던 합성비타민C(아스코르브산)와 안식향산나트륨이 만나 암을 일으키는 벤젠이 만들어진다는 것이 밝혀졌었다. 건강에 좋은 줄 알고 먹는 비타민C가 들어간 것들도 이런데 화학합성 약품이나 화학조미료, 화학합성 먹거리첨가물이 들어가 있는 먹거리야 말해 무엇 하겠는가? 이들을 속속들이 파헤칠 수는 없는 일이기에 널리 알려진 칼슘제에 대해서만 살펴보도록 하겠다.

우리 겨레가 가장 즐겨먹는 건강식품 가운데 하나가 칼슘제다. 허파암이나 허파기흉 같은 허파의 병으로 목숨을 잃은 사람들의 몸을 갈라보면 다른 병으로 죽은 사람들보다 15~23배나 되는 칼슘이 허파에 쌓여 허파가 딱딱하게 굳어있다. 허파는 물론 염통병으로 죽은 사람들을 갈라보아도 염통의 살에 칼슘이 쌓여 돌처럼 딱딱해진 것을 볼 수 있다. 이런 염통으로는 아토피와 싸워나갈 수 없다. 튼튼한 사람의 염통은 하루에 103,689번을 뛰며, 염통에서 나온 피는 하루에 1억 6,800만 마일을 달린다. 쉼 없이 뛰어야 하는 염통에게 도움을 주지는 못할망정 칼슘제를 먹어 염통을 굳어지게 해서는 안 된다.

한방에서 아토피는 허파가 제구실을 못해서 생기는 병으로 본다. 물론 생리학적으로 살펴볼 때 한의학의 말은 믿을 것이 못된다. 그렇다고는 하지만 그래도 허파는 이산화탄소와 나쁜 찌꺼기를 내보내고 산소와 질소를 받아들여 살갗을 돕는다. 이런 허파가 망가지면 그 일을 떠맡아야 하는 것은 살갗이다. 살갗이 튼튼한 사람은 덜 힘들겠지만 아토피는 다르다. 우리의 허파는 하루에 무려 23,040번의 숨을 쉰다. 이렇게 쉼 없이 일을 해야 할 허파에 칼슘이 쌓여 제대로 움직이지 못한다면 아토피 아이들의 아픔은 더 할 수밖에 없다.

그렇다면 천연 미네랄은 걱정거리가 없는 것일까? 안타깝게도 그렇지 않다. 천연 미네랄에는 크게 광물성미네랄인 무기미네랄이 있고, 살아있는 미네랄인 유기미네랄이 있다. 다시 무기미네랄은 물에 녹아있어 몸속에 들어와도 큰 탈이 없는 물에 녹는 미네랄이 있는가 하면 물에 녹지 않고 다른 찌꺼기와 섞여 덩어리로 떠다니는 물에 녹지 않는 미네랄이 있다.

물에 안 녹는 미네랄이 몸속에 들어오면 세포벽을 뚫고 들어가지 못하고 세포와 세포사이, 조직과 조직사이에 쌓이게 되어 세포와 조직의 신진대사에 탈을 일으키는 나쁜 미네랄이 된다. 그 으뜸이 '지장수'다. 지장수는 흙탕물을 만들어 가라앉힌 맑은 물을 말한다. 여기서 '맑은 물'이란 어디까지나 지장수를 먹는 사람들의 생각일 뿐이다. 황토 흙에서 나온 것들이 모두 가라앉을 때까지는 적어도 몇 달은 걸린다. 며칠 만에 조금 맑아졌다 해서 마신다면 거기에는 가라앉지 않은 찌꺼기 및 떠다니는 미네랄이 많을 수밖에 없다. 독을 마시는 것이나 다름없다. 더군다나 창자벽이 상처와 고름 투성이인 아토피 아이들은 결코 먹어서는 안 된다.

증류수가 몸에 좋다는 사람들은 물에 녹는 것이건 물에 안 녹는 것이건 무기미네랄은 모두 독이 된다고 말한다. 독일이나 중국 같이 무기미네랄이 많은 물을 마신 사람들에게서 돌(결석)이나 허파병이 많은 것을 본보기로 들고 있다. 그들 말을 모두 믿는 것은 아니지만 '무기미네랄은 결코 좋은 미네랄은 아니다'는 생각만큼은 같다. 앞서 소금에서 살펴보았듯이 요즘 팔리는 갯벌소금은 중금속이나 찌꺼기도 걱정이지만 그 속에 들어있는 미네랄 또한 무기미네랄이 많아 그다지 좋은 소금은 아니다.

나를 찾아오는 사람들 가운데는 '아토피를 무엇으로 고치느냐?' 거나, '어떻게 고치느냐?'라고 묻는 사람들이 많다. 이러한 사람들이 많은 까닭은 독버섯처럼 번지는 단방요법 때문이다. 단방요법에서는 '황토로 아토피를 고친다.' '갯벌로 고친다.' '밥 굶기로 고친다.'는 것과 같은 말도 안 되는 것들로 끌어들인다.

아토피를 단방요법으로 완치할 수 있을까? 거짓이다. 아토피뿐만 아니라 그 어떤 대사병도 단방요법으로는 완치할 수 없다. 옷, 먹거리, 잠자리는 물론 환경과 마음가짐까지 달라지지 않으면 절대 아토피는 완치할 수 없다. 자연의학으로는 손쉽게 아토피를 완치할 수 있는데도 단방요법이나 제도권의학으로는 완치를 꿈조차 꿀 수 없는 까닭이 여기에 있다. 이 책에서 볼 수 있는 식이요법, 운동요법, 특수요법이 자연의학의 모든 것을 보여주지는 못한다. 하물며 그것마저도 많다고 등을 돌리고 단방요법을 찾는 이들이 있다면 그들의 앞날은 보지 않아도 미루어 짐작할 수 있다.

나라고 사람이 아니겠는가? 나 또한 사람이다. 그래서 나도 어떤 때는 단방요법으로 돈도 벌고 이름도 널리 알리고 싶은 마음도 생긴다. 단방요법이라면 그 어느 누구에 못지않게 많은 환우들을 불러 모을 수 있다. 우쭐거리는 것처럼 보일 수 있다. 그러나 우쭐거림이 아니다. 자연의학은 단방요법이 모여 과학과 인체생리라는 큰 틀 속에서 녹아들고 어울려 만들어진 의학이기 때문이다. 단방요법으로 아토피를 치료한다는 곳들은 줄을 서는 곳이 한둘이 아니다. 학부모들의 조바심과 돈이면 무엇이든 할 수 있다는 생각 때문이다.

2) 아토피에 좋은 미네랄

앞서 미네랄의 모자람이나 나쁜 미네랄이 아토피를 부추긴다는 것을 배웠다. 이제 아토피 완치에 도움을 주는 좋은 미네랄에 대해 배워보자. 그러기에 앞서 무기미네랄이란 무엇이며, 유기미네랄이란 무엇인지에 대해 알아 본 뒤, 아토피에 좋은 미네랄이 어떤 것인지 알아보자.

무기미네랄은 공기나 흙, 물, 돌 속에 들어 있는 미네랄로 흙의 밑바탕이자 모든 식물이 나고 자라서 열매를 맺을 수 있는 바탕이 되는 미네랄이다. 광물성미네랄이라고도 한다. 식물은 흙속에 뿌리를 내리고 흙속의 무기미네랄을 빨아들인 뒤 햇볕의 도움을 받아 탄소동화작용(광합성 작용)으로 유기미네랄로 바꾸어 준다. 식물이 탄소동화작용으로 만든 유기 미네랄을 풀 먹는 짐승과 벌레(곤충)가 먹고 그들을 다시 고기 먹는 짐승이 먹는 먹이 사슬로 이어진다.

사람도 풀 먹는 짐승으로서 이 먹이사슬에서 유기 미네랄을 얻어야만 살아갈 수 있다. 요즈음은 산성비와 화학비료 같은 것들이 우리의 언저리를 더럽히고, 가공먹거리, 성장촉진제와 항생제로 키운 먹거리가 밥상에 오르면서 유기미네랄의 모자람이 두드러지고 있다.

탄수화물, 단백질, 지방이 에너지를 만드는데 쓰이는 영양소라면, 미네랄은 사람 몸을 이루는 바탕으로 영양소를 에너지로 만들어주는 일을 한다. 미네랄이 모자라면 영양소가 제대로 타지 않고 빠져나가거나 지방으로 바뀌어 쌓인다. 그 때문에 몸이 산성화되어 아토피와 같은 대사병에 걸리기 쉽고 병에 걸리게 되면 잘 낫지 않는다. 요즘처럼 농약이나 화학비료를 뿌려 땅 속의 미네랄을 없애고, 화학조미료와 화학합성먹거리첨가물이 들어있는 가공먹거리에, 성장촉진제를 먹고 자란 고기와 소젖을 먹는 것을 멈추지 않는다면 유기미네랄은 더욱 모자라게 될 것이다. 이렇게 되면 몇 해 뒤엔 겨레의 40% 남짓이 아토피나 알레르기비염, 고혈압, 당뇨 같은 것에 걸릴 것이라고 한다.

몸속에 유기미네랄이 넉넉하게 들어가면 독이나 찌꺼기를 몸 밖으로 내보내 세포와 조직과 장기의 신진대사가 잘되고 피가 깨끗해져서 저항력과 면역력 및 자연치유력이 좋아 진다. 그렇게 되면 병에 걸리지 않을 뿐만 아니라 걸렸다하더라도 저절로 낫는다.

미네랄은 모자라도 걱정이지만 넘쳐도 걱정이 된다. 따라서 미네랄은 따로 따로 먹으면 안 된다. 철분이 모자라다고 철분제를 먹거나 칼슘이 모자라다고 해서 칼슘제를 먹게 되면 미네랄의 어울림이 깨져서 오히려 몸에 탈이날 수 있다. 요즘 많이 팔리고 있는 복합미네랄제도 몸의 어울림을 깨뜨리기는 마찬가지다. 그 제품 속의 미네랄은 사람의 몸바탕에 따라 모자란 미네랄을 맞춤꼴로 만들어 주는 것이 아니라 20여 가지 미네랄을 똑같이 넣어 만든 것이다. 인체생리를 모르는 사람들에게는 몸에 좋은 것으로 보일지 모른다. 그러나 인체생리를 조금이라도 아는 사람이라면 우리 몸속의 미네랄 어울림을 깨뜨릴 수 있는 나쁜 미네랄임을 알 수 있을 것이다.

학자에 따라 다르지만 우리 몸은 50여 가지에서 70여 가지의 미네랄이 쓰인다. 20여 가지의 미네랄을 아무렇게나 먹었을 때, 20여 가지의 미네랄은 갑자기 늘어나지만 나머지 미네랄은 줄어드는 꼴이 되어 어렵게 지켜왔던 낮은 수준의 어울림이 깨지면서 새로운 어울림을 찾으려 우리 몸의 항상성은 요동치게 된다. 게다가 미네랄 또한 유기미네랄이 아닌 무기미네랄이다. 그나마 유기미네랄이라면 효소의 일을 도와 조효소로서의 구실을 함으로서 항상성을 되찾는 데 도움이 되지만, 몸속에 들어오는 때부터 이온화시켜야 하는 무기미네랄로서는 도저히 유기미네랄의 구실을 할 수 없다.

유기미네랄은 '좋은 미네랄'로서 몸속에 들어와 건강을 지키는 파수꾼이 되지만, 무기미네랄은 소화흡수율도 낮고 지나치게 들어오면 몸에 탈이날 수 있다. 갯벌에서 자라는 소금풀은 갯벌 속의 무기미네랄을 빨아들여 탄소동화작용으로 유기미네랄로 바꾸어 갈무리한다. 공기나 물, 돌, 흙 속에도 무기미네랄은 많지만 갯벌보다는 훨씬 적다. 갯벌에는 공기나 물, 돌, 흙 속보다 적게는 몇 배에서 많게는 몇 십 몇 백 배에 이르는 미네랄이 들어있다. 이러한 미네랄을 빨아들인 소금풀은 푸성귀나 들풀보다 몇 십 몇 백 배의 미네랄을 지니고 있다.

바다풀소금은 소금풀로 만들기 때문에 바다풀소금에 들어있는 미네랄은 100% 유기미네랄이다. 게다가 항산화작용 및 항암작용이 뛰어난 폴리페놀이 놀랄 만큼 많이 들어있고 베타인, 콜린, 타우린 같은 몸에 좋은 아미노산과 효소가 가득 들어있어 고름병인 아토피를 낫고자 한다면 반드시 바다풀소금을 먹어야만 한다.

호미를 쓸 때가 있고 가래를 쓸 때가 따로 있는 법이다. 푸성귀나 들풀에도 유기미네랄이 들어있지만 우리 몸을 지켜줄 만큼 많지 않다. 게다가 화학비료를 뿌리는 집약농업은 그나마 남아있는 땅 속의 무기미네랄을 없애고 있다. 여기서 멈추지 않는다면 푸성귀나 들풀 속의 유기미네랄은 더 줄어들어 빈껍데기나 마찬가지가 될 것이다.

아무리 좋은 유기미네랄이라 하여도 바다풀소금 속에 들어있으므로 너무 많이 먹으면 혈압이 오르거나 콩팥이 망가질 수 있다. 알맞게 먹으려면 반찬 만들 때 넣어먹어야 한다. 반찬에 넣어먹으면 간을 맞출 수 있어 반찬의 맛도 좋아지고 유기미네랄도 먹을 수 있어 좋다.

갖가지 미네랄을 모두 배워볼 수는 없겠지만 아토피 완치에 큰 구실을 하는 몇 가지 미네랄에 대해서만 배워보기로 하자. 그렇다고 이제부터 배울 미네랄만 아토피 완치에 도움된다는 말은 아니다. 아토피 완치에 있어 단 한 가지 유기미네랄도 들러리일 수는 없다.

이제부터의 글은 한국방송공사(KBS) '생로병사의 비밀'에서 나간 〈목숨의 지렛대 미네랄〉을 바탕으로 쓴 글이다.

불면증과 우울증에 걸린 사람들의 피를 살펴보니 마그네슘이 크게 모자란 것으로 나타났다. 마그네슘은 마음을 가라앉혀 불변증이나 우울증을 막아준다. 아토피로 잠을 이루기 어려운 아이들도 마그네슘이 모자라면 더 힘든 밤이 될 수 있다. 이 밖에도 마그네슘은 지친 몸에 힘을 주고 입맛을 좋아지게 하며 얼굴빛을 밝게 한다.

미네랄은 비타민이나 지방, 단백질, 탄수화물과는 달리 우리 몸속에서 만들어지지 않는다. 우리 몸에서 미네랄은 3.5%에 지나지않지만, 미네랄이 모자라지면 몸에 탈이나거나 목숨을 잃을 수 있다. 미네랄이 목숨을 지켜주기 때문이다. 그래서 미네랄을 〈목숨의 불씨〉라 한다.

아연은 정액과 정자를 만드는 것을 돕고 남성호르몬을 잘 나오게 할 뿐만 아니라 정자에 영양을 보내주어 정자의 움직임을 좋게 한다. 전립선은 우리 몸 가운데 가장 많은 아연을 지니고 있다. 전립선이 부풀거나 고름이 생기는 것도 모두 미네랄의 모자람 그 가운데 아연 모자람 때문이다. 아연이 모자라면 머리가 빠질 수 있다. 대머리가 되면 정력이 떨어지는 것도 이 때문이다.

아연은 자라나는 어린이들에게도 좋다. 자람이 더딘 아이는 물론 지나치게 살찌는 아이들도 아연이 모자랄 수 있다. 성장이 더디고

잔병치레가 많은 아이의 피를 살펴보면 미네랄 어울림이 깨져있다는 것을 알 수 있다. 특히 아연모자람이 가장 두드러진다. 아연이 모자라면 성장호르몬이 잘 나와도 성장호르몬이 제구실을 못하기 때문에 키가 크지 않는다. 아토피를 앓는 아이들은 성장호르몬이 적게 나온다. 이런 아이들에게 아연까지 모자라지면 불난데 부채질하는 것이나 다름없다.

아연이 모자란 아이들은 몸속에 납이 많이 쌓여 있는 것으로 나타났다. 아연이나 마그네슘은 중금속이 쌓이는 것을 막아주는데 그것들이 모자랐기 때문이다. 일곱 달 동안 마그네슘이 많이 들어있는 먹거리를 먹였더니 납은 놀라울 만큼 줄어들었다.

	마그네슘	납
마그네슘 먹거리를 먹기 전	4mg(정상 10mg)	0.6mg
마그네슘 먹거리를 먹은 뒤	9mg	0.1mg

우리나라 밥상은 세계에서 찾아보기 힘들 만큼 빠르게 서구화되고 있다. 그래서 그런지 우리아이들의 아연모자람은 브라질이나 미국, 캐나다 같은 나라 어린이들과 견주었을 때 크게 못 미친다. 지구상 어느 나라에도 없는 바다풀소금이 있는 나라에서 오히려 미네랄이 모자라는 아이들이 많은 것은 안타까운 일이 아닐 수 없다.

학부모는 많되 어버이는 찾아보기 힘들기 때문이다. 프랑스나 독일은 한 해 짜리 비만 프로그램도 들어가려는 사람이 넘친다. 우리나라는 어떠한가? 한 해는 커녕 보름짜리 '아토피 완치의 길'에 들어오는 아이들조차 찾기 힘들다.

	우리나라	미국	브라질	케나다
아연	57~171	100~210	147~239	180~220

칼슘(Ca), 철분(Fe), 칼륨(K), 마그네슘(Mg), 아연(Zn)과 같은 여러 가지 미네랄은 혼자서는 아무런 일을 할 수 없으며, 서로가 어우러져야 몸이 튼튼해진다. 이 가운데 한 가지만 모자라거나 치우쳐도 몸에 탈이난다. 그러므로 미네랄의 어울림이야말로 몸을 튼튼하게 하는 바탕이 된다.

암을 이겨낸 환우가 뜻밖에도 부정맥으로 죽음의 고비를 다시 맞게 되었다. 부정맥은 잘못하면 죽음을 맞이할 수도 있는데, 악성부정맥으로 심박 수가 분당 300~500회나 되었다. 살펴보니 칼륨과 마그네슘이 많이 모자란 것으로 나타나 모자란만큼 먹여주자 좋아졌다. 칼륨이나 마그네슘이 모자라면 염통이 제구실을 못하여 염통이 너무 빨리 뛴다. 염통이 제때에 줄어들 수 없게 되어 부정맥이 된다.

미네랄은 우리 몸에서 3.5%밖에 안 되지만 단 한 가지만 모자라도 어울림이 깨지면서 탈이나게 된다. 미네랄은 모든 대사에 쓰인다. 비타민과 탄수화물, 지방, 단백질을 다룰 때도 쓰이며, 모든 효소가 일을 할 때도 쓰인다. 마그네슘과 칼륨만 하더라도 수많은 효소의 일을 돕기 때문에 마그네슘이 없으면 갑작스런 죽음을 맞이할 수 있다. 염통병을 앓고 있는 사람이라면 칼륨과 마그네슘의 어울림을 깨뜨려서는 안 된다. 마그네슘은 핏줄을 다스려 혈압이 오르는 것을 막는다. 혈압이 잘 떨어지지 않는 사람에게 마그네슘이 많이 들어

있는 것을 먹이면 혈압이 떨어진다. 마그네슘이 많이 모자랐던 사람일수록 혈압이 빨리 떨어진다.

염통병을 가지고 있는 사람은 미네랄이 모자라지 않게 하여야 한다. 협심증을 앓고 있던 한 아낙이 가슴앓이로 응급실에 실려 갔는데 급성심근경색으로 나타났다. 막힌 핏줄을 뚫으려고 핏줄을 늘리는 수술을 하는데 염통이 멎을 만큼 빨리 뛰는 악성부정맥이 나타났다. 칼륨이 모자라면 염통이 아무렇게나 줄어든다. 염통이 너무 빨리 뛰면 뒤죽박죽이 되어 악성부정맥이 된다. 칼륨과 마그네슘이 많이 모자라 염통의 핏줄 조임이 제대로 되지 않기 때문이다.

미네랄은 바다풀(해조류)에 가장 많지만 씨앗의 껍질에도 많다. 마그네슘은 현미에 75mg이 흰쌀에는 60mg이 들어있고, 통밀에는 48mg이 흰 밀가루에는 12mg이 들어있다. 많이 벗겨낼수록 미네랄은 줄어들게 되고 비타민은 사라진다.

갯벌소금에 마그네슘이 많아 좋은 것으로 생각하는 사람들이 있다. 아니다. 갯벌소금에 들어있는 마그네슘은 무기미네랄로서 염소(Cl)와 묶인 염화마그네슘 모습으로 들어있다. 우리는 이것을 간수라 한다. 갯벌소금에 마그네슘이 많아 좋다는 말은 간수가 많이 들어있는 소금이 좋다는 말이 된다. 아니 될 말이다. 소금은 세 해는 묵혀 간수가 넉넉히 빠진 소금이 맛도 좋고 믿을만하다. 마그네슘은 소금 속의 무기마그네슘이 아닌 푸성귀 속의 유기마그네슘을 먹어야 한다. 그것이 바로 바다풀소금이다.

3. 아토피에 좋은 발효먹거리와 나쁜 발효먹거리

아토피는 창자와 뼈 기둥에 탈이나 생기는 병이므로 발효먹거리가 좋다. 그러나 모든 발효먹거리가 좋은 것은 아니며, 오히려 나쁜 발효먹거리도 있다. 모든 발효먹거리에 대해 알아보는 것은 어려워 젖산균발효먹거리와 단백질이 많이 들어있는 발효먹거리 두 가지만 다뤄본다. 나머지는 '아토피 완치의 길'에 함께하여 배우길 바란다.

먼저 젖산균발효먹거리이다.

'젖산균발효먹거리'하면 가장 먼저 떠오르는 것이 요구르트와 김치다.

1) 아토피에 나쁜 유산균발효먹거리

요구르트는 소젖를 젖산균으로 발효시킨 것으로서 그 어떤 먹거리보다도 잘못 알려진 먹거리다. 요구르트는 젖산균이 많아 창자에 좋다고 생각하여 먹는 사람들이 많다. 아니다. 창자의 건강을 생각한다면 아토피를 앓고 있는 아이들에게 요구르트를 먹여서는 안 된다.

요구르트가 아토피 아이에게 나쁜 첫 번째는 그 뿌리가 소젖이기 때문이다. 소젖을 발효시켰지만 소젖이 모두 발효된 것은 아니다. 따라서 소젖에 알레르기를 일으키는 사람이라면 요구르트도 나쁘기는 마찬가지다. 다만 그 세기만 줄어들 뿐이다.

그 어떤 먹거리도 창자에 소젖만큼 나쁜 먹거리는 없다. 그렇다. 다른 먹거리들은 사람에 따라 알레르기를 일으키지만, 소젖은 모든 아토피 아이에게 알레르기를 일으킬 만큼 창자에 매우 나쁜 먹거리다. 발효될 때 젖산균의 도움으로 아토피를 일으키는 소젖 속의 '카제인'이 아미노산으로 바뀐다고는 하지만, 모두 바뀐 것이 아니기 때문에 요구르트는 소젖이라는 한계를 벗어날 수 없다.

요구르트에 들어있는 젖산균은 창자에 다다르지 못하고 거의 모두 위산에 죽고 만다. 겨우 살아남은 몇 안 되는 젖산균도 창자 속에 이미 자리 잡고 있는 세균들과의 싸움에서 이겨야만 창자에 도움이 되는데 그렇지 못하다. 창자 속에는 100가지가 넘는 세균이 100조 마리가 넘게 살고 있는데, 소젖젖산균은 1대 1의 싸움에서도 이들과 싸워 이길 수 없다. 하물며 몇 만 대 일의 싸움에서 어찌 이길 수 있으랴?

요구르트 젖산균은 창자 속에 머무를 수 없다. 유목민이 머무르지 않는 까닭은 무엇일까? 그것은 머무르기에 넉넉한 먹이가 없기 때문이다. 소젖젖산균도 창자 속에 먹이가 될 만한 것이 없기 때문에 창자벽에 머무르지 못한다. 그런데 어찌 창자에 도움이 될 수 있겠는가?

2) 아토피에 좋은 유산균발효먹거리

그러나 김치젖산균은 다르다. 김치젖산균은 태어날 때부터 갖가지 세균과 싸우면서 자라나 보름쯤 지나면 다른 세균들을 거의 죽이고 김치젖산균만 살아남는다. 유기산이 많은 김치 속에서 살아왔기 때문에 위산을 만나도 세 시간 넘게 죽지 않고 살아남는다. 푸성귀나 열매를 먹는다면 먹거리는 위에서 두 시간 넘게 머무르지 않는다. 두 시간 안에 위에서 빠져나가니 김치젖산균은 위산에 죽지 않고 거의 모두 창자 속으로 들어간다.

김치젖산균은 보푸라기(식이섬유)를 좋아한다. 지방, 단백질, 탄수화물은 작은창자를 벗어나기에 앞서 거의 모두 소화 흡수되고 큰창자에는 찌꺼기인 보푸라기만 들어간다. 김치젖산균이 살기 좋은 곳이다. 게다가 김치젖산균은 김치냉장고라는 너무 추워 살아남기조차 힘든 곳에서 살았기 때문에 창자 속의 36.5℃라는 따뜻한 곳은 그야말로 하늘나라나 다름없다. 그러므로 아이들이 김치젖산균을 먹는다면 창자는 튼튼해 질 수밖에 없다.

김치젖산균은 창자 속 유해세균을 억누를 뿐만 아니라, 밥통 속의 단백질 분해효소인 펩신(pepsin)을 잘 나오게 하여 창자 속 미생물 어울림을 바로잡아 창자를 튼튼하게 한다. 김치는 고기나 산성먹거리 때문에 피가 산성화되는 것을 막아준다. 김치젖산균의 도움으로 창자가 튼튼해지면 아토피와 같은 고름병을 막을 수 있으며, 보푸라기가 많아 위암이나 대장암과 같은 소화기계통의 암도 도움이 된다.

김치는 핏속 콜레스테롤을 줄이고 피브린(Fibrin)을 없애 핏줄이 굳는 것을 막는다. 김치에 들어있는 비타민C, β-Carotin, 페놀성

(Phenolic)화합물, 클로로필은 몸이 산화되는 것을 막아 늙는 것을 막아준다. 살갗이 늙는 것도 막아주기 때문에 아토피에도 좋다.

김치에는 여러 가지 푸성귀가 들어가는데 고추와 마늘, 생강은 단골손님과 같다. 마늘은 작은 한 알 속에 우리 몸에 좋은 영양을 듬뿍 지니고 있다. 비타민B_1, B_2, 게르마늄(Ge), 셀레늄(Se) 같은 것을 들 수 있다. 마늘의 알리신(allicin)은 비타민 B_1의 흡수를 도와 각기병을 막고 신진대사를 돕는다. 마늘 속의 스코리진, 알리신, 알리인(alliin)은 페니실린보다 센 천연항생, 항균물질로서 헬리코박터균을 억눌러 위암을 막는데 도움을 준다.

마늘에 들어있는 알리인(Alliin)은 냄새가 나지 않지만 마늘을 씹거나 다지면 알리인이 알리나아제 효소로 나뉘어 알리신(Allicin)과 디아릴 디설파이드(Diallyl disulfide)로 바뀌면서 매운 맛과 냄새가 난다.

고추의 캅사이신(capsaicin)은 위액을 잘 나오게 하여 소화를 돕는다. 고추에는 비타민A와 C도 많아 몸이 산화되는 것을 막는다. 생강의 진저롤은 입맛을 좋게 하며 피를 잘 돌게 한다. 고추의 캅사이신, 마늘의 알리신, 생강의 진저롤과 같은 매운 것을 날마다 먹어주면 면역력을 높여주고 밥통벽과 창자의 미끈막을 튼튼하게 하여 아토피를 막는 데 도움이 된다. 아무리 좋은 것도 지나치면 독이 되듯이 고추나 마늘 같은 것을 너무 많이 먹으면 오히려 밥통벽을 망가뜨려 위염이나 위궤양, 위암을 일으키기도 한다.

3) 아토피에 나쁜 김치

김치도 어떤 것은 아토피에 나쁜 것도 있다.
그렇다면 어떤 김치가 좋고, 어떤 김치가 나쁜 김치일까?

먼저 나쁜 김치부터 알아보자
아토피를 일으키는 것을 알레르겐이라고 한다.
이제까지 알려진 알레르겐은 헤아릴 수 없이 많지만 그 가운데 몇 가지를 들자면 소젖, 달걀, 땅콩, 아몬드, 호두, 게, 새우, 가재, 고등어, 꽁치, 정어리, 밀가루, 집먼지 진드기, 곰팡이 포자, 꽃가루, 짐승의 털 이 80~90% 차지한다.

더군다나 날짐승의 알, 소젖, 메밀, 땅콩, 콩, 밀, 고등어, 게, 새우, 돼지고기, 복숭아, 토마토는 아토피를 앓고 있는 아이들에게 매우 나쁘기 때문에, 가공먹거리를 만들 때 얼마나 넣었는지를 반드시 알려야 하는 열두 가지 알레르겐이다.
이들은 서로 다른 것 같지만 비슷한 걸림돌을 지니고 있다.
단백질이다.

단백질은 소화가 어려워 밥통이나 작은창자와 같은 소화기관을 힘들게 한다. 아토피를 앓고 있는 아이들은 창자가 좋지 않으므로 단백질은 독이 될 수 있다. 발효가 되지 않은 김치 속에는 여러 가지 세균이 득실거린다. 이런 김치라면 아토피를 앓고 있는 아이들에게는 약이 되기보다는 독이 될 수도 있다.

더군다나 오징어나 황강다리(황실이, 황새기), 가오리, 병어 같은 것을 넣은 김치는 알레르겐 덩어리이므로 아토피를 앓고 있는 아이들에게는 나쁜 김치라고 보아야 한다. 물고기를 넣은 김치는 발효가 되더라도 물고기 속의 단백질 때문에 아토피를 도지게 할 수 있으므로 독이 될 수 있다.

다음으로는 푸성귀를 살펴보자.
김치에는 여러 푸성귀가 들어가는데 배추, 무, 고추, 마늘, 양파는 단골손님이다.
이들은 농약을 많이 뿌리는 푸성귀들이다.
텃밭을 가꿔본 사람이라면 알겠지만 배추나 무는 농약을 뿌리지 않으면 며칠 사이에 잎을 모두 갉아먹어 버리기 때문에 벌레를 하나씩 잡아내거나 모기장을 씌워 벌레가 들어가지 못하게 하여야 한다. 배추나 무는 농약이나 비료를 쓰지 않고 유기농으로 가꾸려면 텃밭과 같은 좁은 곳을 벗어나기 힘들다.

들녘을 거닐다보면 보이는 넓은 배추밭이나 무밭은 모두 농약이나 비료를 뿌린 것이라고 보아도 지나침이 없다. 마늘이나 양파, 무, 당근과 같은 뿌리푸성귀는 농약도 많이 뿌리지만, 빗물에 씻겨 내려간 농약들이 흙 속으로 들어가기 때문에 잎푸성귀보다는 농약을 더 많이 빨아들인다.
마늘이나 양파는 '고자리'라는 벌레를 막으려고 땅에 농약을 듬뿍 뿌리고 심기 때문에 넓은 밭은 유기농이 어렵다. 넓은 밭에서 나오는 마늘이나 양파는 유기농이라 하지 않고 '친환경먹거리'라 하여 사람들을 헛갈리게 만든다. 친환경먹거리는 농약이나 비료를 뿌리기는 하되 덜 뿌린 것을 말한다. 그러므로 유기농 마늘, 양파는 좁은 텃밭에서 기른 것이 아니면 믿기 힘들다.

사랑지기 텃밭에서 자라는 마늘, 양파는 그래서 팔 만큼 많지가 않아서 '아토피 완치의 길'에 들어오는 사람들이나 사랑지기 쉼터에서 묵어가는 사람만 먹을 수 있다.

우리나라 사람들을 보고 냄비뚜껑이라 한다.
들끓다가 언제 그랬냐 싶게 다 잊어버리기 때문이다.
지난해 유럽을 휩쓴 슈퍼박테리아 유기농 푸성귀도 그렇다. 몸에 좋다고 값비싼 유기농푸성귀를 먹었는데 그것이 도리어 슈퍼박테리아가 들어있어서 목숨까지 잃게 되었으니 이 어찌 그냥 지나칠 수 있겠는가! 그것은 항생제를 쓴 짐승의 똥오줌으로 만든 퇴비를 푸성귀에 뿌려 거기에 자라고 있는 슈퍼박테리아가 푸성귀에 옮겨붙어 몸속으로 들어왔던 것이다.

그렇다.
사람의 끝없는 욕심이 이제 사람사이의 믿음마저 갉아먹고 있다.

안타깝게도 우리나라는 닭이나 소, 돼지 같은 짐승을 기를 때, 그 어떤 나라보다도 많은 항생제를 쓰고 있다. 그보다 더 큰 걱정거리는 갖가지 중금속으로 찌든 하수슬러지를 퇴비를 만들 때 넣어 만들기도 하니 이를 어찌 퇴비라 하랴! 이런 퇴비로 기른 푸성귀를 유기농푸성귀로 알고 사먹는 사람도 있을 것이니 안타까울 따름이다.

　그래서 사랑지기에서는 슈퍼박테리아 유기농푸성귀 때문에 사람들이 목숨을 잃은 뒤부터는 한 동안 효소와 효소찌꺼기로 만든 퇴비만 쓰다가 항생제를 쓰지 않은 것으로 만든 퇴비를 알게 되어 그것도 쓰게 되었다. 사랑지기 텃밭의 유기농푸성귀가 다른 유기농푸성귀와 다른 까닭이 여기에 있다.

　그 다음으로 김치 젖산균의 먹이가 되는 소금에 있다. 젖산균이 살아가려면 좋은 비타민과 미네랄이 많아야 한다. 아무리 유기농푸성귀로 만든 김치라 할지라도 중금속과 찌꺼기가 많은 더러운 소금이나 미네랄이 적은 소금으로 만든 김치라면 좋은 김치가 되기 어렵다.

　거른소금이나 꽃소금에는 젖산균을 기르는 미네랄이 거의 들어 있지 않으며, 갯벌소금은 중금속과 찌꺼기가 들어있는 소금이 많다. 아토피 아이들에게 이런 소금으로 만든 김치를 먹여서는 안 된다. 모르고 먹였다면 바꾸면 되지만 알고도 돈을 아끼려고 바다풀소금을 쓰지 않고, 거른소금이나 꽃소금을 쓰는 사람이 있다면 그는 어버이가 아니라 학부모일 뿐이다. 이제라도 아토피를 앓고 있는 아이들에게는 바다풀소금으로 만든 김치를 먹여보자.

4) 아토피에 좋은 김치

그렇다면 아토피에 좋은 김치에는 어떤 것이 있을까?

그 첫째는 발효가 잘되어 젖산균이 많은 김치라야 한다. 발효되었다하여 다 같은 김치는 아니다. 발효가 잘된 김치라 하여도 김치젖산균이 얼마나 들어있으며, 몸에 좋은 것이 얼마나 들어있는가에 따라 그 차이도 크다.

젖산균이 잘 자라려면 영양을 알맞게 넣어주어야 한다. 영양이 알맞으면 젖산균이 잘 자라지만 그렇지 못하면 더딜 수밖에 없다.

젖산균이 잘 자라려면 많은영양소인 탄소(C), 수소(H), 산소(O), 질소(N), 황(S), 인(P)과 적은영양소인 비타민, 미네랄이 알맞아야 한다. 탄소, 수소, 산소, 질소, 황, 인은 지방, 단백질, 탄수화물을 이루는 영양소로서 비료를 준 푸성귀들은 이들의 어울림이 무너져 있어 질소가 너무 많다. 질소는 밥통 속에서 아민과 만나 발암물질인 니트로사민이 된다. 비료나 농약을 뿌리지 않고 효소로 기른 사랑지기 유기농푸성귀는 이런 것들이 골고루 들어있어 좋은 김치의 바탕이 된다.

비타민은 유기농푸성귀에 많지만 미네랄은 소금에 많다. 우리 몸에 없어서는 안 될 미네랄은 쉰 가지 남짓이 되는데, 철분(Fe), 칼슘(Ca), 마그네슘(Mg), 칼륨(K), 요오드(I), 구리(Cu), 코발트(Co), 망간(Mn), 아연(Zn), 몰리브덴(Mo), 셀레늄(Se) 같은 것들을 말한다.

사람뿐만 아니라 젖산균도 튼튼한 젖산균이 되려면 질 좋은 미네랄을 먹어야 한다.

거른소금이나 꽃소금에는 미네랄이 들어있지 않아 젖산균이 튼튼하게 자랄 수 없으며, 갯벌소금은 미네랄은 들어있으나 질이 좋지 않다. 소금은 아토피를 완치할 수 있느냐, 없느냐를 판가름할 만큼 너무나 값진 먹거리다. 살아있는 미네랄인 유기미네랄은 광물성 미네랄인 무기미네랄보다 흡수율이 5~6배나 높을 뿐만 아니라 우리 몸의 모든 흐름을 돕는다. 온누리 소금 가운데 유기미네랄이 100% 들어있는 소금은 바다풀소금 뿐이다. 유기농푸성귀와 함께 바다풀소금은 좋은 김치의 가장 값진 열쇠이다. 이런 소금을 먹고 자란 김치젖산균이야말로 으뜸의 젖산균이 아닐 수 없다.

요즘 김치를 싫어하는 아이들이 많은 것을 생각할 때, 어차피 많이 먹이지 못할 바에는 좋은 김치를 먹일 수밖에 없다. 유기농푸성귀와 바다풀소금으로 만들어 새콤달콤하게 발효된 질 좋은 젖산균이 많은 사랑지기 김치는 아토피를 앓고 있는 아이들에게 더없이 좋은 김치이다.

5) 아토피에 나쁜 발효효소

김치는 여러 가지가 있지만 으뜸은 배추김치다. 여러 가지 푸성귀가 들어가기 때문이다. 다시 말해 잘 만든 김치 하나만 먹어도 여러 가지 푸성귀를 모두 먹는 것과 같다.

발효효소도 여러 가지가 있지만 으뜸은 들풀효소다. 산과 들에 자라는 들풀을 서른 가지가 넘게 넣어야 '들풀효소'라는 이름을 붙일 수 있다. 백 가지가 넘으면 '백초효소'라 하여 으뜸으로 친다. '골고루 먹어야 튼튼하다.'는 말을 생각할 때 잘 만든 들풀효소만 먹어도 백 가지가 넘는 들풀을 먹을 수 있으니 아토피아이에게 으뜸이라 할 수 있다.

이 좋은 효소를 엉터리로 만들거나 잘못 만든다면 안타까운 일이 아닐 수 없다. 이제 아토피 아이들에게 나쁜 발효효소를 찾아보자.

모든 풀은 스스로를 지키려고 독을 지니고 있다. 한 가지 푸성귀나 열매만 먹으면 물리는 까닭이 여기에 있다. 우리 몸의 생리를 모르는 사람들은 '다섯 가지가 넘는 들풀을 섞으면 독이 없어지기 때문에 섞어서 담아야 한다.'고 말하는 사람들이 있다. 그들에게 까닭을 물었더니 한사람도 바르게 말하는 사람이 없었다. 모두가 엉터리다.

아니다. 그들 말처럼 독이 서로 만나면 없어지는 것이 아니라 때론 청산가리보다 센 독이 되기도 한다. 혼자 만들어 자기만 먹으면 할 말이 없지만 남에게 팔려고 만들면서 남을 위태롭게 하여서는 안 된다. 더군다나 창자가 망가진 아토피아이들에게 이런 것을 먹이는 것은 더 큰 잘못이다.

효소를 담근다면서 설탕과 푸성귀를 자르지 않고 통째로 넣는 사람들이 많다. 이 또한 안 될 일이다. 푸성귀는 사람의 살갗처럼 거죽으로 쌓여있는데 그것을 자르거나 터뜨리지 않으면 그 속에 있는 영양소가 빠져나오지 않는다. 거죽을 그대로 두었는데도 그 속의 영양소가 빠져나오면 그 푸성귀는 멸종하고 만다. 거죽을 뚫고 나올 수 있는 것은 물과 냄새뿐이다. 푸성귀를 통째로 넣어 만든 효소는 효소가 아니라 설탕물이나 다름없다.

설탕에 대해 말이 많다. 어떤 사람은 '흰설탕이 잘 우러나오게 하니 좋다.'고 하고, 어떤 사람은 '검은설탕이 덜 걸러져 좋다.'고 말한다. 모두가 틀린 말이다. 설탕은 사탕수수나 사탕무 즙을 말려 만든다. 처음 나오는 것을 '원당'이라 하는데, 여기에는 비타민, 미네랄, 보푸라기, 효소, 폴리페놀이 들어 있어 몸에 좋다. 다만 다소 거칠기는 하다. 이것을 못마땅하게 여기는 사람들은 몸에 좋은 영양소를 모두 없애버리고 설탕성분만 남기게 되는데 이것을 '거름설탕(정제당)'이라 한다. 이것을 불로 끓이면서 낮은 쪽에서 얻은 것을 '흰설탕'이라 하고, 조금 더 뜨거운 쪽에서 얻은 것을 '노란설탕'이라 하며, 더 뜨거운 쪽에서 나온 것에 캬라멜색소를 1% 남짓 넣은 것을 '검정설탕'이라는 이름으로 팔고 있다.

설탕은 사탕수수물을 말려 그것을 그대로 쓰는 '원당'과 몸에 좋은 것들을 없애버린 '거름설탕'이 있을 뿐이다. 그들이 알고 있는 흰설탕이나 노란설탕, 검정설탕은 모두 거름설탕이다. 이러한 설탕으로 만든 효소는 몸에 좋을 리 없다. 게다가 자르지 않고 이것저것 섞어서 엉터리로 만든다면 말해 무엇 하겠는가?

6) 아토피에 좋은 발효효소

잘 만든 효소만 꾸준히 먹여도 아토피가 좋아진다. 좋은 효소만으로도 아토피가 좋아지는 것은 효소가 지닌 여섯 가지 쓰임새 때문이다. 효소는 우리가 먹은 먹거리를 소화시키며, 독과 찌꺼기를 없애고 몸 밖으로 내보내는 일을 한다. 상처와 고름을 낫게 하며, 병든 세포를 되살리고, 피를 깨끗하게 하는 일도 한다. 따라서 창자에 상처와 고름이 많고, 독과 찌꺼기가 가득하며, 피가 더러운 아토피 아이들에게 잘 만든 효소는 백약의 으뜸이다.

자연의학은 민간요법과는 달리 과학적이고 논리적인 의학이다. 발효효소도 마찬가지여서 자연의학을 바르게 배워 효소를 만들면 그 어떤 발효먹거리보다 좋은 발효효소가 된다.

사랑지기 발효효소는 들풀을 따로따로 담근다. 이렇게 하면 섞어 담는 것보다 훨씬 힘들지만 무서운 독이 만들어지는 것을 막을 수 있어 흐뭇하다. 만든 뒤 석 달이 지난 뒤에야 짜서 찌꺼기는 퇴비로 쓰고 그 물만 쓴다. 석 달이 지난 효소는 섞어도 된다. 찌꺼기는 그 어떤 퇴비보다 좋은 퇴비가 된다. 이런 퇴비로 기른 사랑지기 텃밭의 푸성귀는 먹고 남으면 효소를 만든다.

설탕도 몸에 좋은 원당을 쓴다. 원당은 비타민, 미네랄, 보푸라기, 효소, 폴리페놀과 같은 몸에 좋은 것들이 들어있어 발효미생물들을 잘 자라게 하며 꿀과 같은 냄새를 지니고 있어 맛 또한 으뜸이다. 거칠다고 고개를 돌리는 사람들이 있는데 이는 하나만 알고 둘은 모르기 때문이다. 거친 것을 먹어버릇하면 오히려 부드러운 것이 싫어진다. 창자가 나쁜 아토피 아이들은 다소 거친 설탕을 먹어야 창자가 튼튼해진다.

풀성귀를 원당과 섞을 때도 아주 잘게 자르거나 으깨어 담근다. 이렇게 하면 풀성귀 겉을 싸고 있는 거죽이 잘리거나 터지면서 그 속에 있는 몸에 좋은 영양소들이 빠져나온다. 이렇게 만들면 몸에는 좋지만 여간 번거로운 게 아니다. 뜨고 가라앉는 것을 걸러내야 하기 때문이다. 자르기 않고 그대로 넣었다 건져내면 맑은 설탕물만 남기 때문에 아주 편하다. 힘들어도 사랑지기에서는 아토피 아이들을 되살리려 바른 길을 마다하지 않는다.

풀성귀마다 따로 담그고, 원당을 쓰며, 잘게 자르거나 으깨어 담근 들풀효소를 찾아보라. 아마 사랑지기에서 만든 것이 아니면 찾기 힘들 것이다.

4. 아토피에 좋은 비타민C와 나쁜 비타민C

비타민C는 콜라겐을 만들며 먹는 화장품이라 할 만큼 살갗을 튼튼하게 한다. 콜라겐이 튼튼해야 살갗이 튼튼해진다. 뿐만 아니라 뼈나 물렁뼈, 건, 인대, 머리카락이 튼튼하려면 콜라겐이 튼튼해야 한다. 이 밖에도 비타민C는 면역력을 키우고, 활성산소를 다스려 고름이 생기는 것을 막기 때문에 아토피가 낫기를 바란다면 좋은 비타민C를 꾸준히 먹어야 한다.

다른 풀 먹는 짐승들과는 달리 사람은 비타민C를 몸속에서 만들지 못한다. 그러면서도 그 어떤 짐승보다도 비타민C를 많이 쓴다. 비타민C를 가장 많이 쓰는 곳이 뇌와 난소이기 때문이다. 사람은 몸집보다 뇌가 가장 큰 짐승이다. 뇌만 큰 것이 아니라, 뇌를 많이 쓰는 짐승이어서 비타민C가 모자라기 쉽다. 게다가 스트레스를 받으면 몸속의 비타민C가 더욱 많이 쓰인다. 이렇게 되면 핏줄을 튼튼하게 하는 콜라겐이 모자라게 된다. 콜라겐이 모자라지면 핏줄이 빨리 늙고 신경도 들뜨게 되며, 창자가 힘을 잃고 창자벽의 지킴막이 물러지면서 상처와 고름이 늘어나고, 근육에는 젖산이 쌓인다. 또한 스트레스를 받으면 들뜬 신경 때문에 쉽게 짜증이 나고 몸속에 열이 쌓여 입 냄새가 나고 몸이 붓기도 한다.

아토피는 고름병으로서 핏줄이 물러 쉽게 피를 흘리며, 창자가 힘을 잃어 상처와 고름이 많다. 가려움 때문에 아토피를 앓고 있는 아이들의 몸은 늘 스트레스를 받고 있으며, 미열 때문에 얼굴이 붉게 되는 때가 많다. 아토피를 고치려면 좋은 천연비타민C를 많이 먹어야 하는 까닭이 여기에 있다.

그렇다고 모든 비타민C가 아토피에 좋은 것은 아니다. 오히려 먹을수록 나쁜 비타민C도 있으므로, 돈보다 아이가 먼저라면 값만 따지는 잘못된 버릇을 버려야 한다. 아이보다 돈을 먼저 생각하여 나쁜 비타민C를 먹인다면, 이것이야말로 작은 것을 얻으려다 큰 것을 잃는 어리석은 짓이 아닐 수 없다.

1) 아토피에 나쁜 비타민C

먼저 나쁜 비타민C부터 살펴보자. 그 으뜸이 합성비타민C이다. 합성비타민C를 파는 사람들은 천연비타민C와 성분이 같고 쓰임새도 비슷하다고 한다. 그러나 그것은 '손바닥으로 하늘을 가리는 것'이나 다름없다.

그들의 말처럼 천연비타민C나 합성비타민C 모두 $C_6H_8O_6$로서 화학식은 같다. 그러나 사람이라고 다 같은 사람일 수 없듯이 성분이 같다고 해서 우리 몸에서 쓰임새까지 같다고 생각하는 것은 우스운 생각이다. 포도당, 과당, 갈락토오스는 단당류로서 화학식만으로 보면 모두 다 같은 $C_6H_{12}O_6$이다. 합성비타민C를 파는 사람들조차도 포도당과 과당이 같다고 우기지는 못할 것이다. 다시 말해 화학식이 같으면 같은 쓰임새를 나타낸다는 것은 어설프기 짝이 없는 억지다.

사람이 만든 것은 자연을 흉내를 낼 수는 있어도 같은 수는 없다.

이의 본보기를 KBS '생로병사의 비밀'에서도 찾을 수 있다. 생로병사에서는 합성 비타민을 먹고도 낮 세 시만 되면 낮잠을 자거나 쉬어야 하는 택시기사와 출근할 때면 늦지 않으려고 허둥대는 직장인에게 세 주 동안 합성비타민C를 먹지 않고 지내도록 했다. 세 주가 지나자 택시기사는 낮잠이나 쉼 없이도 운전을 하게 되었으며, 늦을까 걱정하던 사람은 아침운동을 하고 일터에 나갈 만큼 힘이 넘친 삶으로 바뀌게 되었다. 이는 천연비타민C는 지친 몸을 풀어주지만 합성비타민C는 버릇이 되면 독이 되어 늘 지치게 만들 수 있음을 보여준다.

그렇다면 천연비타민C는 모두 약이 될까? 아쉽게도 그렇지 못하다. 천연먹거리 가운데 비타민C가 많은 것을 들라면 레몬과 오렌지, 사과, 녹차를 빼 놓을 수 없다. 안타깝게도 이들은 모두 농약을 많이 뿌린다. 녹차는 '새벽에 농약을 뿌려 아침에 찻잎을 딴다.'는 말이 있다.

난 국토해양부 국가연구과제 심사위원이기도 하다. 언젠가 녹차를 가지고 몸에 좋은 기름을 만들겠다는 과제를 심사하는데, 연구책임자에게 잔류농약에 대해 물었더니 "우리나라 녹차는 250~350℃의 뜨거운 불판에서 비벼서 만든 덖음 차이다. 우리나라 녹차에는 유기인계, 유기염소계의 유기합성농약을 뿌리는데, 유기합성농약은 불을 지펴 뜨겁게 하면 날아가 버리기 때문에 녹차에 잔류농약은 거의 남지 않는다. 잔류농약이 나오는 것은 이웃 농가에서 뿌린 농약이 바람에 날려 들어온 것일 수 있다."고 하소연 하였다.

그 말이 맞다고 하더라도 좋을 것은 없다. 비타민C는 60℃부터 사라져 100℃가 되면 95% 남짓이 사라져 버린다. 이것을 어찌 좋은 비타민C라 할 수 있으랴?

2) 아토피에 좋은 비타민C

감잎은 레몬의 11배, 오렌지의 39배, 사과의 100배, 녹차의 3~10배의 천연비타민C를 지니고 있어 천연비타민C의 보고라 할만하다. 감잎은 농약을 뿌릴 필요가 없으니 더욱 좋다. 게다가 감잎의 원산지가 우리 땅이니 더할 나위가 없다. 그러나 안타깝게도 요즘 팔리는 감잎 거의 모두가 농약을 뿌린 감잎이며, 그나마 7~8월의 푸르른 감잎이 아닌 서리 맞아 떨어진 불소시게나 다름없는 것들이다. 그것도 비타민C가 많은 재래종 감잎이 아닌 단감 잎이니 아쉬움은 더욱 크다. 사랑지기 감잎과 다른 감잎은 빛깔부터 다르다. '싼 것이 비지떡'이라는 말은 이럴 때 쓰는 말이다.

이와 함께 감잎에 버금갈 만큼 비타민C가 많이 들어있는 것이 고추와 고추 잎이다. 고추와 고추 잎은 비타민C는 많이 들어있으나 오래 지니지 못한다. 감잎은 말려 두었다가 오래 먹을 수 있고, 고추는 반찬으로 먹거나 날 것을 된장에 찍어 먹을 수 있어 좋다. 또 하나 빼놓을 수 없는 것이 해당화열매와 잎이다. 해당화에는 감잎보다 두 배나 많은 비타민C가 들어있지만 가시가 많아 그림의 떡이나 마찬가지다.

천연비타민C를 그 어떤 것보다 많이 지니고 있는 것은 시베리아 벌판에 사는 쉬쁘브닉이다. 쉬쁘브닉은 시베리아의 살을 에는 추위를 이겨내려고 천연비타민C를 비롯한 갖가지 몸에 좋은 것들을 듬뿍 지니고 있다. 천연비타민C만 보더라도 감잎의 열 배가 넘을 뿐만 아니라 비타민C가 콜라겐이 되는데 도움을 주는 비타민P도 듬뿍 들어있다. 콜라겐은 살갗을 부드럽게 하고 촉촉하게 한다. 이 열매는 날 것으로 먹기는 어려워 저온진공추출법으로 뽑아낸 물을 얼려말려 쓰고 있다. 값이 비싸고 얻기도 힘들어 아토피 아이들에게 쓰려고 감잎과 섞어 쓰고 있다.

5. 아토피에 좋은 현미와 나쁜 현미

잘못 알고 있는 먹거리의 으뜸은 누가 뭐래도 현미다. 많은 사람들이 현미가 얼마나 나쁜지 모르고 함부로 먹고 있어 걱정이다.

언젠가 어떤 대학의 학장이 간암으로 나를 찾은 적이 있다. 안타깝게도 잘못된 건강상식 때문에 목숨을 잃었다. 그는 딸 때문에 현미로만 밥을 지어먹고 있었는데 '자연치유 해독프로그램'에서는 현미를 조금 넣은 잡곡밥을 먹는 것을 보고 못마땅해 하다가 하루 만에 되돌아가 석 달도 안 되어 숨을 거두었다.

간암은 소화기관이기 때문에 현미를 함부로 먹어서는 안 된다. '현미밥을 먹으면 소화가 잘되느냐?'는 나의 물음에, '소화도 안 될 뿐더러 더부룩하여 밥 먹는 것이 힘들다'면서도 현미가 좋다는 잘못된 생각에 사로잡혀 스스로 죽음의 길로 걸어갔다.

어찌 그 사람뿐이랴? 이 글을 읽고 있는 당신도 현미밥이 좋다며 소화도 제대로 안 되고 먹기도 힘든 현미밥을 먹고 있을지 모른다.

1) 아토피에 나쁜 현미

현미는 흰쌀과 견줄 수 없을 만큼 많은 영양을 지니고 있다. 현미는 좋지만 부드러운 먹거리에 길들여진 우리의 밥통이나 창자는 현미를 잘 소화시키지 못한다. 더군다나 아토피를 앓고 있는 아이들은 창자가 좋지 않아 다른 아이들보다 소화흡수력이 더 떨어진다. 이런 아이에게 현미를 함부로 먹인다는 것은 독을 먹이는 것이나 다름없다.

일본의 씨눈쌀건강법에는 일본 국립영양 연구소의 글이 실렸는데 현미밥을 먹는 무리는 흰쌀밥을 먹는 무리보다 두 배나 되는 똥을 쌌다. 얼마나 소화가 되었나 알아보려고 똥을 살펴보니 현미의 껍질은 물론 씨눈까지도 소화가 되지 않고 그대로 나왔다.

이렇게 된 것은 현미를 제대로 씹어 먹지 않았기 때문으로 보고 한 달 동안 씹는 것만 시키고 다시 현미밥을 한 해 동안 먹게 하였다. 하지만 생각과는 달리 처음과 마찬가지로 똥에 소화되지 않은 껍질과 씨눈이 많이 섞여 있었다. 현미밥에 익숙해지고 잘 씹어 먹어도 소화가 잘 안 된다는 것을 알 수 있었다.

한 해 동안 현미밥을 먹은 사람들은 코가 막히고 입냄새가 났으며, 눈이 침침해지고 몸이 굳어가면서 숨이 가빠졌으며, 입맛이 떨어지고 몸에 힘이 빠져서 이대로 가다가는 더 큰 탈이 날 것을 걱정하게 된 일본 국립 영양연구소는 생체실험을 그만두게 되었다.

2) 아토피에 좋은 현미

현미가 나쁘다하여 흰쌀을 먹는 것 또한 좋지 않기는 마찬가지다. 흰쌀은 소화는 잘되지만 현미가 가지고 있던 거의 모든 영양소를 잃기 때문이다. 현미가 가진 영양소는 씨눈에 많이 들어있는데, 그 으뜸이 비타민B_1, B_2, B_6이다.

비타민B_1이 모자라면 각기병이 생긴다. 살갗을 눌렀을 때 튼튼한 사람은 바로 되돌아오지만 각기병이 있는 사람은 눌렀던 자리가 그대로 있거나 서서히 되돌아온다. 각기병에 걸리면 다리 힘이 없고 저리면서 제대로 걷지 못하게 된다. 각기병이 생기면 면역력이 떨어지고 신진대사가 제대로 안 된다. 아토피는 면역계에 탈이나서 생기므로 비타민B_1이 모자람은 큰 걸림돌이 된다.

비타민B_2는 '리보플라빈'이라고도 하며, 단백질과 같이 우리 몸속으로 들어오다가 밥통과 작은창자에서 나뉘어 들어오는데, 모자라면 간이 제구실을 못해 살갗이 망가진다. 따라서 비타민B_2 모자람은 아토피 완치에 걸림돌이 된다.

비타민B_6는 세로토닌을 만드는데 도움을 준다. 세로토닌은 마음을 다스리고 잠을 잘 자게하며, 입맛을 좋게 하는 신경전달물질로서 모자라면 잠들기 힘들며, 짜증이 나고 화를 잘내며, 거칠고 사나워지며, 기쁨과 슬픔이 되풀이되고 우울하며, 안절부절 못하게 된다. 세로토닌은 아미노산의 한 가지로 트립토판이 비타민B_6의 도움을 받아 만들어진다. 비타민B_6의 모자람은 아토피로 잠 못 이루는 아이들을 더 힘들게 한다.

흰쌀은 현미가 가지고 있는 영양소, 그 가운데서도 비타민B_1, B_2,

B_6이 거의 들어있지 않다. 그렇지 않아도 면역력이 떨어진 아토피 아이들에게 흰쌀을 먹이는 것은 독을 먹이는 것이나 다름없다.

이에 사랑지기에서는 현미김치유산균과 아우름밥상을 마련해 두었다. 사랑지기에서 만든 현미김치유산균은 유기농 현미겨와 씨눈을 같이 섞은 것에, 바다풀소금과 효소로 기른 유기농배추김치 국물로 발효시킨 뒤, 여기에 특허기술로 만든 김치젖산균을 30% 넣은 젖산균발효먹거리이다. 아우름밥상에는 현미 쌀눈이 10%나 들어있다.

사랑지기 연수원에서는 수련하는 동안 하루에 두 번 남짓 현미김치유산균과 아우름밥상을 먹는다. 이렇게 하면 비록 현미밥을 먹지 않더라도 모자란 현미씨눈을 현미김치유산균과 아우름밥상으로 넉넉히 메꿀 수 있다. 소화도 잘되고 영양 또한 모자람이 없는 밥상이라면 이보다 좋을 수는 없을 것이다.

일본 국립영양 연구소의 임상실험에서 나타났듯이 현미는 창자가 좋지 않은 아토피 아이들에게는 약이 되기보다는 독이 되기 십상이다. 이럴 때는 현미를 싹을 틔워 먹거나 발효시켜 먹는 것이 좋다. 만일 농사를 직접 짓는다면 벼가 다 익기 보름 전쯤에 푸른빛을 지니고 있을 때 거둬들여 푸른 현미를 만들어 먹으면 소화도 잘되고 맛도 좋고 냄새도 좋은 현미밥을 지어먹을 수 있다. 현미는 반드시 유기농이어야 한다.

6. 아토피에 좋은 아침밥과 나쁜 아침밥

'아침밥을 꼭 먹어야 한다.'는 사람들이 참 많다. 그 까닭도 여러 가지지만 한 가지 비슷한 것이 있다. 아침밥을 먹어야 한다고 하는 그들 거의가 그다지 튼튼하지 못하다는 것이다. 왜냐하면 아침밥을 먹는 것은 독을 먹는 것과 같기 때문이다. 아침마다 독을 먹는데 어찌 튼튼할 수 있겠는가! 더군다나 아토피 아이들처럼 창자가 좋지 않은 아이들은 아침밥을 먹어서는 안 된다. 미루어 짐작컨대 아침밥만 먹이지 않았더라도 많은 아토피 아이들 아토피에 걸리지 않았을 것이다.

아침밥을 먹어서는 안 되는 세 가지 까닭은 다음과 같다.
생리학적인 쪽에서 살펴보면 아침밥을 먹지 말아야 한다. 아침에 일어났을 때 우리 몸의 틀(장기)이 맡은 일을 얼마나 잘 하는지를 살펴보면 가장 일을 잘하는 틀이 콩팥과 큰창자다. 이와는 달리 가장 일을 못하는 틀이 밥통이다 밤 동안 몸속에 쌓였던 나쁜 찌꺼기와 독이 아침에 빠져 나와야 하기 때문에 찌꺼기를 내보내는 콩팥과 큰창자가 힘차게 일하는 것이다.

그와는 달리 아침밥을 먹게 되면 찌꺼기를 내보내는 일에 온힘을 쏟아야 하는데 먹거리가 들어와 밥통이 일을 하게 된다. 그렇게 되면, 우리 몸은 소화에 모든 힘을 쏟아야 하기 때문에 나쁜 찌꺼기와 독소를 내보내는 일이 어렵게 된다. 밥을 먹게 되면 졸리는 까닭도 밥을 먹은 뒤에는 밥통에 모든 힘을 쏟아야 하기 때문에 다른 틀들은 쉬라는 뇌의 명령이다. 아침에 밥을 먹으면 독과 찌꺼기를 내보내는 일을 막아 우리 몸은 독과 찌꺼기로 가득하게 된다. 아침밥을 먹는 것은 창자에 상처와 고름을 덧나게 하여 아토피를 더 덧나게 한다.

독성학적인 쪽으로 보더라도 아침밥을 먹어서는 안 된다. 아침밥과 점심, 저녁을 모두 먹었을 때 하루 동안 만들어진 요산과 오줌은 75%가 나가고 25%는 몸속에 남게 된다. 이런 사람에게 아침밥을 먹지 않게 하였더니 100%가 빠져나갔다. 이를 볼 때 아침밥을 먹는 것이 얼마나 몸속에 많은 독과 나쁜 찌꺼기를 쌓이게 하는 지 알 수 있다. 저녁을 먹지 않아야 한다는 말에 따라 아침밥과 점심만 먹었더니 생각과는 달리 오히려 요산과 오줌이 67%만 빠져나가고 몸속에 남은 요산과 찌꺼기는 무려 33%나 되었다. 아침밥을 먹는 것은 병들려는 가장 바보스런 짓 가운데 하나인 것이다.

사회병리학적인 쪽에서 본다면 더더욱 아침밥은 먹지 않아야 한다. 언젠가 참으로 웃기는 연구결과가 나온 적이 있다. '아침밥을 먹은 아이들이 아침밥을 먹지 못하는 아이들보다 성적이 좋았다. 그러니 아침밥을 꼭 먹여야 한다.'는 엉터리 연구결과였다. 아침밥을 먹지 못하는 아이들이 왜 아침밥을 먹지 못하였을까? 건강이 좋지 않거나, 가정에 불화가 있거나 가정형편이 좋지 않은 아이들이 아침밥을 먹지 못하였을 것이니, 살펴보나마나 그것은 처음부터 알 수 있었던 것을 연구라는 이름으로 겨레의 혈세를 낭비한 것이다.

그러나 이런 엉터리 연구결과와는 달리 다른 나라에서는 아침을 먹지 않은 아이들과 아침을 먹는 아이들의 성적을 살펴보니 우리와는 크게 달랐다. 아침밥을 먹지 않은 아이들이 아침밥을 먹는 아이들보다 훨씬 성적이 좋았다. 아침밥을 먹지 않은 아이들은 몸을 생각해 일부러 아침밥을 먹지 않았기 때문이었다.

우리나라에서도 두 무리로 나누어 한 무리는 한동안 아침밥을 먹지 않고 다른 무리는 아침밥을 먹게 하면 반드시 다른 나라처럼 아침밥을 안 먹은 아이들이 앞설 것이다. 아침밥을 먹지 않으면 뇌를 비롯해 온몸의 독과 찌꺼기가 빨리 빠져나가 그만큼 뇌가 일을 잘할 것이기 때문이다. 적어도 석 달은 기다려야 잘못된 버릇이 바로 잡힌다. 따라서 석 달은 아침밥을 먹지 않고, 아침밥을 먹은 아이들과 성적을 견주어야 한다. 그래야만 비로소 누구나 바른 결과를 얻을 수 있다.

아침밥을 먹는 것은 언제든지 끊을 수 있는 잘못된 버릇일 뿐이다. 석 달만 아침밥을 먹지 않는다면 아침밥을 먹던 잘못된 버릇은 저절로 사라지고 어느새 몸이 점점 좋아지고 있다는 것을 깨달을 수 있게 된다. 그래도 몸을 병들게 했던 아침밥을 먹는다면 아토피에서 벗어나기는 그만큼 힘들어 질 수밖에 없다.

1) 아토피에 나쁜 아침밥

아침밥이라 하여 모두 나쁜 것은 아니다. 오히려 잘만 먹으면 좋은 아침밥도 있다. 이제 나쁜 아침밥은 무엇이며, 좋은 아침밥은 무엇인지 알아보자. 먼저 나쁜 아침밥부터 알아본다.

아침에는 배설기관인 콩팥과 큰창자만이 일을 한다는 것을 배웠다. 그 까닭은 무엇일까? 잠자는 동안 우리는 똥은 물론 오줌도 싸지 못하고 운동으로 땀의 흘리는 것도 줄어들며, 숨쉬기도 느려져 가스를 내보내는 것 또한 줄어든다. 한 마디로 아침까지 우리 몸은 독과 찌꺼기로 가득하게 된다. 굶주림에 익숙하였던 지난 수백만 년 동안은 큰 걱정거리가 되지 않았다. 먹는 것이 적었기 때문에 밤 동안 쌓였던 독과 나쁜 찌꺼기를 내보낼 시간이 넉넉했다. 하지만 너무 많이 먹으면서 우리 몸은 아침에라도 내보내야 하는데 아침밥까지 먹으니 독과 찌꺼기는 내보내지 못하고 엎친 데 덮친 격으로 소화도 제대로 할 수 없어 독과 찌꺼기를 더 많이 만들게 되는 잘못까지 겹치게 되었다.

우리 몸이 아침밥을 먹어도 될 만큼 진화하려면 적어도 몇 천 년은 걸린다. 이 시대를 살아가는 우리의 조직과 장기와 세포는 아직까지도 석기시대의 몸을 벗어나지 못했다. 그렇다고 다시 석기시대로 돌아갈 수도 없는 일이다. 우리 몸은 수백만 년 동안 진화되어 오면서 밤 동안 쌓인 독과 나쁜 찌꺼기를 네 시간이면 내보낼 수 있게 되었다. 아침에 일어나서 네 시간만 콩팥과 큰창자에게 내보낼 짬을 주자. 큰창자와 콩팥은 힘찬 아침으로 되돌아 올 것이다.

나쁜 아침밥은 밥통과 작은창자에 일을 시키는 먹거리다. 지방,

단백질, 탄수화물은 소화되려면 잘게 부서져야 한다. 그러려면 밥통과 작은창자는 부지런히 일하지 않으면 안 된다. 밥통과 작은창자가 일을 하면 큰창자와 콩팥은 쉬어야 한다. 밥통과 작은창자가 온힘을 쏟을 수 있도록 힘을 모아주어야 소화를 제대로 할 수 있기 때문이다. 그러므로 아침밥을 먹으면 콩팥과 큰창자가 쉬어야 하므로 독과 찌꺼기를 내보내지 못해 몸속에 쌓이게 된다. 아토피는 아침밥의 부메랑인 셈이다.

우리가 흔히 먹는 쌀밥이나 빵, 소젖, 열매 따위는 모두 지방, 단백질, 탄수화물이 들어있어 밥통과 창자가 일을 해야 한다. 그 가운데 가장 많은 일을 시키는 단백질이다. 고기는 단백질이 많은 먹거리이다. 밥통과 작은창자에 일을 많이 시킨다. 고기를 먹는 아이들이 아토피가 많은 까닭이 여기에 있다. 고기에 들어있는 단백질보다 소화가 더 어려운 단백질이 있다. 소젖 속에 들어있는 단백질이다. 우리는 이것을 '카제인'이라 하며 으뜸의 알레르겐으로 아토피 아이들을 가장 힘들게 하는 먹거리이다.

2) 아토피에 좋은 아침밥

사랑지기 가족들은 아침에 발효효소와 미네랄식이섬유를 먹는다. 효소는 소화를 돕고 독과 찌꺼기를 내보내며, 고름과 상처를 없애고, 병든 세포를 되살린다. 보푸라기는 수세미처럼 독과 나쁜 찌꺼기를 빨아들여 몸 밖으로 빠져 나간다. 이때 남아돌아 아토피를 일으키는 영양도 함께 끌고 나간다. 보푸라기는 포도당과 같은 단당류가 몇 십만 개 뭉쳐서 만들어진 다당류다. 소와 같은 풀 먹는 짐승은 소화효소가 몸속에서 이것을 당분으로 만들어 살아간다. 사람은 이러한 소화효소가 없어 보푸라기가 몸속에 들어오더라도 그냥 내보낸다. 밥통과 작은창자는 보푸라기 때문에 힘들어 할 까닭이 없다.

하지만 안타깝게도 보푸라기는 나쁜 찌꺼기와 독소만 끌어안고 나가는 것이 아니라 기름에 녹는 비타민과 미네랄의 일부도 끌어안고 나가버린다. 기름에 녹는 비타민이야 큰 걱정은 하지 않아도 되지만, 미네랄은 그렇지 않아도 모자라는 사람이 많기 때문에 모자람을 부추길 수 있다. 그래서 사랑지기에서는 미네랄이 많이 들어있는 바다풀소금을 넣어 만든 미네랄식이섬유를 만들게 되었다. 발효효소와 미네랄식이섬유가 좋은 아침밥이 되는 까닭이 여기에 있다.

7. 아토피에 좋은 냄새와 나쁜 냄새

냄새는 달콤한 냄새가 있는가 하면 역겨운 냄새도 있고, 병을 낫게 하는 냄새가 있는가하면 병을 일으키는 냄새도 있다. 다른 병도 냄새가 미치는 영향이 크지만 아토피와 같은 알레르기는 더욱 크다. 잘 쓰면 면역력을 높여 아토피치유에 도움이 되지만 잘못 쓰면 살갗을 망치고 면역력을 떨어뜨리며 감각기관의 탈을 불러일으켜 아토피 완치에 걸림돌이 될 수 있다.

1) 아토피에 나쁜 냄새

좋은 냄새는 건강에도 좋고 나쁜 냄새는 건강에도 나쁘다. 자연 속에서 사는 사람들은 좋은 냄새와 나쁜 냄새를 안다. 하지만 반자연적인 삶을 살아가는 사람들은 좋은 냄새를 싫어하고 나쁜 냄새를 오히려 좋아하기도 한다. 목초액과 방향제를 들 수 있다. 불을 쓰면서부터 짐승들은 탄 냄새가 나면 도망을 치고 사람들은 모여들도록 진화해왔다. 그런데 어찌 된 일인지 목초액 냄새를 역겨워하고 방향제에 들어있는 인공 향을 좋아하는 사람들이 많다. 그만큼 사람들이 본성을 잃어버렸다는 뜻이다. 외부강의를 다니다보면 밖에서 잠을 자곤 하는데 인공향이 들어있는 방향제가 놓여 있는 곳이 많다. 머리가 아프고 속이 울렁거려 방향제를 비닐봉지로 묶어둔 다음 목초액을 뿌리면 겨우 머리가 개운해 진다. 사람노릇하며 살기가 참 힘든 세상이다.

나쁜 냄새가 건강에 얼마나 나쁜지 보여준 본보기가 있다. 미국 미주리의 제리 블레이락(63)씨는 냄새 때문에 허파가 망가져 산소호흡기 없이는 잠시도 살 수 없게 되었다. 그를 이렇게 만든 것은 버터 향을 만들 때 들어가는 화학물질인 '디아세틸(diacetyl)' 때문이다. 버터 향을 팝콘에 넣는 일을 하다가 그 향의 독이 오랫동안 허파에 들어가 허파가 망가진 것이다. 이것은 KBS 스페셜 "달콤한 냄새의 위험한 비밀"에서 보여준 본보기이다.

한의학에서는 아토피를 '태열'이라 하여 허파가 약해서 아토피가 생긴다고 보고 있다. 물론 생리학적으로 보면 맞는 말이라고 보기는 어렵지만 아토피 환우들은 살갗의 일을 허파가 해야 하므로 허파의 맡은 일이 많아진다. 허파가 제구실을 하지 못하는 아토피 아이들에게 팝콘이나 버터 향은 나쁜 냄새임에 틀림없다.

다른 본보기를 보자. 이 역시 "달콤한 냄새의 위험한 비밀"에서 보여준 본보기다. 미국 애리조나 사막에서 열 해 동안 살고 있는 스틴 베드(43)씨는 화학물질민감증(MCS)을 앓고 있어, 향수나 섬유유연제의 냄새를 맡으면 아픔이 며칠씩 이어지고 뇌가 제구실을 못하게 되어 바보처럼 된다. 가게에 들를 때는 '방독면'을 써야만 물건들을 살 수 있다. 게다가 사온 물건들은 바람을 쏘이거나 빨래집게로 햇볕에 며칠씩 말린 뒤에야 쓴다. 냄새 없는 곳을 찾아 사막에서 살게 되었다.

광고를 보면 옷이나 이불에서 냄새가 난다하여 살균성분이 들어

있는 방향 탈취제를 듬뿍 뿌리고 바로 냄새를 맡는가 하면 얼굴에 부비기까지 한다. 그러면서 그렇게 하는 것이 집안을 깨끗하게 하고 몸에도 좋은 것처럼 선전한다. 아니다. 자칫 허파나 뇌를 망가뜨릴 수 있는 큰 일날 짓이다. 이를 알지 못하는 사람들은 이러한 짓을 아무런 두려움 없이 따라한다. 아토피가 무섭게 문명사회를 뒤덮으며 늘어나는 것도 이와 무관하지 않다.

'따라 하기'를 멈추지 않는다면 대가를 바라지 않고 일하는 청소부 '집먼지진드기'가 떠난 잠자리에는 각질이 쌓이고, 아토피를 막아 줄 세균들이 사라진다. 이런 곳에서 자란 아이들은 무균실 같은 곳이 아니면 숨조차 편하게 쉬지 못하게 될 수 있다. 어찌 이뿐이랴? 독성화학살균물질의 고약한 냄새를 숨기려고 넣은 인공 향은 허파를 망가뜨리고 뇌까지 제구실을 못하게 하여 아토피 아이들에게 가려움보다 더 끔찍한 재앙을 안겨줄 것이다.

당신을 더 곤혹스럽게 하는 것은 이제부터 밝혀질 냄새 이야기다. 집안의 잡냄새와 유해물질을 태워 없애려고 냄새가 들어있는 초를 태우는 사람들이 있다. 조금은 번거롭더라도 가족의 몸을 생각해서다. 그런데 이것이 오히려 독이 된다면 얼마나 허탈할까? KBS스페셜 제작진이 창문을 닫고 냄새가 좋은 초를 태워보았다. 그랬더니 놀랍게도 1,275ppb나 되는 엄청난 휘발성 유기화합물이 나왔다. 승합차 배기통에서 8,847ppb가 나왔으니 향초 일곱 개면 승합차 한 대와 맞먹는 것이 나오는 셈이다. 화장실 냄새를 없애려고 놓아둔 방향제에서는 승합차의 반이나 되는 어마어마한 양이 나왔다.

KBS스페셜 제작진은 우리가 흔히 쓰는 냄새를 넣은 것들(향수, 화장품, 방향제, 샴푸, 섬유유연제, 양초 따위)을 살펴보았다. 그랬더니 모든 것에서 한 가지는 넘는 독성물질이 나왔으며, 그 가운데는 1급 발암 물질인 포름알데히드, 내분비계 장애 의심 물질 DEP(디에틸프탈레이트)를 비롯해 모두 스물네 가지가 나왔다. 우리도 모르는 사이 우리의 아이들은 나쁜 냄새에 갇혀 버렸다.

2) 아토피에 좋은 냄새

이제 생각만 해도 기분 좋은 천연냄새를 찾아 떠나보자.
천연의 냄새를 지닌 식물을 아울러 '허브'라 한다. '허브'하면 로즈마리나 라벤더 따위의 물 건너 온 것들이 떠오르는데, 우리 언저리에 옛날부터 가까이해 온 박하나 국화 같은 것이 모두 허브다. 그리스와 옛날 중국에서도 병에 써왔을 만큼 허브는 여러 가지 병에 두루 좋다.

허브는 저마다 지닌 냄새만큼이나 쓰임새로 많다. 허브의 냄새는 마음을 풀어주고 편안하게 하며 머리를 맑게 한다. 몸과 마음이 늘 스트레스에 빠져있는 아토피 아이들에게 허브는 마음을 풀어주고 머리를 맑게 하는 좋은 냄새임에 틀림없다. 허브의 냄새를 들이마시면 냄새 알갱이가 뇌로 들어가 마음을 가라앉히고 아픔을 풀어준다.

로즈마리, 라벤더, 페퍼민트는 신진대사를 돕고 창자가 굳은 것을 풀어주며, 라벤더는 살갗을 진정시키고 세균을 죽인다. 이와 같이 저마다의 허브는 이름만큼이나 쓰임새가 다르다. 이를 몇 가지로 간추려보면 썩음 막기(방부), 살균, 살갗 되살림(피부재생), 잘 자라게(성장 촉진), 피 잘 돌리기, 아픔 줄이기, 찌꺼기 빼내기(노폐물 제거), 몸튼튼(면역기능 강화), 부아풀이(스트레스 해소), 바로서기(균형 조절), 잘 외움(기억력 향상)과 같은 것을 들 수 있다.

나는 허브의 냄새를 좋아한다. 그래서 옛날부터 허브나 허브추출물을 즐겨 써왔다. 허브는 그대로 쓸 수도 있지만 거의가 좋은 것만 뽑아 쓴다. 허브추출물은 어떻게 뽑아내느냐에 따라 쓰임새가 달라진다. 아토피 아이들처럼 살갗이나 미끈막에 탈이난 아이들은 조심해서 써야한다. 모든 들풀은 스스로를 지키려고 독을 지니고 있다. 냄새도 스스로를 지키려고 독을 지니고 있기 때문에 냄새에 이끌려 함부로 쓰다가는 살갗이나 미끈막이 망가질 수 있다. 그러나 알맞게 쓰면 오히려 살갗을 튼튼하게 할 수 있다. 허브추출물은 오래 숙성시키면 독이 순해지기 때문에 걱정하지 않아도 된다. 사랑지기 허브추출물은 다섯 해 남짓 숙성된 것들로 향도 깊고 믿을만하다.

목욕할 때 목욕물에 넣거나 목욕 뒤에 물기가 촉촉할 때 골고루 뿌려준다. 냉온욕할 때 찬물에는 잘 걸러진 목초액을 목욕물 1톤에 200~300cc를 넣고, 더운물에는 허브추출물을 100cc안팎 넣는다. 냉온욕이 끝나고 물기가 조금 남아 있을 때 목초액을 골고루 뿌린 다음 목초액이 살갗에 스며들면 허브추출물을 뿌린다. 물기가 너무 많으면 흘러내리고 너무 적으면 따가울 수 있으니 물에서 나와 살갗에 맺힌 물방울이 흘러내린 뒤 살갗이 촉촉할 때 뿌리는 것이 좋다. 목초액은 살갗을 약산성으로 만들어 살갗을 부드럽게 하며, 허브추출물은 아토피 아이들의 살갗을 되살리는데 도움을 주고 살갗에 달라붙어 있는 세균을 죽인다.

집안에 냄새가 날 때 방향제를 놓거나 뿌리는 사람들이 많다. 이는 KBS스페셜에서 보았듯이 몸을 망친다. 살갗과 미끈막이 무른 아토피 아이들은 더욱 해롭다. 이럴 땐 잘 걸러진 목초액을 방안에 골고루 뿌린 다음 20~30분 뒤에 방바닥에 떨어진 것들을 닦아내면 개운해진다. 목초액의 냄새가 싫다면 허브추출물을 뿌려도 된다. 하지만 천연향인 목초액의 냄새에 익숙해지도록 힘써야 한다. 위에서 밝힌 바와 같이 탄 냄새를 싫어하는 것은 반자연적인 몸이 되어있다는 것으로서 이러한 몸으로는 튼튼한 몸을 되찾기 어렵다.

새집증후군도 아토피 아이들을 힘들게 하는 데, 이럴 때 질 좋은 목초액을 쓰면 좋다. 잠들기에 앞서 창문을 열어 바람을 들인 뒤 목초액을 방안에 골고루 뿌린 뒤 바닥에 떨어진 목초액 방울들을 닦아낸다. 떠있던 먼지나 포름알데히드와 같은 발암물질을 없앨 수 있어 편안한 잠자리를 만든다. 아침에 일어나면 잠자는 동안 방안 가득 퍼져있는 나쁜 물질을 없앤다. 잘 거르지 않은 목초액에는 페놀, 벤조피렌, 메탄올, 크레졸, 타르 같은 발암물질이 들어있다.

사랑지기 허브추출물이나 목초액은 돈이 많다고 살 수 있는 것은 아니다. 아홉 해 동안 숙성된 목초액이나 허브추출물은 돈을 주고도 사기 힘들기 때문이다. 그래서 아토피 아이들이 쓸 수 있도록 '아토피 꾸러미'에 선물로 넣었다.

8. 아토피에 좋은 보습제와 나쁜 보습제

아토피가 생기면 가렵고, 가려움 때문에 긁으면 상처가 나고, 그 상처로 세균이나 곰팡이 따위가 들어와 다시 더 가렵게 되는 악순환이 되풀이 된다.

스테로이드제는 염증을 다스리고 면역을 억눌러 가려움을 없애주지만 여러 가지 탈이날 수 있으며, 가려움을 일으키는 히스타민을 막으려고 항히스타민제를 쓰기도 하지만 이 또한 탈이날 수 있다. 하지만 그것을 알면서도 손아귀에서 쉽게 벗어나기가 쉽지 않다.

가려움은 알레르기 때문에 생기기도 하지만 몸속의 나쁜 찌꺼기나 독소가 많아질 때도 나타난다. 이 밖에도 살갗에 물기가 모자라도 가려움이 나타난다. 살갗이 메마르면 당기고 갈라지면서 더 가렵게 된다. 보습제를 찾게 되는 까닭이기도 하다. 아토피의 뿌리를 뽑으려면 창자와 뼈 기둥을 다스려야 하지만 가려움으로 잠 못 이루는 아이를 보면서 '나을 수 있으니 참아야한다'고만 할 수는 없다. 바로 가려움을 덜어주여야 마음을 다잡고 어른의 뜻을 따르기 때문이다. 이럴 때 살갗에 물기만 촉촉하게 해주어도 가려움이 줄어든다.

1) 아토피에 나쁜 보습제

'보습제'라는 말은 '물기를 더해준다'는 뜻이지만 요즘 팔리는 보습제는 물기보다는 기름을 지닌 것들이 많다. 요즘 팔리고 있는 거의 모든 보습제에 기름(유지)이 들어가는 것은 무언가 잘못되어 있다.

살갗은 밖에서 들어오는 세균이나 찌꺼기를 막고 물기와 열이 빠져나가는 것을 다스린다. 살갗은 세 겹으로 되어 있는데 바깥살갗을 이루는 것이 각질이다. 각질에는 각질세포와 각질세포 사이를 기름(지질)이 메우고 있어 물이 빠져나가는 것을 줄여주며 밖으로부터 찌꺼기가 들어오는 것을 막는다. 이를 각질세포 사이에 있는 기름이라 하여 '각질세포간지질(앞으로 '살갗기름'라 하겠음)'이라 한다. 아토피는 살갗이 맡은 여러 일들에 두루 탈이 난 것이다.

살갗기름은 살갗의 기름구멍에서 나온다. 살갗기름이 줄어들면 물이 쉽게 빠져나가 살갗이 메마르게 된다. 살갗기름이 반으로 줄어들면 물이 세 배가 빠져나가는데, 아토피를 앓고 있는 아이들의 살갗기름은 튼튼한 아이의 절반밖에 안 된다. 이를 막으려고 보습제를 만들 때 기름을 넣는다. 하지만 이는 또 다른 탈을 부른다.

우리가 흔히 쓰는 화장품도 넓은 뜻에서 보면 보습제라 할 수 있다. 화장품을 쓰던 사람이 쓰지 않으면 살갗이 메마르고 갈라지는 느낌이 든다. 살갗에 물을 잡아두는 것을 화장품 속의 기름이 해주기 때문에 살갗 스스로의 힘을 잃어버렸기 때문이다.

살갗은 제구실을 할 수 있으려면 알맞은 물이 있어야 한다. 많으면 짓무를 수 있고 적으면 살갗이 메마르고 각질이 많아지게 되어 갈라지면서 가려움이 나타날 수 있다. 때에 따라서는 메마른 습진이 나타나기도 한다. 그래서 살갗이 메마르면 보습제를 쓰는 사람들이 많다. 하지만 살갗이 메마르는 것을 막으려는 보습제가 오히려 살갗을 더 메마르게 할 수도 있다. 보습제를 만들 때 물과 기름이 잘 섞이도록 유화제를 넣게 되는데, 유화제는 살갗기름(각질세포간지질)을 씻겨나가게 하여 각질과 기름막으로 된 울타리를 없애기도 한다. 따라서 바를 때는 물을 잡아주어 가려움이 덜할지 몰라도 이것이 이어지면 오히려 살갗 스스로 물을 지키는 힘을 잃게 된다. 기름을 넣어야만 한다면 되도록 적게 넣도록 하자. 기름이 적으면 그 만큼 살갗의 물을 지키는 힘을 덜 잃게 된다.

같은 기름이라도 천연기름이냐 합성기름이냐에 따라 그에 따른 탈은 차이가 난다. 병원이나 의사가 쓰는 보습제들은 천연기름보다는 화학합성기름이 들어있는 것들이 많다. 화학합성기름은 물을 지키는 힘은 천연기름보다 셀지 몰라도 살갗 스스로의 힘을 더 떨어뜨린다. 천연기름이라 할지라도 살갗 스스로의 힘을 덜 떨어뜨릴 뿐이지 나쁘지 않다는 것은 아니므로 천연기름을 넣을 때도 되도록 적게 넣는 것이 좋다.

보습제에는 우리가 생각하는 것보다 많은 화학물질들이 들어간다. 이름만 대면 알 수 있는 널리 알려진 보습제를 살펴보자. 아토피크림에는 메칠파라벤, 페녹시에탄올, 프로필파라벤, 열매산 따위가 들어있다. 파라벤(메칠파라벤, 프로필파라벤, 부틸파라벤, 에칠파라벤, 이소부틸파라벤)과 페녹시에탄올은 보습제가 썩는 것을 막는 방부제다. 파라벤은 암을 일으킬 수 있는 것으로 한동안 세상을 떠들썩하게 하였으며, 기형아를 낳기도 한다. 페녹시에탄올은 살갗미 끈막을 자극하고 되살림틀(재생기관)을 망가뜨린다. 이 밖에도 요즘 팔리는 아토피 보습제에는 계면활성제와 화학약품, 인공색소 따위가 들어있기도 하다.

이러한 화학성분들은 화장품이나 보습제를 바르지 않을 때는 살갗의 울타리 때문에 살갗을 뚫고 들어갈 수 없지만, 보습제를 바르면 보습제에 들어있는 기름이나 유화제가 울타리 구실을 하는 살갗기름을 녹여버리기 때문에 유해화학물질이 들어올 수 있게 된다. 아토피는 살갗 울타리가 갈라져 구멍이 나 있기 때문에 유해화학물질은 더 쉽게 들어온다. 그렇지 않아도 독과 찌꺼기, 고름으로 가득 찬 아토피 아이의 몸속에 유해화학물질까지 덤으로 들어간다면 낫는 것은 더 멀어질 수밖에 없다. 이러한 보습제는 나쁜 보습제가 아닐 수 없다.

우리는 천연이라는 말을 들으면 왠지 몸에 좋을 것처럼 느껴진다. 하지만 천연보습제라 하여도 기름이 들어있는 로션계통이 많다. 여기에는 기름뿐만이 아니라 냄새를 좋게 하려고 향료를 넣는가하면 썩는 것을 막으려고 보존제를 넣기도 한다. 식물성 글리세린을 비롯하여, 프로필렌글리콜(prophylen glycol), 스쿠알렌(Squalene), 세라마이드(Ceramide), 인지질(Phospholipid), 트리글리세이드(Triglyceride, 중성지방), 피토스테롤(Phytosterol, 식물스테롤), 아보카도 오일 따위를 보습제를 만들 때 넣는 것이 많다. 이런 것들은 화학합성물질들 보다는 믿을만하지만 살갗 스스로의 물을 지키는 힘을 떨어뜨리기는 마찬가지다. 다만 더하고 덜하고의 차이만 있을 뿐이다.

프로필렌글리콜은 유화제, 계면활성제, 보습제, 보존제에 쓰인다. 적혈구감소, 뇌, 간, 콩팥의 독성반응을 일으키고 알레르기를 일으키는 독성물질이다. 꼼꼼히 살펴보아 이러한 독성물질이 들어있는 보습제는 쓰지 않는 것이 좋다.

스콸렌은 건강식품으로도 널리 알려져 있어 건너뛰겠다. 세라마이드는 살갗의 바깥막에 들어있는 성분으로 살갗에 물을 지켜주는 일을 한다. 세포 사이를 튼튼하게 하여 살갗 울타리를 지키는 구실도 한다. 인지질은 살아 있는 세포 안에서 미토콘드리아나 세포조직을 만드는 일을 도우며, 물질대사에서 기둥이 되는 인을 지닌 기름을 말한다. 물과 기름 어디에도 잘 어울려 막에서 지킴이 구실을 한다. 레시틴과 세파린도 인지질이다.

트리글리세이드는 중성지방으로서 알맞게 있을 때는 지방세포나 근육에 지니고 있다가 에너지원으로 쓰이지만, 지나칠 때는 지방세포에 들어가 뚱뚱이가 되며, 망가진 날핏줄의 벽에 쌓이면 날핏줄굳음병을 일으킬 뿐만 아니라 뇌졸증, 협심증, 심근경색의 뿌리가 된다. 피토스테롤(Phytosterol)은 식물성 스테롤로서 짐승의 몸속에서 만들어지는 콜레스테롤과 비슷하다. 짐승의 콜레스테롤은 세포막을 이룬다. 아보카도 오일은 천연화장품에 널리 쓰이고 있어 건너뛰겠다.

언뜻 보기에 스콸렌이나 세라마이드, 인지질, 피토스테롤, 아보카도 오일은 살갗에 좋은 것처럼 느껴질 수 있다. 아니다. 이는 내 몸에서 만들어질 때 그런 것이지 밖에서 들어오면 살갗의 물을 지키는 힘을 잃게 만들어 오히려 독이 될 수 있다.

화장품 속에도 이런 것들이 들어있다. 이 글을 읽는 당신이 쓰는 화장품에도 들어있을 수 있으니 살펴보라. 화장품이나 보습제 속에 들어있는 이러한 것들이 살갗에 도움이 된다면 살갗이 더 튼튼해져야 마땅하다. 화장품을 단 하루만 쓰지 말아보자. 아마도 거칠어진 살갗 때문에 당기고 가렵고 갈라지고 쓰라려 다시 화장품을 바르지 않고는 견디기 힘들 것이다. 살갗에 좋은 줄 알고 썼던 화장품이나 보습제가 살갗을 망친 것이다.

2) 아토피에 좋은 보습제

살갗이 촉촉해지려면 물이 몸속으로 꾸준히 들어가야 한다. 살갗을 거쳐 물이 빠져나가고 있기 때문이다. 빠져나간 물보다 많은 물이 들어오면 짓물러지며 적은 물이 들어오면 메마른다. 모자란 물은 밖에서 채워 줄 수도 있지만 항상성유지시스템이 제구실을 하는 몸이라면 물이 빠져나가면 물보충시스템이 저절로 일하기 때문에 아무런 탈이 나지 않는다. 살갗에 알맞은 물이 지켜지려면 밖으로 빠져나갈 물을 언제든지 메울 수 있을 만큼의 물이 몸속에 넉넉하여야 한다.

물을 적게 먹는 사람들은 물보충시스템이 켜져 있더라도 끌어올 물이 적기 때문에 살갗으로 물을 보낼 수 없게 된다. 살갗의 물을 지키는 것보다 목숨을 지켜야 하기 때문이다. 요즘 아이들은 물을 적게 먹어도 너무 적게 먹는다. 이것이 되풀이되면 물보충시스템에 탈이나 많은 물이 몸속으로 들어오더라도 살갗으로 보내지기 보다는 콩팥이나 털구멍, 숨길을 거쳐 날숨을 쉴 때 몸 밖으로 내보내버린다.

물을 많이 마시더라도 살갗의 물유지시스템에 탈이나 너무 많은 물이 빠져나가면 물보충시스템에 과부화가 걸린다. 이럴 때는 늘 마시던 물보다 많은 물을 마셔 지나치게 빨리 빠져나가는 물을 채워주면서, 물유지시스템이 되살아날 때까지 기다려야 한다. 이와 함께 지나치게 빠져나가는 물을 잡아둘 좋은 보습제를 쓰는 것도 때에 따라서 도움이 된다. 이것은 어디까지나 물유지시스템이 되살아날 때까지의 일이다.

이제 좋은 보습제를 찾아 떠나보자.
난 옛날부터 토종오이를 널리 알리려고 힘써왔다. 아토피 아이에게 더없이 좋은 보습제이자 겨레의 건강지킴이로도 손색이 없는 열매푸성귀이기 때문이다. 요즘의 오이는 농약을 많이 뿌리지만 토종오이는 농약을 뿌리지 않아도 잘 자라니 더욱 좋다. 오이는 노랗게 익어 가면 신맛 때문에 먹기 힘들다. 그래서 오이는 덜 자란 푸른빛의 어린 오이만 먹는다. 토종오이는 덜 자란 푸른 오이도 맛이 좋지만 다자란 노란오이도 맛있다. 게다가 다자란 노란오이는 물을 지키는 힘이 푸른 오이의 열 배가 넘는다.

아토피 아이를 둔 사람이라면 오이 마사지를 한 번쯤은 해보았을 것이다. 하지만 오래 하기는 힘들다. 붙이고 얼마 안 있으면 말라 버려 자주 갈아붙여야 하는 번거로움 때문이다. 토종오이는 다르다. 붙이고 몇 시간은 거뜬하다. 아이가 귀찮아 떼어버리지 않는 한은 붙여 놓고 잊어버리고 다른 일을 해도 된다. 이 땅의 으뜸가는 '좋은 보습제'인 셈이다.

그 무엇보다도 토종오이만이 가지고 있는 귀한 값어치는 순수유전자를 지녔다는데 있다. 우리 아이들은 잡종유전자에 갇혀 살아가고 있다. 쌀이 그렇고 콩이 그러하며, 배추가 그렇고 무가 그러하며, 고추를 비롯한 우리가 먹는 거의 모든 푸성귀와 열매가 그러하다.

어떤 민간요법지도자는 '여러 가지를 먹으면 밥통과 창자가 힘들어지고 마음도 생각이 많아지니 한두 가지만 먹는 것이 좋다. 미친 사람이 넘쳐나는 것도 아무 생각 없이 너무 여러 가지를 먹기 때문이다.'라며, 한두 가지 반찬만 먹고 밥도 잡곡밥은 먹지 않고 쌀밥만 먹는다. 물론 여기에 뜻을 같이하는 것은 아니다.

그러나 우리가 되돌아보아야 할 한 가지 참뜻은 찾을 수 있다. 요즘처럼 복잡한 유전자가 뒤섞여 들어오면 그에 대한 정보가 거의 없는 우리의 뇌와 유전자분석시스템은 갈피를 잡기 힘들게 된다. 게다가 한 번도 겪어본 적이 없는 나쁜 먹거리첨가물까지 범벅이 되어 들어온다면 그것을 분석하고 다스려야 하는 뇌와 유전자는 얼마나 힘들어 하겠는가? 탈이 날 수밖에 없다. 아토피를 비롯한 알레르기병의 DNA를 살펴보면 유전자가 망가져 있는 까닭도 먹거리 때문이다.

　뜻있는 분들의 피와 땀으로 토종밀도, 토종돼지도, 토종소도, 토종닭도 되살아난 것은 반가운 일이다. 하지만 이들 모두와 견주어도 모자람이 없는 민족자산인 토종오이는 모르는 이가 너무 많다. 우리가 먹는 먹거리의 80% 남짓이 물이다. 먹는 것이 몸이 된다면 어떤 물을 마시느냐에 따라 몸이 달라진다. 살갗의 물을 지키는 힘이 떨어져 많은 물을 마셔야 하는 아토피는 더욱 그러하다. 위에서 살펴보았듯이 물이 모자라다고 해서 무턱대고 물만 많이 마시는 것은 바람직하지 않다. 적게 마시더라도 많은 물을 마시는 것보다 좋은 물이 있다면 그런 물을 마셔야 한다.

　우리 몸이 가장 좋아하는 물은 살아있는 푸성귀 속에 들어있는 벌집물(육각수)이다. 모든 푸성귀와 열매는 벌집물을 지니고 있다. 그 가운데 으뜸이 토종오이이다. 살갗에 발라도 도움이 되지만 먹어서 몸을 바꾸는 것이 더 좋은 길이다. 살갗에 바르는 것은 그때뿐이지만 먹어서 몸을 바꾸면 살갗 스스로의 물을 지키는 힘이 되살아난다.

　그렇다고 살갗에 바르지 말라는 말은 아니다. 몸이 바뀌는 것을 석 달에서 다섯 달은 걸리므로 너무 가려워 참기 힘들 때는 발라서 가려움을 덜어주어도 좋다. 이 때 도움이 되는 것이 좋은 보습제이다. 가장 좋은 보습제는 토종오이다. 하지만 토종오이는 열매푸성귀이기 때문에 추울 때는 쓸 수 없다. 겨울이라면 더욱 그렇다. 그래서 언제 어디서든 쓸 수 있는 토종오이 보습제를 새로 만들었다.

9. 아토피에 좋은 콩과 나쁜 콩

'콩은 밭에서 나는 쇠고기'라고 생각하는 사람들이 많다. 아니다. 이는 역사가 말해 준다. 세계인의 밥상에 콩이 오른 것은 200년 남짓밖에 안 된다. 우리가 먹고 있는 먹거리 가운데 콩처럼 오랫동안 버림받아온 것도 드물다. 왜 일까? 독이 되기 때문이다.

그런데 갑자기 그동안의 슬기들은 뒤로한 채 어떤 먹거리에 어떤 영양소가 들어있는 가를 가지고 좋고 나쁨을 가름하고 있다. 그러나 먹거리영양학이 나타나면서 우리는 대사병이라는 무서운 늪에 빠져들게 되었다. 그러면서 우리는 스스로를 되돌아보게 되었다. 더 나아가면 낭떠러지라는 것을 깨달았기 때문이다. 1975년 미상원 영양문제특별위원회에서는 그동안의 가면을 벗어던지고 부끄러운 얼굴을 들어냈다. 그들은 말했다. 모든 대사병은 먹거리영양학 때문이라고, 여기서 멈추려면 옛날로 되돌아가야 한다고.

그들의 부끄러운 목소리를 잊은 것처럼 이 땅에는 아직도 콩 예찬은 그칠 줄을 모른다. 예서 멈춰야 한다. 콩은 약이 아니라 독이다. 더군다나 아토피 아이들에게 있어 콩은 소젖 다음으로 창자를 힘들게 하는 먹거리다.

1) 아토피에 나쁜 콩

콩도 어떤 콩을 먹느냐, 얼마나 먹느냐, 어떻게 먹느냐에 따라 약이 될 수도 있고 독이 될 수도 있다.

먼저 나쁜 콩에 대해서 알아보자.

콩이 나쁜 것은 소화가 어려운 먹거리로 창자를 망치기 때문이다. 아토피는 제도권의학의 말과는 달리 살갗병이 아닌 창자와 뼈 기둥이 망가져서 생기는 병임은 이미 밝힌 바 있다. 창자를 망치는 콩이야말로 독이 아닐 수 없다.

그러면 어떤 콩이 독이 될까? 그 으뜸이 GMO(유전자변형) 콩이다. GMO에 대해서는 따로 자세히 배우기로 하고 여기서는 콩의 유전자변형이 아토피에 얼마나 나쁜지 배워보기로 하자. GMO콩은 풀약에 잘 견디도록 유전자를 바꾼 콩이기 때문에 풀약을 뿌려도 죽지 않는다. 미국 콩밭을 보면 비행기가 농약을 뿌리고 다니는 것을 볼 수 있는데, 살충제나 살균제뿐만 아니라 풀약까지 비행기로 뿌린다.

풀약은 해독제가 없는 맹독성 농약이다. 이런 농약을 마구잡이로 뿌리면 콩은 잎과 줄기는 물론 뿌리로 빨아들인다. 이런 콩으로 두부나 두유를 만든다면 이는 단백질 덩어리가 아니라 옅은 풀약 달인 물이나 다름없다. 이런 것을 먹이고 튼튼하기를 바란다는 것은 부질없는 짓이다. 아토피가 많은 것은 스스로 불러들인 것이다.

다음으로 농약, 특히 풀약을 뿌린 콩이다. GMO보다는 덜 하겠지만 요즘 콩을 기르는 사람들을 보면 걱정부터 앞선다. 사랑지기 연수원 바로 옆에 콩밭이 있는데, 풀약을 많이 뿌린다. 콩을 심을 때

풀약을 뿌리는 것은 보았어도 싹이 나서 자라고 있어도 풀약을 뿌리는 것은 처음 보았다. 아내가 류머티즘으로 오래도록 고생해 오고 있다. 우연일까? 풀약을 맞아 죽어가는 풀이 어떻게 죽어가는 지 본 사람이라면 그 답을 알 것이다.

나쁜 콩은 물론이겠지만 좋은 콩이라도 어떻게 먹느냐에 따라 독이 될 수 있다. 그 으뜸이 날 것으로 먹는 것이다. 나의 초등학교 스승님 가운데 한 분은 콩을 날 것으로 드셨는데 대사병으로 돌아가셨다. 그때는 대사병이 아주 드물었던 때였다. 그 만큼 콩은 우리 몸을 힘들게 한다. 익혀 먹더라도 콩을 갈거나 부수지 않고 통째로 먹으면 독이 될 수 있다. 익히면 콩의 단백질의 일부가 나뉘어 날 콩보다는 소화가 쉬워지더라도 콩의 단백질에 소화효소가 달라붙는 면적이 적기 때문에 소화에 걸리는 시간이 매우 길어진다. 그만큼 밥통과 창자는 오래 힘을 써야한다.

콩은 갈아서 먹는 것이 좋은 데, 갈아서 먹는 것으로는 두부와 두유를 들 수 있다. 두부는 콩을 갈아 콩 속의 단백질을 간수로 덩어리를 만들어 먹는다. 이때 들어가는 간수가 석면이나 중금속이 들어있는 소금에서 빠져나온 것이라면 오염물질 농축액이나 다름없다. 석면이나 중금속 등이 들어있는 소금을 묵혀 간수를 빼내면 소금 속의 석면이나 중금속 등이 크게 줄어든다. 그것들이 어디로 가겠는가? 간수 속에 농축되는 것이다.

방송을 통해 소금밭에서 소금을 긁어모으는 것을 한 번쯤은 보았을 것이다. 소금을 긁어모으는 것을 보면 소금물이 마른 다음 소금을 긁어모으는 것이 아니라 소금물이 남아있는 곳에서 소금을 긁어모으는 것을 볼 수 있다. 왜일까? 간수는 물을 빨아들이는 힘이 워낙 세기 때문에 물이 다 말라 없어지려면 사막과 같은 맑고 메마른 날씨가 한 달은 이어져야 하기 때문이다. 관심 있게 살펴본 사람이라면 소금을 건져낼 때 흘러나오는 소금물을 보았을 것인데, 그것이 간수이다. 비올 때 흙탕물과 같은 누런 물이 흘러내리는 것을 볼 수 있는데, 이것을 유리잔에 떠서 보면 아마 어제 먹은 소금까지 토해 내고 싶을 것이다.

요즘에는 그나마 그런 간수도 얻기 힘들어 황산칼슘($CaSO_4$)이나 염화칼슘($CaCl_2$), 황산마그네슘($MgSO_4$), 글루코노델타락톤(G.D.L, $C_6H_{10}O_6$), 염화마그네슘($MgCl_2$)과 같은 것으로 만든 두부가 많다.

황산칼슘은 우리가 흔히 알고 있는 석고와 비슷하지만 먹거리에 넣는 황산칼슘은 그다지 해는 없다. 하지만 두부 속에 황산칼슘이 남아있어 지나치게 먹으면 숨쉬기가 힘들어 지거나 염통이 망가질 수 있다.

두부를 만들 때는 응고제는 물론 거품을 없애려 소포제(실리콘수지, 규소수지, 글리세린지방산에스테르)를 쓴다. 소포제는 독성이 세지 않아 조금은 괜찮지만 지나치면 탈을 일으킨다. 글리세린지방산에스테르는 유화제 구실도 겸하기 때문에 지나치면 몸속의 독과 찌꺼기가 나가는 것을 막을 뿐만 아니라 나쁜 찌꺼기나 독소 같은 유해물질이 몸속에 들어가는 것을 돕는다.

식품공전에 따르면 저마다의 첨가물들은 큰 걱정거리가 되지 않지만 이들이 서로 뒤섞여 쓰이고 있다는 것이 걱정거리다. 이를 칵테일효과라 한다. 칵테일효과란 소주와 맥주를 각기 따로 마셨을 때는 큰 걱정거리가 되지 않지만 섞어 마시면 생각지 못한 일을 겪듯이 저마다의 먹거리첨가물은 식품공전에 맞더라도 이들이 만나면 어떠한 화학반응이 나올지 모른다. 그 본보기가 비타민C 음료의 벤젠사건이다.

화학첨가물 없이 맛있는 두부를 만들 수 없을까? 이를 위해 사랑지기에서는 깨끗하고 뛰어난 갯벌소금에서 나온 간수를 쓰고 있다. 염화마그네슘, 황산마그네슘 같은 콩물을 뭉치게 하는 것과 염화칼륨, 염화나트륨 같은 맛을 내는 것도 함께 지니고 있어 맛있는 두부를 만들 수 있다. 그러나 사랑지기 간수가 아닌 다른 소금에서 나온 간수는 소금밭의 슬레이트나 보온덮개, 풀약 때문에 발암물질이나 중금속 같은 것들이 들어 있을 수 있으므로 오히려 화학첨가물을 넣은 두부보다 나쁠 수 있다.

그러나 무엇보다 나쁜 것은 GMO콩으로 만든 두부나 두유이다. '아토피와 GMO'에서 자세히 다루겠지만, GMO와 멘델의 유전의 법칙에 의한 품종개량은 뿌리부터 다르다. 유전의 법칙에 따른 우성유전형질의 이용은 자연의 섭리를 거스르지 않는 것으로서 자연계에서도 흔히 일어나는 일이다. 사람이 같은 집안사람과 결혼하지 않는 까닭도 서로 다른 유전형질이 만나 우성유전자를 지닌 아이가 태어나게 하려는 것이다. 그러나 GMO는 자연의 섭리를 거슬러 종간교잡이 아닌 종의 경계를 넘어 유전자를 마음대로 떼어내고 붙여 만든다. GMO콩은 콩의 유전자와 균류인 곰팡이 유전자를 억지로 잘라 붙여 만든다. 이 유전자는 풀약에 잘 견디는 유전자이기 때문에 풀약을 뿌려도 콩은 죽지 않는다.

이러한 재앙의 씨앗을 우리는 지난 2008년 광우병 소 수입 반대 시위 때 국론이 한 쪽으로 쏠린 틈을 타서 슬쩍 식용으로 바꾸었다. 캄캄한 밤에 절벽에서 뛰어내린 것이나 다름없는 우리 겨레의 앞날은 그 바닥이 흙이나 바위가 아닌 물웅덩이 이기를 바라는 운명이 되었다. 스스로 우리의 운명을 열어가는 것이 아닌 요행을 바라는 우리의 모습이 왠지 측은하게 느껴진다.

우리 겨레는 물론이려니와 GMO를 먹는 모든 사람들이 그것을 먹었을 때 어떠한 위험이 뒤따를지 아무 것도 모르는 채 먹고 있다. 물론 세계 곳곳에서 GMO먹거리의 무서운 모습이 조금씩 드러나고 있다지만 이는 코끼리 다리를 만지는 것일 뿐이다. 앞으로 또 어떤 무서운 일들이 벌어질지 아무도 모른다. 오직 신만이 알 것이다. 하지만 이제까지 나타난 끔찍한 본보기만 보더라도 더 망설여서는 안 된다. 여기서 광란의 질주를 막아야 한다. 2001년 미국에서는 유전자조작 콩을 먹은 사람들이 급성알레르기를 일으키는 일이 있었다. GMO로 만든 두부와 두유를 먹이는 것은 아토피 아이들에게 할 짓이 아니다.

두부를 조금이라도 믿을 수 있게 하려면 흐르는 물에 씻어 두부에 있는 화학 첨가물들을 줄이는 한편, 먹다 남은 두부는 물에 담가 두어 나쁜 물질이 줄어들게 하는 것이 좋다.

2) 아토피에 좋은 콩

콩이라 하여 반드시 나쁜 것은 아니다. 어떤 콩을 얼마나 어떻게 먹느냐에 따라 약이 될 수도 있고 독이 될 수도 있다. 콩은 우리 몸에서 소화만 할 수 있다면 영양 면에서는 좋은 먹거리다. 이제 좋은 콩을 찾아 떠나보자.

세계인의 밥상에 콩이 오른 것이 200여 년 밖에 안 되지만 우리 겨레는 오랜 옛날부터 콩을 먹어왔다. 고구려가 수, 당과의 싸움에서 이겨내는 힘이기도 하였다. 수나라나 당나라는 이웃의 많은 나라들을 두려움에 떨게 하였지만 고구려는 달랐다. 아마 무리의 크기만 비슷했다면 수, 당의 군대는 고구려 군에 괴멸당하고 말았을 것이다. 훨씬 많은 군사를 거느리고 있었음에도 수나라는 고구려와의 싸움에서 진 뒤 나라마저 무너지고 말았다.

왜 이웃 나라를 두려움에 떨게 했던 수, 당의 병사들이 고구려 병사들과의 1:1 싸움에서는 적수가 되질 못했을까? 그들이 힘이 없어서가 아니라 고구려 군사들이 힘이 넘쳤기 때문이다. 그 힘의 뿌리는 바로 콩이었다. 콩에는 단백질이 많아 소화가 어려운 먹거리로 창자를 망치지만 굶주릴 때는 소화가 더디니까 오래 창자 속에 남아

있게 되어 든든함이 오래갔다. 그보다 더 큰 힘은 발효에 있다. 아무리 단백질이 많아 창자 속에 오래 남아있다고 하더라도 그것을 소화시킬 수 없다면 오히려 설사를 일으키고 만다. 그렇게 되면 든든하기는커녕 힘이 빠져 싸움은커녕 무기조차 들기 힘들게 된다. 발효는 단백질을 아미노산으로 바꿔준다. 이런 먹거리를 먹으면 소화가 잘 되니까 창자가 튼튼해져 힘이 넘치게 된다.

우리 겨레는 청국장, 된장, 간장, 고추장 같은 어느 나라에도 찾을 수 없는 콩 발효먹거리를 먹어왔다. 이렇듯 콩 발효먹거리가 많았던 것은 그만큼 콩이 흔했다는 것을 뜻한다. 그렇다. 콩은 우리나라가 원산지다. 두만강(豆滿江)은 콩이 차고 넘친 강이라는 뜻을 지니고 있다. 이름에서 알 수 있듯이 콩은 차고 넘칠 만큼 흔하고 많았다. 좀 더 자세히 말하면 함경남북도와 만주 동남부 땅을 말한다. 고구려 땅이다.

'콩, 인류를 살리다'는 다큐에서 콩의 원산지를 중국이란다. 우리가 만든 다큐에서 지껄이는 미친소리다. 만주동남부와 함경남북도는 우리의 땅이다. 다만 만주는 잠시 중국에 빼앗긴 옛땅일 따름이다. 게다가 만주족이 아닌 한족이 고구려 땅에 들어선 것은 겨우 70년 남짓밖에 안 된다. 중국에 빼앗겼다고 해서 우리 마음속에서까지 우리의 옛 땅을 지우려 해서는 안 된다. 비록 힘이 없어 우리의 힘으로 되찾기는 힘들겠지만 마음속엔 언제나 그리움의 땅으로 담아두어야 한다. 콩은 우리 민족자원이다. 전 세계 콩 유전자원의 90% 남짓이 우리 땅에서 가져간 것들이다. 몬산토의 콩 유전자도 그 뿌리는 우리 콩이다.

다음으로 두부와 두유에 대해 살펴보자. 유기농 콩으로 소포제와 유화제 따위를 쓰지 않고 만든 깨끗한 두부나 두유라면 좋은 콩이 될 수 있다. 유기농 콩이라도 많이 먹으면 창자를 힘들게 하기는 마찬가지다. 밥에 콩을 넣을 때는 10%가 넘지 않도록 하며, 유기농 콩으로 만든 두부나 두유라 할지라도 두부는 하루 한 공기를 넘지 않도록 하며, 두유도 하루 두 잔은 넘지 않아야 한다.

드물게는 콩에 대한 알레르기가 깊은 아이들이 있다. 이런 아이에게는 콩으로 만든 어떤 먹거리도 멀리해야 한다. '아토피 완치의 길'에 들어와 창자를 튼튼하게 하고 뼈 기둥을 바로잡은 다음에야 그 아이에겐 유기농 콩으로 만든 먹거리를 먹일 수 있기 때문이다. 석 달에서 다섯 달만 참으면 이 좋은 민족 고유의 먹거리를 맛있게 먹을 수 있으니 조금만 기다리자.

콩 알레르기에서 벗어났으면 이제 좋은 콩을 찾아 떠나보자. 우리의 민족자산인 콩을 속속들이 살펴보는 것은 '아토피 완치의 길'에 들어온 뒤 하기로 하고 여기서는 청국장과 된장에 속에 숨겨진 이야기만 들춰보자.

(1) 항체를 만들어 면역력을 높이는 바다풀 청국장(납두)
납두는 청국장이 발효될 때 느른한 실 같은 것이 가장 많을 때 말리거나 갈무리하여 발효를 멈춘 것을 말한다. 아토피와 같은 대사병은 피가 엉겨 만들어지는 피떡 때문에 생기는 병이다. 납두에 들어 있는 레시틴과 나토키나아제는 피떡을 녹여 대사병에 도움을 준다. 이제까지 피떡을 녹이는 것들은 밝혀진 것만 해도 200가지가 넘는데 그 가운데 으뜸이 나토키나아제다.

이 효소는 늙는 것을 늦춰주고 암을 막아준다. 늙는 것은 핏줄에서 먼저 일어난다. 핏줄이 늙는 것은 핏줄 벽의 지방 산화 때문이다. 지방의 산화, 특히 LDL(저비중 콜레스테롤)의 산화를 막아주는 것이 콩에 많이 들어 있다. 초콩도 이러한 콩의 성질과 식초의 항산화 성질이 만난 것으로, 세포가 늙는 것을 막아주고 핏줄을 튼튼하게 하는 발효먹거리이다.

납두에는 비타민K가 많아 뼈를 튼튼하게 한다. 뼈에는 우리 몸의 99%나 되는 칼슘이 들어있다. 핏속에 칼슘이 모자라지면 근육이 힘을 잃거나 콩팥에서 단백질을 걸러내지 못하게 된다. 그것을 막으려고 뼈를 녹여 칼슘을 핏속으로 내보낸다. 뼈가 바람든 것처럼 푸석푸석 한 사람들의 피 속에는 칼슘도 모자라지만 비타민K가 모자란다. 푸성귀나 열매에 들어있는 비타민K_1보다는 미생물이 만들어 내는 비타민K_2의 모자람이 더 나쁘다. 납두에는 세 가지 영양소인 단백질·지방·탄수화물이 골고루 들어있으며, 비타민 B_1·B_2·B_6·B_{12}와 칼슘과 칼륨(포타슘, potassium), 철분, 마그네슘을 비롯한 갖가지 미네랄과 비타민도 많이 들어있다. 메나퀴논(menaquinone)이라고도 부르는 비타민K_2도 많이 들어있다.

콩 단백질은 고초균(Bacillus subtilis)이 아미노산으로 바꿔준다.

이렇게 만들어진 아미노산은 항체를 만들어 준다. 항체란 밖에서 들어온 도둑을 물리치는 면역체계의 기둥이다. 아미노산이 많은 납두를 꾸준히 먹게 되면, 면역력이 좋아져 아토피에 큰 도움이 된다. 납두에 많은 사포닌은 창자 미끈막을 튼튼하게 하여 알레르기를 막는다. 납두 1g 속에는 10억 마리가 넘는 바실러스균이 들어 있어 창자를 튼튼하게 한다. 아토피는 창자가 망가져서 생기는 병이다.

납두에 들어있는 '이소플라본'은 살갗의 콜라겐이 만들어지는 것을 돕고, 콜라겐을 없애는 효소를 억누른다. 콜라겐은 살갗이 늙는 것을 막아주고 물을 지켜주어 탱글탱글한 살갗을 만든다. 아토피 아이들은 살갗이 물을 쉽게 잃어버리기 때문에 눈물이 적게나와 눈알이 메마르기 쉽다. 납두의 끈적끈적한 것은 아미노산인 '폴리 감마 글루탐산'으로 눈물이 마르지 않게 한다.

납두에 많은 제니스테인(genistein)이나 토코페롤(비타민E)은 산화를 막는 힘이 뛰어나 아토피로 산성이 된 몸바탕을 바꾸는데 좋으며, 비타민B_6는 트립토판이 세로토닌으로 바뀌는데 도움을 준다. 세로토닌은 마음을 가라앉히고 기분을 좋게 하는 호르몬으로서 '행복 호르몬'이라고도 한다. 아토피 아이들은 세로토닌이 적어 거칠고 날카롭다. 레시틴은 나뉘어져 '콜린'이 되는데, 콜린은 '아세틸콜린'이라는 신경전달 물질이 된다. '나토키나아제'는 뇌 속의 나쁜 단백질 덩어리인 아밀로이드를 녹여 뇌에 탈이나는 것을 막는다.

이 밖에도 납두에는 항산화 물질로 널리 알려진 폴리페놀과 여러

기능성 펩티드 및 이소플라본 계열의 다이드제인, 제니스테인, 글리시테인 같은 것들이 많이 들어있다.

(2) 아토피에 좋은 아주 특별한 된장

콩 단백질이 효소에 의해 아미노산이 되기 때문에 된장은 콩에서 느낄 수 없는 구수한 맛이 난다. 아미노산 가운데서도 구수한 맛의 으뜸은 글루탐산이다. 잘 발효된 된장일수록 글루탐산이 많다. 콩을 먹고 설사를 하거나 알레르기를 일으키는 아토피 아이들도 된장을 먹으면 아무 탈이 없다. 콩 단백질이 소화되기 쉬운 아미노산으로 바뀌기 때문이다. 콩 단백질은 펩티드결합으로 단단히 묶여 있을 때는 소화가 어려워 창자가 망가진 아토피 아이들에게 좋지 않지만, 아미노산이 되면 소화도 잘되고 항체가 되어 면역력을 튼튼하게 한다.

된장은 항산화 항암 힘이 가장 뛰어난 발효먹거리이다. 항산화 항암능력이 뛰어나다는 것은 고름을 없애준다는 말이 된다. 아토피는 암처럼 고름병이다. 그렇다면 청국장도, 간장도, 고추장도 모두 콩 발효먹거리인데, 된장이 항산화 항암 힘이 더 센 까닭은 무엇일까?

콩에도 미네랄이 많지만 된장에는 미치지 못한다. 된장을 만들 때 갯벌소금을 넣으면 콩이 가지고 있는 미네랄 보다 몇 배로 늘어난다. 거른소금으로 만든 된장보다 갯벌소금으로 만든 된장이 몸에 좋은 것이 많은 까닭이 여기에 있다. 해초소금을 넣는다면 미생물은 일을 더 잘하게 된다. 이렇게 해서 아토피에 으뜸인 뛰어난 바다풀된장이 만들어 진다. 이런 된장은 돈이 있다고 누구나 먹을 수 있는 것은 아니다. 아직은 많은 사람들과 나누어 먹을 만큼 많은 바다풀된장이 없기 때문이다. '아토피 완치의 길'에 함께한 아이들이나 사랑지기 쉼터를 찾는 사람만 먹을 수 있다. 이 좋은 된장이 있어도 학부모는 값싼 된장으로 눈을 돌리지만, 돈보다 아이가 먼저인 어버이는 바다풀된장을 먹일 수 있다는 생각에 얼굴가득 웃음꽃이 필 것이다.

된장은 탄수화물과 지방, 단백질이 고루 들어있는 보기 드문 발효먹거리다. 콩 속의 탄수화물은 아밀라아제와 같은 효소의 도움으로 키토올리고당, 덱스트린, 맥아당, 포도당이 된다. 콩에서 느낄 수 없었던 달콤함을 된장에서 느낄 수 있는 까닭이 여기에 있다. 키토올리고당은 우리 몸의 소화효소로는 소화할 수 없어서 그대로 창자로 넘어간다. 키토올리고당은 창자 속에서 비피더스균의 먹이가 되어 비피더스균을 돕기 때문에 창자가 망가진 아토피 아이들에게 좋다.

성 분	함 유 량	성 분	함 유 량
수 분	51.5g	칼슘	122mg
단 백 질	12.0g	인	141mg
지 질	4.1g	철	5.1g
당 질	10.7g	비타민 B_1	0.04mg
섬 유	3.8g	비타민 B_2	0.20mg
회 분	17.9g	비타민 C	0

된장에는 열여섯 가지의 아미노산이 들어있는데, 이 가운데 리신(Lisine)과 류신(Leucine)은 푸성귀 밥상에 모자라기 쉬운 아미노산이다. 흰쌀이나 흰밀가루로 만든 것들을 주로 먹는 아이들에게 모자

라기 쉬운 영양의 어울림을 바로잡아준다. 콩에 모자란 메티오닌은 씨앗에 많이 들어 있어 서로의 모자람을 채워준다.

아토피 아이들은 창자가 좋지 않아 영양소의 소화가 제대로 되지 않는다. 간은 여러 가지의 일을 하는데, 그 가운데 가장 빼놓을 수 없는 일이 해독과 영양대사다. 우리 몸에 들어온 영양소는 간에서 다스린다. 아토피 아이들의 간은 창자 때문에 늘 지쳐있다. 된장에는 간을 힘들게 하는 아미노기 전이효소를 억누르는 효소가 많아 간의 독을 없애는 일을 도와준다. 독을 없앤 간은 영양의 대사에 힘을 쏟을 수 있어 간이 튼튼해진다.

콩에 들어있는 데이드진(daidzin)과 같은 이소플라빈(isoflavin)은 노란빛을 지닌 폴리페놀(polyphenol)로서 늙는 것을 늦춰준다. 이와 함께 아미노산과 당이 만나서 만들어진 갈변물질인 멜라노이딘(melanoidin)은 또 다른 항산화물질이다. 이들은 된장 속의 지질의 산화를 막는다.

발효가 잘 된 된장은 소화되기 쉬운 불포화 지방산이 많기 때문에 콜레스테롤이 적다. 리놀레산과 같은 불포화지방은 콜레스테롤이 몸속에 쌓이는 것을 막아 피를 잘 돌게 한다. 이러한 지방산들은 세포벽을 이루어 살갗을 튼튼하게 한다. 레시틴은 뇌를 튼튼하게 하는 불포화지방산으로 기억력을 높여주고 집중력을 기르는데 도움을 준다. 된장의 맛이 깊어질수록 갈색의 항산화물질인 멜라노이딘이 늘어난다. 레시틴과 멜라노이딘은 인슐린이 잘 나오게 하여 당대사를 돕는다. 당대사에 탈이나면 고름병이 깊어진다.

이소플라본으로부터 만들어지는 것은 여성호르몬과 비슷한 식물성 에스트로겐으로 뼈를 튼튼하게 한다. 사포닌은 핏속의 콜레스테롤 을 줄여주고 암을 일으키는 과산화지질이 생기는 것을 막는다. 사포닌을 비롯한 된장 속의 보푸라기는 창자의 움직임을 도와 창자가 망가진 아토피 아이들의 창자를 튼튼하게 해준다. 양파와 바다풀소금으로 만든 바다풀된장은 질 좋은 보푸라기와 유기미네랄이 많아 창자를 튼튼하게 하고 신진대사를 돕는다.

바다풀된장은 국토해양부의 도움을 받아 만든 온누리에 하나뿐인 특허받은 된장이다. 몸에 좋다는 양파지만 매운 맛 때문에 아토피 아이들에게 날 것으로 먹이기는 쉽지 않다. 매운 맛을 내는 '유화프로필'은 익히면 '프로필메르캅탄'이라는 단맛을 내는 것으로 바뀌어 맛이 좋아진다. 하지만 비타민B나 비타민C, 효소 같은 양파 속의 열에 약한 것들은 모조리 사라져 버린다. '유화프로필'은 매운 맛을 내기 때문에 먹기 힘들지만 중성지방과 콜레스테롤을 낮춰 피를 깨끗하게 할 뿐만 아니라 인슐린을 늘려 당대사를 돕는다. 이러한 몸에 좋은 것들을 없애지 않고 맛있게 먹이려면 된장 속에 다섯 시간 남짓 넣어두었다 먹인다. 이렇게 하면 매운 맛이 줄어든다.

양파 속의 '퀘르세틴'은 핏줄을 부드럽고 튼튼하게 하며, 유황성분인 '시크로알린'은 피떡을 녹이고, '글루타치온'은 항산화물질로 간의 독을 없애는 일을 도울 뿐만 아니라 활성산소를 없애는 힘이 세서 면역력을 높인다.

　친환경 양파나 마늘도 농약을 뿌리지 않는 것들을 찾기 힘들다. 다만 농약을 덜 뿌릴 뿐이다. 마늘이나 양파의 뿌리를 갉아먹는 벌레 때문에 유기농이 어렵기 때문이다. 사랑지기 텃밭의 양파는 농약은 물론 비료도 뿌리지 않는 유기농양파이다. 흙 속의 벌레가 먹고 남은 것만 먹겠다는 생각으로 양파를 기르면 유기농이 된다. 마늘은 사랑지기 텃밭에서 기른 것이 아니고 믿을만한 유기농 마늘을 가져다 썼다.

　바다풀된장은 양파는 물론 면역력을 높이고 간을 돕는 마늘, 청국장, 밥통을 튼튼하게 하는 마, 비피더스균의 자람을 돕는 프락토올리고당이 들어있다. 나쁜 것들만 먹는 요즘 아이들에게 여러 가지 영양소를 한꺼번에 먹일 수 있도록 만든 아주 특별한 된장이다.

　이러한 좋은 먹거리도 먹지 못하는 아이들이 있다. 콩 알레르기가 심한 아이들이다. 지나치게 깔끔떠는 것 때문에 세균과 멀어지면서 생겨난 부메랑이다. 이러한 아이는 '아토피 완치의 길'에 들어와 몸바탕을 바꾸어야만 아토피로부터 벗어날 수 있다.

10. 푸성귀즙 열매즙 바로알기

가공된 먹거리에 길들여진 요즘 아이들에게 푸성귀와 열매를 먹이는 것은 그리 쉬운 일이 아니다. 열매는 그나마 단맛이 있어 아이들이 그다지 싫어하지는 않는다. 아이들에게 보다 쉽게 푸성귀나 열매를 먹이려고 물을 짜서 먹이는 사람들이 많다.

푸성귀나 열매에는 아이들이 튼튼하게 잘 자라도록 돕는 비타민과 미네랄, 보푸라기, 폴리페놀 같은 갖가지 영양소가 많이 들어있다. 이러한 영양소를 듬뿍 안고 있는 푸성귀나 열매를 그대로 먹는다면 좋겠지만 가공먹거리에 길들여진 아이들에게 푸성귀나 열매를 그대로 먹게 한다는 것은 쉬운 일이 아니다. 더군다나 가공먹거리 때문에 창자가 망가진 아토피 아이들은 더욱 입맛이 까다롭다. 푸성귀나 열매의 물은 그런 아이들에게 먹이기 좋다.

푸성귀나 열매의 물은 비타민이나 미네랄, 폴리페놀 같은 영양소는 많지만 보푸라기가 모자란다. 보푸라기는 창자를 지나가면서 창자벽을 건드리고 창자 속의 나쁜 찌꺼기와 남아도는 영양을 빨아들여 끌고 나간다. 아토피는 살갗병이 아니라 창자와 뼈 기둥이 망가져서 생기므로 뼈 기둥과 창자만 바르게 하면 얼마든지 완치할 수 있다. 먹이기 쉽다고 보푸라기를 빼낸 열매물이나 푸성귀물을 먹이면 아토피 아이의 창자는 더 힘을 잃는다.

그것이 좋지 않으면 믹서기에 갈아서 먹이면 된다고 생각하는 사람들이 있을 것이다. 아니다. 아이들이 거칠다고 싫어한다. '거칠어도 억지로 먹이다보면 버릇이 들겠지'라고 생각하는 사람들도 있을지 모른다. 그것만이라면 그렇게 해도 된다. 하지만 분쇄기의 칼날이 빠르게 돌면서 푸성귀나 열매를 자르면 비타민C나 비타민B가 사라진다.

'불만제로' 제작진이 물을 짜는 기계(녹즙기, 원액기)로 짠 물과 고속분쇄기로 갈아 얻은 범벅을 살펴보니, 물에는 보푸라기가 거의 들어있지 않았으며, 범벅에는 비타민C가 5% 밖에 들어있지 않았다. 다시 말해 자르면서 비타민C의 95% 남짓이 부서져 버린 것이다. 물을 먹이자니 보푸라기가 모자라고, 갈아 먹이자니 비타민C가 부서져 버리니 이러지도 저러지도 못하는 갈림길에 놓인 셈이다.

사랑지기 발효효소는 다른 곳의 발효효소와 다르다. 끓이지 않아 발효미생물과 효소가 살아있는 것이 다르고, 비타민, 미네랄, 아미노산, 폴리페놀 같은 몸에 좋은 것들이 듬뿍 들어있는 것이 다르며, 보푸라기가 들어있다는 것이 다르다. 이러한 것이 때론 나쁘게 받아들여지기도 한다.

효소를 담글 때 들풀이나 푸성귀를 잘게 자르지 않고 넣으면 맑기는 하지만 설탕물이나 다름없다. 사랑지기 연수원에서 발효효소를 만들 때는 으깨어 만든다. 들풀이나 푸성귀가 가지고 있는 영양소를 죄다 뽑아낼 수 있어 으뜸이다. 그러나 설탕물 같은 발효효소에 길들여진 사람들은 사랑지기 효소에 가라앉아있는 몸에 좋은 것들을 찌꺼기로 생각하여 되돌려 보내거나 싫어하는 사람들이 있다. 아니다. 찌꺼기가 아니라 우리 몸에 좋은 것들이다.

물과 범벅의 좋은 것만 모두 살릴 수 있다면 아이들의 까다로운 입맛도 맞출 수 있고, 몸도 생각할 수 있다. 사랑지기 연수원에서는 '아토피 완치의 길'에 들어오면 보푸라기까지 들어있는 물을 만들어 푸성귀나 열매와 함께 먹고 있다. 아주 천천히 짓이겨주기 때문에 영양소가 사라지지 않으며 즙을 짤 때도 0.1㎜ 안팎의 망을 쓰기 때문에 거친 보푸라기는 들어가지 않는다. 이 만큼이면 보푸라기가 들어있다는 것을 거의 느낄 수 없다. 다만 오래두면 보푸라기가 뜨거나 가라앉아 알 수 있을 뿐이다. 먹을 때 흔들어 마시면 된다.

'아토피 완치의 길 35가지'가 책으로 나와 많은 사람들이 나누어 먹기를 바랄 때가 되면 연수원에 오지 않고도 집에서 받아먹을 수 있도록 할 생각이다. 물론 온누리에 하나뿐인 사랑지기 텃밭의 효소 먹고 자란 깨끗한 유기농푸성귀와 유기농열매에서 짜낸 물이다.

Ⅲ. 아토피 완치를 위한 자연건강법

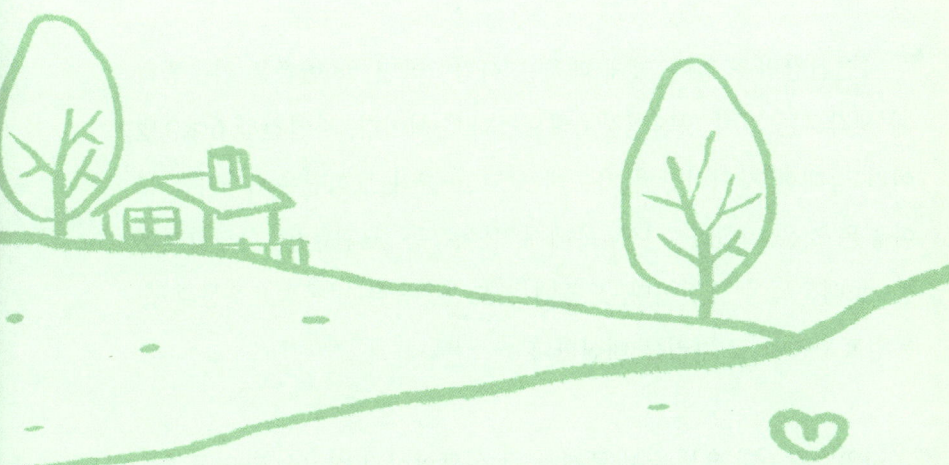

1. 아토피 완치에 좋은 열 가지 운동

1) 붕어운동

   자연건강법을 깊이 있게 배우는 사람이라면 한 번쯤은 갸우뚱하게 생각하는 것이 자연건강 6대요법의 순서이다. 자연건강 6대요법이란 방대한 자연건강법 가운데 고르고 골라 보석같은 6가지만 모아놓은 것을 말한다. 평상, 목베개, 붕어운동, 모관운동, 합장합척운동, 등배운동이 그것이다. 요즘에는 모관운동은 발목펌프운동과 손목펌프운동이 그 자리를 대신한다.

   자연건강 6대 요법을 바르게 배워 생활화하지 않고서는 아토피를 완치할 수 없다. 그런데 그 순서를 보면 한 가지 의문점이 들 것이다. 평상은 잠자는 동안 우리를 건강으로 이끄느냐 병으로 이끄느냐의 갈림길에 서기 때문에 잠자리가 으뜸의 자리에 오른다. 다른 것들이 겨우 몇 분밖에 걸리지 않는 것을 생각할 때 그것이 마땅하다. 목베개도 잠자는 동안 우리의 몸을 다스리지만 평상과는 달리 익숙해지는데 시간이 걸리므로 평상보다 아래에 두었다. 여기까지는 자연건강법을 배우는 사람이라면 누구나 알아들을 것이다.

   피가 잘 돌아야 몸이 튼튼하다고 생각하는 사람들이 많다. 아토피도 피가 더러워 피의 흐름이 좋지 않아 생긴다. 이런 생각이라면 창자와 뼈 기둥을 바르게 하는 붕어운동보다는 피를 잘 돌게 하는 모관운동이 앞에 놓여야 한다.

그것은 어디까지나 인체생리를 알지 못하는 생각이지 깊이 있게 우리 몸의 생리를 생각하면 붕어운동이 모관운동보다 앞서는 것이 마땅하다. 모관운동은 피를 잘 돌게 하기 때문에 겉으로 보아서는 붕어운동보다 먼저일 것 같지만, 창자와 뼈 기둥을 다스리는 붕어운동에는 미치지 못한다. 아토피는 창자와 뼈 기둥에 탈이나서 생기는 병이기 때문이다.

창자가 망가지면 소화가 제대로 되지 않아 신진대사에 탈이 생김은 물론, 독과 찌꺼기를 내보내기 힘들어 창자 속에 나쁜가스가 늘어나 이 가운데 일부가 창자벽의 핏줄로 들어가 피를 더럽힘으로서 조직과 장기와 세포를 병들게 한다. 뼈 기둥은 우리 몸의 기둥을 이루는 뼈로서 목뼈와 등뼈, 허리뼈, 엉치뼈, 꼬리뼈로 이루어져있는데, 뼈 기둥이 틀어지면 뼈와 뼈 사이의 물렁뼈가 삐져나오면서 그 언저리를 지나는 핏줄과 신경을 누르게 되어 신경의 흐름과 피의 흐름을 막는다. 피의 흐름이 더딘 것과 견줄 수 없는 아주 큰 탈이날 수 있는 것이다.

많은 건강법과 운동법들이 있지만 창자와 뼈 기둥을 함께 다스리는 운동법은 붕어운동과 무릎붕어운동밖에 없다. 아토피는 뼈 기둥은 물론 창자가 그 뿌리가 되므로 뼈 기둥과 창자만 바르게 하면 아토피는 완치된 것이나 다름없다. 붕어운동과 무릎붕어운동이 '아토피에 참 좋은 운동'의 으뜸이 될 수 있는 까닭이 여기에 있다.

　나는 이제까지 수많은 사람들을 만나면서 붕어운동을 할 줄 안다는 사람도 많이 만났다. 그 수만 해도 줄잡아 몇 백은 될 것이다. 그런데 그 많은 사람들 가운데 바르게 하는 사람을 보지 못하였다. 더욱 걱정이 되는 것은 잘못 배워 잘못된 자세가 버릇이 되어버린 사람들은 처음배우는 사람들과는 달리 바른 자세를 익히기가 대단히 힘들다는 것이다. 나를 찾은 사람들 가운데 붕어운동을 오래 해왔다는 사람들도 많았다. 그런데 하나같이 잘못된 자세를 바로잡는데 어려움이 많았다. 잘못배우는 운동법보다는 차라리 모르고 있다가 때가 되어 늦더라도 바르게 배우는 것이 낫다.

　어찌 붕어운동 뿐이겠는가? 발목펌프운동이 그렇고, 손목펌프운동이 그러하며, 합장합척운동을 비롯한 대부분의 운동이나 건강법이 그러하다. 그런데도 건강보다는 돈이 먼저인 사람들은 돈드는 것이 아까워 그림으로 올려 달라, 동영상으로 올려 달라고 한다. 안쓰러운 일이다.

　사랑지기에서는 지난 2005년부터 매달 '자연치유해독프로그램'을 진행해오고 있다. 열흘 동안 이어지는데 언제나 느끼는 것은 백번 듣는 것보다 한 번 보는 것이 나으며, 백 번 보는 것보다 한 번 해보는 것이 낫다는 것이다. 이 동안 배우는 운동법이나 특수요법만도 몇 십 가지에 이른다. 그런데 한 가지 비슷한 것이라면 수많은 운동법과 건강법을 가르치고 그 앞에서 바로 따라 해보라고 해도 거의가 엉터리로 하며, 되돌아갈 때까지 끊임없이 잘못된 자세를 바로잡고 나서야 비로소 제대로 된 자세가 나온다. 그런데 어찌 그림으로, 동영상으로 배울 수 있겠는가? 바늘을 허리에 묶어 쓰려는 것이나 다름없다.

묵은찌꺼기는 아토피의 가장 깊은 뿌리로서 아토피를 완치하려면 묵은찌꺼기부터 없애야 한다. 묵은찌꺼기와 변비를 없앨 수 있는 가장 좋은 운동은 붕어운동과 무릎붕어운동을 들 수 있다. 붕어운동은 등뼈가 옆으로 어긋난 것을 바로잡는 운동이다. 목뼈나 등뼈, 허리뼈가 앞뒤로 어긋난 것은 평상, 목 베개, 허리받침, 다리띠로 바로잡아야 하고, 옆으로 어긋난 것은 붕어운동으로 바로 잡아야 한다.

붕어 운동은 창자가 처지는 것을 바로잡는 운동이기도 하다. 사람은 서서 움직이므로 누구나 창자가 늘어지고 처지기 쉽다. 네발 달린 짐승은 걸을 때에 뼈 기둥이 'S'자로 움직이면서 배가 출렁거리기 때문에 늘어나거나 처지지 않는다. 사람은 서서 걸어다니고, 너무 많이 너무 빨리 먹기 때문에 창자가 처지거나 아랫배가 나오는 사람이 많다. 나온 배를 껴안고 아침부터 저녁까지 움직이고도 그를 알맞게 다스려주지 않고 그대로 잠자리에 들어간다.

이를 바로잡으려 자연의학에서는 평상에서 목 베개와 허리받침(요침)을 목과 허리에 고이고, 다리띠로 다리를 묶고 자도록 한다. 또 붕어운동이나 무릎붕어운동, 합장합척운동으로 뱃속을 움직이게 해서 오장육부가 제자리를 찾아가도록 한다.

붕어운동을 하면 창자가 튼튼해진다. 창자가 튼튼해지면 변비도 생기지 않으며, 창자가 꼬이는 것이나 창자가 달라붙는 것도 막을 수 있다. 붕어운동으로 창자가 튼튼해진다면 아토피와 같은 알레르기를 막을 수 있다. 뿐만 아니라 창자와 가까운 뇌도 좋아진다. 뇌가 좋아지면 손발이 굳는 것도 막을 수 있다. 손발이 튼튼하면 콩팥이 좋아지고, 이렇게 되면 염통이나 핏줄도 좋아지므로 우리 몸이 튼튼해진다.

붕어 운동은 그림과 같이 바로 누워서 목 베개를 빼고 몸을 쭉 편다. 발끝을 바싹 무릎 쪽으로 젖히고, 팔꿈치는 바닥에 닿도록 옆으로 벌리고 손을 깍지 끼어 목 뒤에 넣는다.

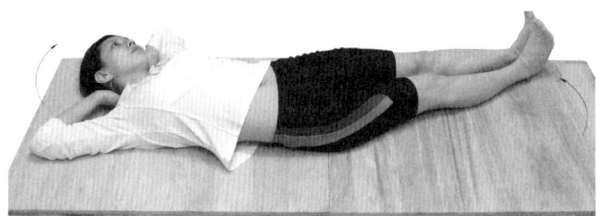

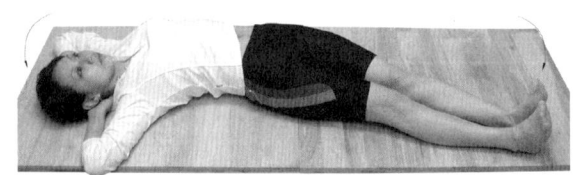

그림1(붕어운동)

물고기가 헤엄치는 것처럼 옆으로 움직여서 뱃속을 고르게 하면서 뼈 기둥을 바르게 하는 운동이다. 한번에 2~3분씩 하루 두세 번을 해주면 1만 보를 걷는 것보다 좋다. 아토피는 물론 염통병, 뇌경색, 간질과 같은 끔찍한 병을 막을 수 있다.

2) 무릎붕어운동

무릎붕어운동은 붕어운동과 짝을 이루는 운동법이다. 붕어운동보다 배우기 쉽고 효과도 뛰어나다. 붕어운동이 앞에서 보았을 때 옆으로 틀어진 허리를 바로잡는 운동이라면, 무릎붕어운동은 옆으로 돌려 틀어진 것을 바로 잡는 운동이다. 바로 누워 무릎을 굽힌 뒤 왼쪽과 오른쪽으로 돌려본다. 어느 한 쪽으로 잘 돌아가면 그 쪽으로 허리가 틀어져 있다. 무릎붕어운동은 돌려 틀어진 허리를 바로잡는다.

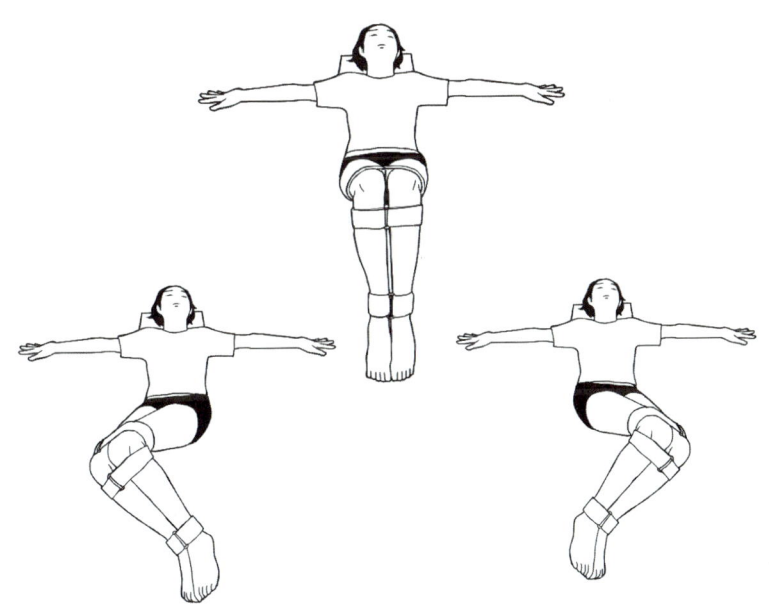

그림2(무릎붕어운동)

다리띠로 무릎과 발목을 묶은 뒤 목에 목 베개를 고이고 눕는다. 누워서 그림과 같이 팔을 옆으로 벌려 손바닥이 아래로 가게 한다. 다리는 직각으로 구부리고 열 번 남짓 옆으로 가볍게 흔들어준다. 허리가 부드러워졌으면 이번에는 무릎이 바닥에 닿을 만큼 힘차게 옆으로 움직인다. 손바닥으로 바닥을 힘껏 누르지 않으면 몸이 위로 올라가거나 아래로 나려간다.

무릎붕어운동도 붕어운동과 마찬가지로 틀어진 허리를 바로잡고, 창자가 굳는 것을 막아주며, 묵은찌꺼기와 변비를 없애는 좋은 운동이다. 창자가 처지거나 늘어지는 것을 막아주며, 허리가 아플 때 무릎붕어운동을 하면 개운해진다. 배가 찬 사람도 무릎붕어운동을 꾸준히 하면 따뜻해진다. 배가 부글부글 끓고, 자주 아프며, 가스가 찰 때도 무릎붕어운동을 하면 좋아진다. 창자속기름을 살갗아래기름으로 끌어올려 아토피를 비롯한 여러 병을 막는데 도움이 된다.

붕어운동이나 무릎붕어운동은 배의 가로무늬 근육과 세로무늬 근육을 튼튼하게 하는 보기 드문 운동인데, 붕어운동은 이 가운데 가로무늬 근육을 더 튼튼하게 하며, 무릎붕어운동은 세로무늬 근육을 더 튼튼하게 한다. 가로무늬 근육이 힘을 잃으면 배가 나오고, 세로무늬 근육이 힘을 잃으면 허리살이 처진다. 붕어운동이나 무릎붕어운동 모두 뱃살 빼는 으뜸가는 운동이기는 하지만, 붕어운동은 나온 배를 들어가게 하는데 더 좋다면, 무릎붕어운동은 처진 허리살을 올려준다.

붕어운동과 무릎붕어운동을 바르게 하면 창자가 튼튼해지니까 아토피는 저절로 좋아진다. 아침저녁으로 300~500번씩 하는 것이 좋으며, 뱃살을 빼려면 한 번에 500~1,000번씩 하루 다섯 번에서 열 번 하는 것이 좋다.

3) 모관운동

모관 운동은 실핏줄의 빨아들이는 힘을 키우는 운동이다. 평상에 목 베개를 베고 바로 누워서 두 팔과 두 다리를 어깨 폭 만큼 벌려 들고 가볍게 떨어주는 운동이다. 손발을 터는 것이 아니라 팔과 다리를 떨어주어야 한다.

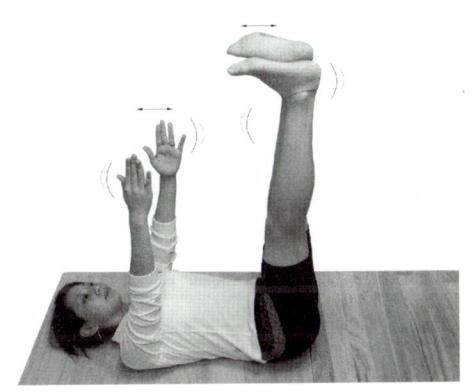

그림3(모관운동)

붕어운동처럼 발목을 바싹 젖혀서 다리 뒤쪽의 들핏줄(정맥)이 잘 열리도록 한다. 팔은 손바닥이 마주 보게 편다. 떨 때는 다리와 팔을 떠는 기분으로 한다. 다리를 들기 어려울 때는 끈으로 발목을 걸어 올리고 떨어도 좋다.

① 모관운동은 손발을 위로 들게 되니까, 들핏줄의 피가 쉽게 내려오므로 피가 잘 돌게 된다.

② 모관운동은 고름이 생기는 것을 막는다. 100조나 되는 우리 몸의 세포는 51억 개의 실핏줄로부터 영양을 받는다. 실핏줄이 닫히게 되면 피가 돌지 않으므로 세포는 영양을 받을 수 없다. 잠시 세포는 굶는다. 세포가 굶으니까 세균은 굶어 죽는다.

③ 손발이 찬 것이나 굳는 것을 막는다. 피가 안 돌아 생기는 모든 병은 팔다리를 들고 떨면 굳은 것이 풀리면서 좋아진다. 겨울에 발뒤꿈치가 시린 것, 얼음든 것, 늙어서 손등에 검버섯이 생기는 것도 차츰 없어진다.

④ 모관운동을 하면 혈압이 바르게 되고 머리도 맑아진다. 모관운동으로 실핏줄과 글로뮈를 도와 피를 잘 돌게 하면, 고혈압은 내리고 저혈압은 올라간다.

실핏줄과 글로뮈에는 뇌척수신경과 자율신경이 자리하여 서로 돕는 일을 한다. 이러한 일은 말초신경에서 바로 중추신경으로 이어진다. 모관운동을 하면 실핏줄과 글로뮈가 좋아진다. 이렇게 되면 말초신경과 중추신경이 제구실을 하게 되어 머리도 맑아진다. 실핏줄과 글로뮈의 건강이 바로 그 사람의 건강인 셈이다. 실핏줄과 글로

뮈는 알코올이 많으면 굳어지고, 당분이 넘치면 무르게 된다.

물을 하루 3리터 남짓 마시면서 날푸성귀를 먹으면 글로뮈가 되살아난다. 물을 마시고 날푸성귀를 먹으면서 모관운동을 곁들이면 매우 좋아진다.

4) 합장합척운동과 약손요법

합장합척운동은 팔 다리의 근육과 신경을 바로잡는 운동으로서, 골반 속, 배, 넓적다리, 아랫다리, 발, 등의 근육을 튼튼하게 하고 피를 잘 돌게 한다. 생식기와 비뇨기를 튼튼하게 하여 오줌을 잘 나가게 하기 때문에 아토피에 참 좋은 운동이다.

합장합척운동은 그림처럼 손바닥과 발바닥을 붙이고 개구리처럼 오므렸다 펴기를 되풀이하는 운동이다. 움직이기에 앞서 준비운동을 하는 것이 좋다. 준비운동은 손가락 밀기 열 번, 손가락 민 체 엄지 쪽과 세끼 쪽으로 열 번, 손바닥붙이고 오른쪽과 왼쪽으로 한 번, 명치로 내려갔다 머리 위로 오르기 한 번, 마지막 준비운동으로 손이 가슴으로 내려오면서 발바닥을 붙이고 엉덩이 쪽으로 올라와 멈춘다. 준비운동의 끝이 본운동 준비자세가 된다.

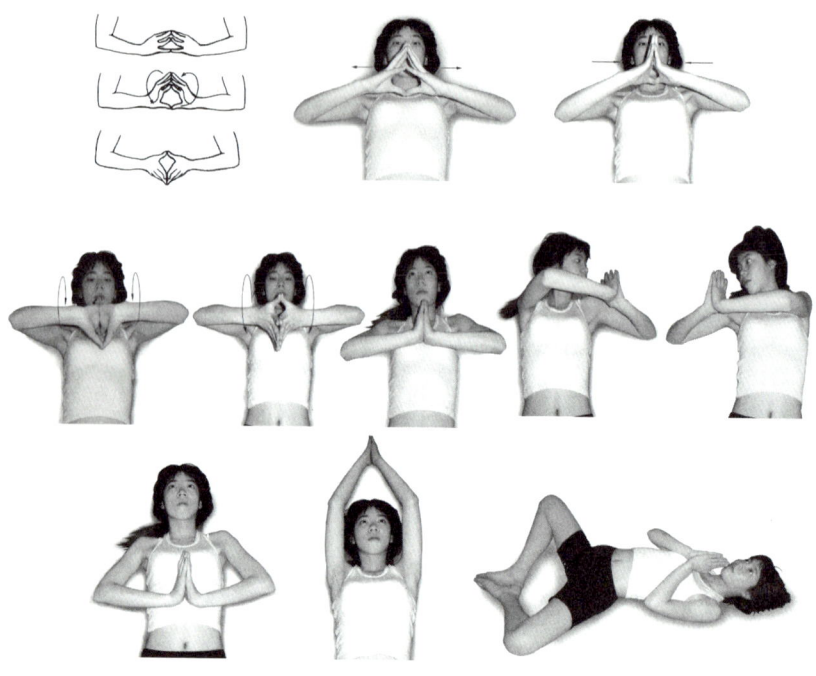

그림4(합장합척운동 준비운동)

본운동은 손과 발을 붙이고 손과 발이 몸 밖으로 나갔다가 몸 안쪽으로 들어오는 것을 되풀이한다. 이때 손바닥과 발바닥이 떨어지면 안 된다. 손바닥이 떨어지는 사람은 드물지만 발바닥이 떨어지는 사람은 많다. 발바닥이 떨어지면 콩팥이나 성기능에 탈이난 사람이다. 이런 사람은 더욱 열심히 하여 탈이난 곳을 바로잡아야 한다.

아토피 아이는 창자가 좋지 않아 피 속에 독과 찌꺼기가 많다. 이 때문에 콩팥은 늘 지쳐있다. 아토피 아이들은 합장합척운동이 잘 안된다. 콩팥과 생식기가 나쁘기 때문이다. 아토피를 앓은 아이들이

기형아를 많이 낳는 까닭이 여기에 있다. 그럴수록 더욱 열심히 합장합척운동을 하여야 한다. 한 달이면 합장합척운동을 바르게 할 수 있다. 한 달이면 겉으로 보아 아토피는 완치된 것처럼 보이는데 이와 무관하지 않다.

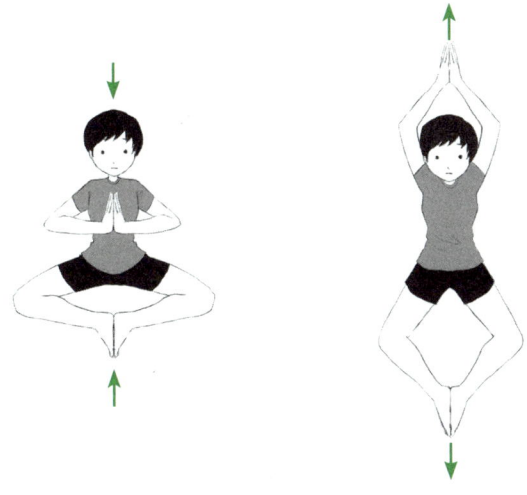

그림4-1(합장합척운동)

운동이 끝나면 바로 합장합척수행에 들어간다. 수행시간은 운동시간의 3배 남짓 되어야 한다. 수행을 할 때는 발바닥은 붙인 채로 엉덩이 쪽으로 바짝 당기고, 손바닥은 붙인 채로 하늘로 뻗는다. 이때 팔꿈치가 구부러지지 않도록 하는 것이 좋다. 합장합척수행을 25분 남짓 하면 약손이 된다. 수행을 하는 동안 나쁜 생각이나 어지러운 생각을 하여서는 안 된다. 손은 마음을 다스리고 발은 몸을 다스린다. 합장합척수행을 하면 마음과 몸이 하나로 되므로 운명은 생각하는 쪽으로 흐른다. 잡생각이 들면 운명도 어지럽게 흐르며, 바른 생각을 하면 좋은 운명이 열린다. 약손을 만들 때 처음부터 끝까지 좋은 생각만 하는 사람은 드물기 때문에 35분 동안 하는 것이 바람직하다.

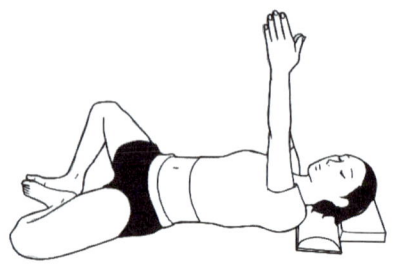

그림4-2(합장합척수행)

약손을 만드는 것은 한살이 동안 한 번이면 된다. 잡생각이 많이 들어 약손을 만들지 못하였다면 다음에 다시 하면 된다. 약손을 만들었으면 이제 약손요법을 배워보자. 약손으로 좋지 않은 곳을 만지면 병든 세포가 튼튼해지고 아픔이 가라앉는다. 아토피 아이들의 끔찍한 아픔도 약손으로 어루만지면 아픔과 가려움이 줄어든다. 아토피 아이는 창자가 좋지 않기 때문에 배앓이를 자주하는 데, 이럴 때 약손으로 어루만지면 똥이 잘 나오면서 아픈 배가 가라앉는다.

약손은 암시요법에도 쓰인다. 나쁜 버릇이 있거나 오줌싸개 아이, 아토피로 잠 못 이루는 아이들에게 쓰면 좋다. 잠자리에 들어 한 시간 남짓 흘러 현재의식과 잠재의식의 길이 열릴 때 암시를 하면 잠재의식을 바꿀 수 있어 나쁜 버릇이 고쳐지고 마음의 번뇌가 사라진다.

아이의 오목가슴 쯤 되는 곳에 앉아 약손으로 머리에서 엉덩이까지 왔다 갔다 하면서 같은 말을 되풀이 한다. 하고자하는 말은 미리 익혀 더듬지 않아야 한다. 길어서는 안 되며 되도록 짧아야 한다. 현재의식에서는 같은 말을 되풀이하면 잔소리로 여겨 싫어하지만, 잠재의식을 바꿀 때는 말이 바뀌면 뇌의 속 피질에 가지 못하고 사라지게 된다. 잘할 수 없으면 적어두고 읽어도 된다. 마음속으로 읊조리듯이 하지 말고, 아이가 바르게 알아들을 수 있을 만큼 똑똑하고 힘차면서도 너무 크지도 너무 작지도 않는 잔잔하면서도 묵직한 말이 되도록 미리 여러 번 연습해 둔다. 암시요법이나 약손요법은 5분은 넘어야 하며 30분이 가장 좋다.

5) 등배운동

등배운동은 마음과 몸을 하나로 만드는 운동이다. 이 운동을 꾸준히 하면, 마음과 몸이 하나가 되고 감성지수가 높아진다. 마음을 바로 잡고 감성지수를 높이면, 아토피로 만신창이가 될 운명도 바꿀 수 있다.

이 운동은 등과 배를 같이 움직이는 운동으로 등을 흔들고 있으면 굽어지거나 틀어졌던 뼈 기둥이 바로잡히게 되며, 배를 움직이면 태양총을 자극하게 되어 창자가 튼튼해진다. 배의 운동으로 창자의 맥관을 자극하여 흡수를 돕고, 창자의 움직임을 좋게 한다. 그렇게 되면 자율신경 또한 좋아진다.

등 운동을 30분하고 체액을 재보면 산성이 되고, 배 운동을 30분 하고 재어보면 알칼리성이 된다. 그러므로 등 운동과 배 운동, 곧 등 배운동을 하면 체액이 중화된다.

등 운동을 하면 교감신경이 좋아지고, 배 운동을 하면 부교감신 경인 미주신경이 좋아진다. 등과 배를 같이 움직이면 교감신경과 부교감신경의 길항작용이 알맞게 되어 우리 몸은 튼튼해진다. 처음부터 욕심을 부려 등 운동과 배 운동을 같이 하면 엉망이 되고 만다. 처음에는 등 운동만 하면서 마음속으로 '몸 밖으로 나갈 때는 숨을 내쉬면서 배에 힘을 주고, 몸 쪽으로 들어올 때는 숨을 들이 마시면서 배에 힘을 뺀다.'는 생각만 갖는다. 그러다가 등 운동에 익숙해지면 배 운동도 같이 한다. 한 달만 열심히 등 운동을 하면 모르는 사이에 배 운동도 되고 있음을 알게 된다. 몸은 마음을 따라가기 때문이다.

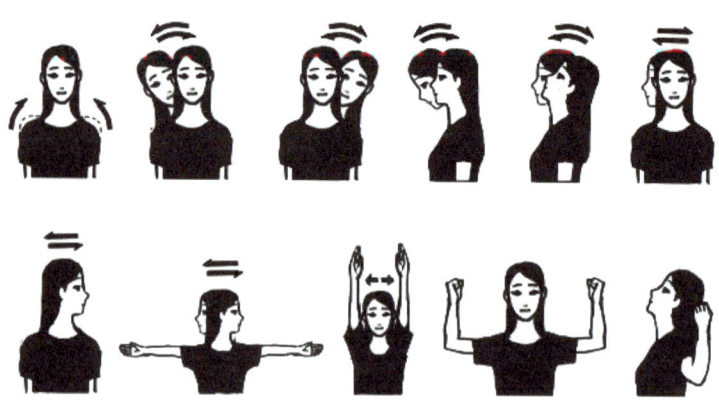

그림5(등배운동 준비운동)

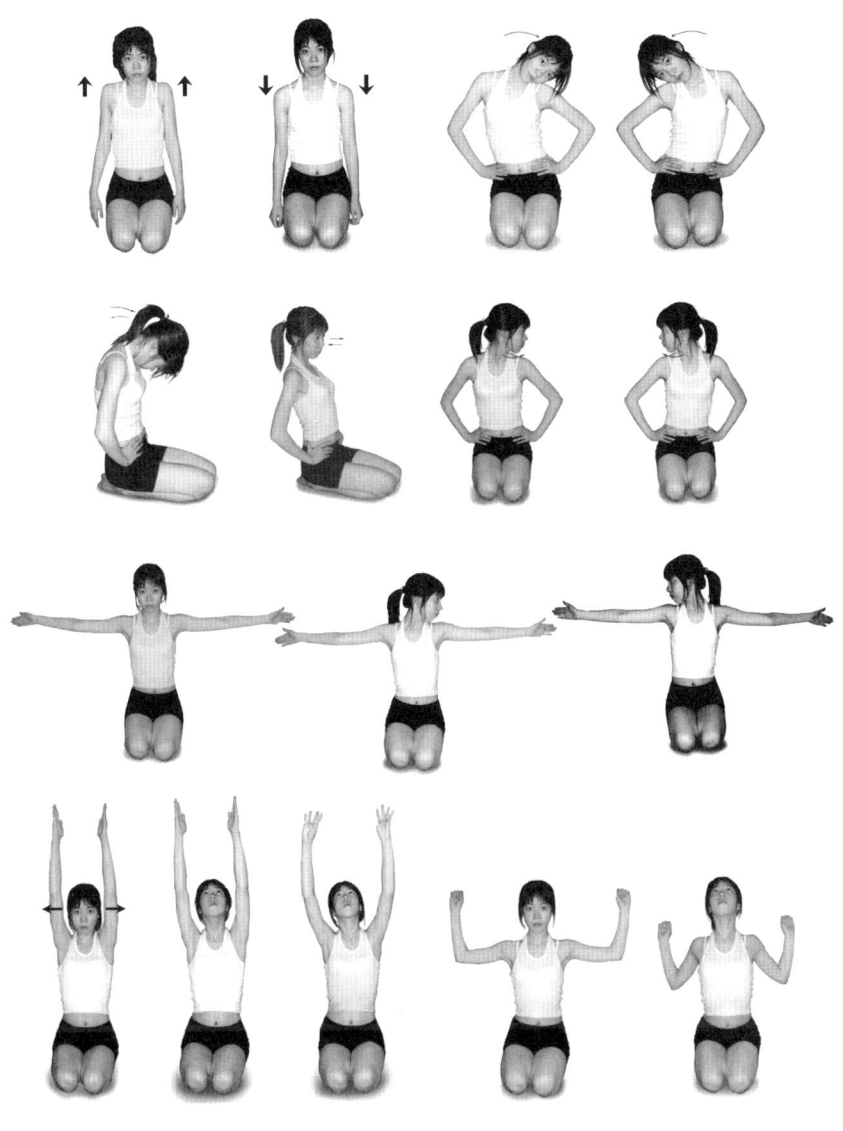

그림5-1(등배운동)

등배운동도 준비운동과 본운동으로 되어 있다. 무릎을 꿇고 앉은 자세에서 등을 바르게 펴고 턱이 들리지 않게 한다. ① 팔을 펴고 어깨를 위로 들어 올렸다가 힘을 빼고 떨어뜨리기를 열 번한다. ② 고개를 오른쪽으로 열 번, 왼쪽으로 열 번 젖힌다. ③ 앞으로 열 번, 뒤로 열 번 젖힌다. 뒤로 젖힐 때는 턱이 들리지 않도록 한다. ④ 오른쪽으로 열 번, 왼쪽으로 열 번 돌린다. ⑤ 팔을 들어 손바닥을 앞으로 한 상태에서 고개를 돌려 오른쪽 한 번 왼쪽 한 번 본다. 독수리가 먹이를 노려보는 날카로운 눈빛으로 보아야 한다. ⑥ 팔을 앞으로 모으면서 위로 올려 오른쪽 한 번, 왼쪽 한 번 본다. ⑦ 손을 보면서 엄지손가락을 구부린 뒤 세끼손가락부터 검지손가락까지 엄지손가락을 누르듯이 주먹을 쥔다. ⑧ 양팔을 직각으로 구부린 뒤 가슴을 내밀고 목을 젖히면서 힘차게 '얍'하고 마무리 한다.

준비운동이 끝나면 본운동에 들어간다. 무릎을 꿇고 다리를 벌린다. 무릎에 새끼손가락을 얹은 다음 팔꿈치를 편다. 이렇게 하면 등이 저절로 펴진다. 엉덩이부터 머리까지 바른 자세로 옆으로 왔다 갔다 한다. 밖으로 나갈 때는 배에 힘을 주면서 숨을 내쉬고, 안으로 들어올 때는 배에 힘을 빼고 숨을 들이 마신다. 등을 펴고 왔다 갔다 하는 것을 등운동이라 하고, 배에 힘을 주었다 뺐다 하는 것을 배운동이라 한다. 이것을 같이 하는 것이 등배운동이다.

등배 운동을 할 때는 물을 조금씩 자주 마셔야 한다. 또한 항상 옳고 좋은 생각을 마음에 새기는 것이 좋다. 아침저녁으로 10분씩 하는 것이 좋다. 등배운동 10분이면 1만보 걷는 것과 비슷한 생리적인 효과가 있다.

6) 발목펌프 건강법

이 건강법은 이나가키 다미사쿠가 서식건강법을 바탕으로 만든 운동법이다. 그는 이 요법으로 간굳음병이나 뇌암, 뇌경색, 당뇨병, 위장병, 마음병 같은 의사가 손을 든 5천 명에 가까운 사람들을 낫게 했다고 한다.

이 운동은 아토피로 콩팥이 망가져 발목에 탈이 난 아토피 아이들에게 아주 좋은 운동이다. 아침저녁으로 10분씩 하면, 2만 보 걷는 것보다 좋은 효과를 볼 수 있다. 발목펌프운동은 다리 들핏줄의 펌프 작용을 도와 들핏줄의 피를 잘 돌게 한다. 이렇게 되면 들핏줄 피와 함께 떠돌던 찌꺼기가 빠져나가 피가 깨끗해진다. 피가 깨끗해지면 살갗도 깨끗해지니 잘 배운 발목펌프운동은 아토피 아이에게 열 의사보다 낫다.

(1) 따라하기

① 먼저 그림과 같이 목 베개 밑에 가장 높은 높낮이 조절판을 붙인다. 그러면 목 베개가 발목펌프운동기로 바뀐다. 그림과 같이 발목의 아킬레스건 바로 위쪽을 올려놓는다. 앉아서 발목펌프운동을 하는 사람들이 있는데, 이는 아주 잘못된 것으로서 반드시 누워서 염통의 높이보다 발목의 높이를 높게 하여야 한다.

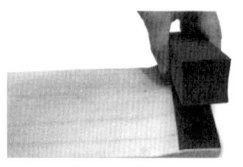 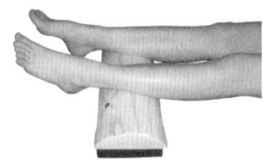

그림6(발목펌프 준비자세)

② 누운 자세에서 그림과 같이 오른쪽 발끝을 무릎 쪽으로 바짝 당기면서 30cm 남짓 들어 올렸다가, 힘을 다 빼고 툭 떨어뜨린다. 발끝을 바짝 당기는 것은 들핏줄(정맥)을 열어 실핏줄의 피가 발목의 들핏줄 속으로 빨려 들어오게 하려는 것이다.

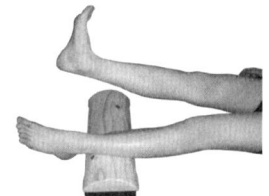 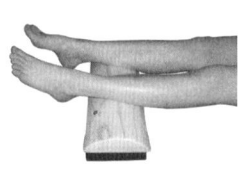 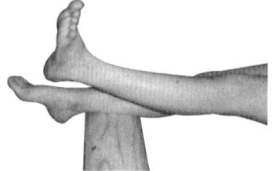

그림7(발목펌프운동)

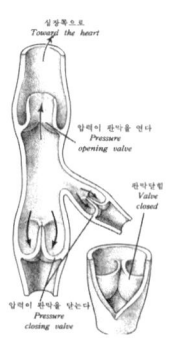 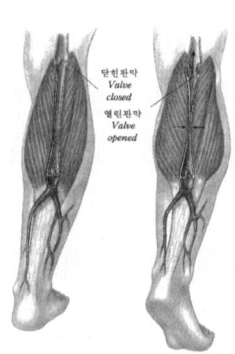

그림8(발목의 들핏줄)

열 번을 되풀이한 다음에, 이번에는 다리를 바꾸어 왼쪽 다리를 열 번 되풀이한다. 처음에는 할 수 있는 만큼만 하다가, 다음에 익숙해지면 조금씩 늘려간다. 익숙해지면 아침저녁으로 500번씩 하루에 1,000번을 하도록 한다. 발목펌프운동 500번은 1만 보 걷는 것과 비슷한 생리활성 효과가 나타난다.

이 운동은 1초에 한 번의 빠르기로 하므로, 1천 번이라야 20분밖에 안 된다. 하루 20분으로 아토피로부터 벗어날 수 있다면 이만한 것이 어디 있겠는가!

(2) 쓰임새

발목펌프운동은 피가 돌지 않아 생기는 모든 병에 좋지만 아토피와 같은 알레르기에 더욱 좋은 운동이다. 이 밖에도 발목펌프운동은 알레르기비염, 천식, 만성피로, 당뇨, 고혈압, 무릎아픔, 어깨 결림, 요통, 발의 부종, 냉증, 무좀, 치질, 시력감퇴, 눈의 피로, 불면증, 두통, 좌골신경통, 간의 병, 백내장, 정맥류, 신경마비, 전립선비대증, 통풍 같은 것에 참 좋다.

발목 펌프운동을 하면 온몸의 피 흐름이 좋아지지만 그 가운데 가로막 아래의 피 흐름이 더 좋아진다. 가로막 아래서도 다리와 발의 피 흐름이 더 좋아지기 때문에 발목 부은 것이 빠진다. 발목 위쪽을 두들기면서 손목을 두드리면 똥이 나오고 다리 부은 것이 빠져 다리가 가볍게 된다. 발목 펌프운동은 창자의 움직임과 피의 흐름을 좋게 한다. 꾸준히 하면 창자와 세포 속의 독이나 나쁜 찌꺼기를 빠르게 내보내 아토피를 비롯한 알레르기가 좋아진다.

그 밖에도 발목의 건초염, 염통발작, 백내장, 무좀, 치질 같은 무려 5천 여 가지의 병을 막거나 낫게 한다. 유전자까지 변형을 일으키는 운명의 걸림돌인 아토피를 앓고 있는 사람이라면 발목펌프운동을 바르게 배워 꾸준히 하여야 완치를 꿈꿀 수 있다.

(3) 지켜야 할 것

① 발바닥에서 10~20cm 쯤을 두드린다.
② 반드시 누워서 한다.
③ 발끝을 당겨서 들어올린다.
④ 떨어뜨릴 때는 힘을 뺀다.
⑤ 들어 올리는 높이는 30cm까지만 들어올린다.
⑥ 발목펌프건강기의 밑면은 반듯해야 한다.
⑦ 바닥에는 반드시 탄력판을 붙여야 한다.
⑧ 오른다리부터 10번씩 다리를 바꾸어가면서 한다.
⑨ 아침저녁으로 500번씩 한다.

7) 손목펌프운동

발목펌프운동만으로도 온몸의 피 흐름이 좋아지기는 하지만 가로막 위로는 그 효과가 덜하다. 이때 손목펌프운동을 해주면 그 모자람을 메울 수 있다. 손목펌프운동도 발목펌프운동과 마찬가지로 온몸의 피 흐름을 좋게 하기는 하지만 가로막 위쪽에 더 큰 효과가 나타난다. 손떨림이나 손목터널증후군은 손목펌프운동이 좋다.

　손목펌프운동은 발목펌프운동이 끝난 뒤 바로 이어서 하는 것이 좋다. 발목펌프운동이 끝나고 손목펌프운동을 할 때는 발목을 발목펌프건강기 위에 올려놓아서는 안 된다. 끝나고 나서도 발목을 발목펌프건강기 위에 올려놓고 있으면 오히려 피의 흐름을 막을 수 있기 때문이다.

　목과 허리에 목 베개와 허리받침을 고이고 누워 손목 조금 위를 서로 마주보게 두드려준다. 양손이 서로 멀어질 때는 손끝에 힘을 주어 편다. 이렇게 하면 손목 속의 들핏줄이 열려 실핏줄 속의 더러워진 피가 빠르게 흘러들어온다. 두드릴 때는 힘을 빼고 두드린다. 손목펌프운동은 얼굴의 피 흐름도 좋아지게 하므로 아토피로 얼굴이 불그레한 아이가 손목펌프운동을 꾸준히 하면 얼굴빛이 좋아지고 머리도 맑아진다. 뇌에 피의 흐름이 좋아지면 신경질적인 아이도 차분해진다. 손발이 차고 머리가 뜨거운 병든 몸을 손발이 따뜻하고 머리가 찬 튼튼한 몸으로 바꾸는 운동이다.

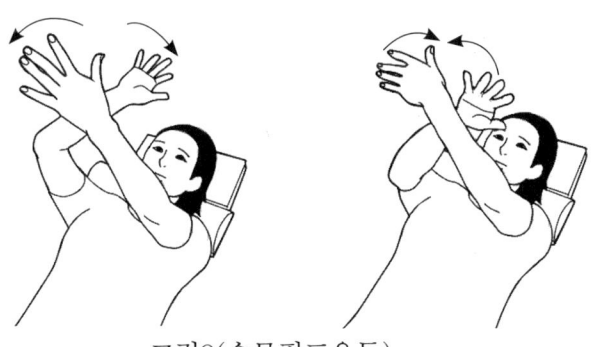

그림9(손목펌프운동)

아침저녁으로 발목펌프운동이 끝난 뒤 200번씩 한다. 발목펌프운동 500번 할 때 손목펌프운동은 200번 하는 것이 좋다.

8) 8자로 기기

이 운동은 뼈 기둥을 바로잡고 창자를 튼튼하게 하는 운동이다. 범의 걸음걸이처럼 오른손이 나갈 때 왼발이 나가고, 왼손이 나갈 때 오른발이 나간다. 배 나온 사람이 걷는 것처럼 여덟 팔(八) 자로 기는 것이 아니라, 바닥에 '8'자를 그려놓았다고 생각하고 그 위를 긴다. 말이 걷는 것을 보면 세 발은 언제나 땅을 딛고 있는 것을 볼 수 있다. 이러한 걸음걸이가 네 발 짐승의 가장 바른 걸음걸이다. 8자로 기기도 마찬가지로 오른손과 왼발, 왼손과 오른발이 같이 움직이는 것이 아니라 오른손이 땅에 닿으면 왼발이 땅에서 떨어지며 쫓아오는 것처럼 긴다. 바른 8자로 기기는 소리를 들으면 범의 걸음걸이와 비슷한 소리가 난다.

네 발로 기어 다니는 짐승은 뼈기둥이 틀어지는 일도 없으며, 창자가 굳어 묵은찌꺼기와 변비도 생기는 일이 없다. 네 발 짐승의 걸음걸이처럼 8자로 기면 창자가 옆으로 왔다 갔다 하면서 창자가 늘 움직이기 때문에 굳은 창자가 풀리고 묵은찌꺼기와 변비가 사라진다. 이와 함께 아토피의 뿌리가 되는 창자의 상처와 고름이 차츰 가라앉는다.

아토피를 막기 위해서라도 아이를 낳으면 되도록 오래 기어 다니게 하여야 한다. 옛날에는 많은 아이를 낳아 기르는데다 아침 일찍부터 해질 무렵까지 고된 일을 하여야 했기 때문에 아이들은 어른들의 보살핌을 거의 받지 못했다. 그렇게 자란 아이들은 걷기에 앞서 오래 기어다녀서 뼈 기둥이나 창자가 튼튼하였다. 아이를 한둘만 낳는 요즘은 아이를 지나치게 보살펴 아이가 걷는 시늉만 하면 걷게 하려고 안달이다. '내 아이는 몇 달 만에 걸었다'며 자랑처럼 말하는 엄마들도 흔히 볼 수 있다. 아토피가 많은 까닭이기도 하다.

아토피뿐만이 아니다. 요즘 아이들은 등이나 허리가 멀쩡한 아이가 드물다. 옛날 어르신들은 젊은 사람들이 허리가 아프다면 '젊은 놈이 허리가 어딨어?'라며 꾸짖으셨다. 허리가 아픈 것은 나이가 들어 뼈가 닳아야 아픈 것으로 아실만큼 허리가 튼튼했다. 어렸을 때 오래 기어나녔기 때문이다.

한 번에 5분씩 네 번을 기면 입덧도 가라앉는다. 내가 제주도에 갔을 때의 일이다. 나들이를 나온 젊은 신혼부부를 만났는데 쇠를 먹어도 녹일 나이에 얼굴이 말이 아니다. 물어보니 아이를 가진 몸으로 결혼을 했다한다. 아직 배가 나올 만큼은 아니었다. 8자로 기는 것을 알려주고 내가 앞서 기면서 따라해 보라고 했다. 처음엔 못 볼 것을 본 것처럼 망설이더니 꾸짖자 따라 한다. 밤늦게 전화가 왔는데 신기하단다. 다음 날 아침 만났는데 얼굴빛이 예쁘다. 이처럼 8자로 기기는 창자에 참 좋다.

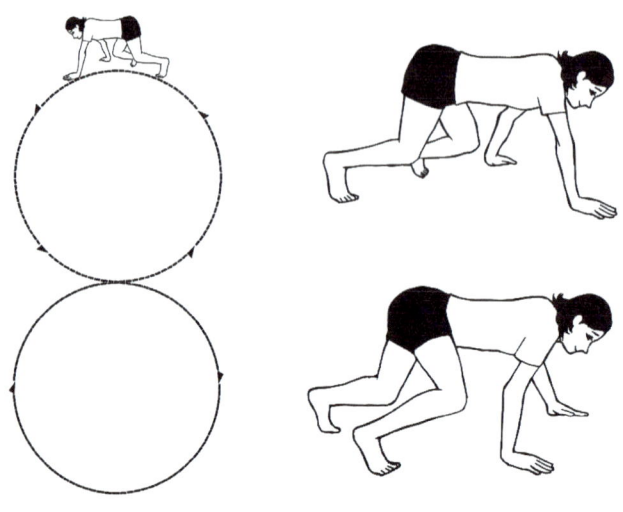

그림10(8자로 기어 다니기)

9) 부채꼴운동, 상하운동

발목이 망가지면 콩팥이 망가진다. 단단한 것이 센 것이 아니라 부드러운 것이 세다. 일본사람들은 위암은 가장 많으면서도 가장 오래 사는 사람들 가운데 하나다. 암이 목숨 줄을 짧게 하는데도 일본사람들은 오래 산다. 그 까닭은 앉는 자세 때문이다.

일본사람들은 물고기를 날 것으로 먹는 사람들이 많다. 물고기를 날 것으로 먹는 것은 불을 쓸 줄 모르는 미개인들이나 하는 짓이다. 일본은 고구려나 백제가 그들을 가르치기까지는 미개인 들이었다. 고구려와 백제가 그들을 깨우친 지도 벌써 천년이 넘었다. 이제 그들도 불을 쓸 줄 안다. 날 물고기를 아주 좋아하는 사람이 아니라면 일본사람들도 날 것으로 먹는 물고기보다는 익혀먹는 물고기가 많다. 이미 일본사람들의 창자도 날 물고기를 소화하기 힘든 창자로 바뀌었다. 이런 창자로 날 물고기를 먹으면 약해진 소화기관은 이를 소화할 수 없어 창자는 힘들어 한다. 이것이 잇따르면 힘이 부쳐 밥통의 벽이 망가지면서 암이 되어간다.

일본사람이라도 모두 날 물고기를 좋아하는 것은 아니다. 창자를 힘들게 하는 먹거리만 먹지 않는다면 일본사람들의 먹는 버릇과 앉는 자세는 본받을만하다. 적게 먹고 바르게 앉는 것은 병없이 오래 사는 길이다. 일본사람들이 앉는 것을 보면 무릎을 꿇고 앉는다. 엉덩이가 무릎보다 위로 올라오기 때문에 허리는 들어가고 등은 나오며 목은 들어가는 척추탄성곡선이 바르게 된다. 척추탄성곡선이 바르면 신경과 피의 흐름이 좋아져 모든 신진대사가 바르게 된다. 뿐만 아니라 허리가 들어가고 등이 나오면서 자세가 바르게 되니까 배를 누르지 않게 되어 창자의 움직임이 좋아지고 변비, 묵은찌꺼기, 상처와 고름이 사라지게 된다. 먹거리만 삼가면 무릎 꿇고 앉는 아이는 아토피에 걸리지 않게 된다. 이미 걸렸던 아토피도 차츰 좋아진다.

무릎 꿇고 앉는 자세는 이 밖에도 머리를 맑게 하며 마음을 가라앉게 한다. 더없이 좋은 자세이지만 무릎을 꿇고 앉아보라고 하면 발목이 뜻대로 되지 않아 무릎을 꿇지 못하는 사람들이 많다. 발목이 굳어있거나 뒤틀려 있기 때문이다. 뒤틀린 발목이라도 발목을 부드럽게 하고 가랑이마디(고관절)를 바로잡으면 무릎을 꿇을 수 있다. 발목을 부드럽게 하고 발과 발목의 고름을 가라앉게 하는 운동으로는 부채꼴운동과 상하운동이 있다.

부채꼴운동은 발목을 부드럽게 하고 발가락의 고름을 가라앉힌다. 세 번째 발가락과 네 번째 발가락이 만나는 곳을 손가락을 세워 위아래에서 꾹 눌러보면 아픔이 크게 느껴지거나 아픔이 전기가 흐르듯 퍼지는 사람들이 있는데, 그 곳에 고름이 있기 때문이다. 이런 사람들을 살펴보니 발목부터 머리까지 휘감아 돌아가며 여러 가지 병이 나타나는 것을 알고 이를 표로 만들어 둔 이가 있는데 그가 '몰톤'이라는 사람이다. 그래서 그곳의 고름을 일컬어 '몰톤씨병'이라 한다. '몰톤씨병'이 있는 사람은 아토피에도 잘 걸린다. 부채꼴운동을 꾸준히 하면 좋아진다.

등에 큰 베개를 고이고 비스듬히 누워 그림처럼 발목의 복숭아뼈 바로 윗부분을 손으로 잡고 팔꿈치를 무릎 안쪽에 붙인다. 이렇게 하면 팔과 다리가 하나로 움직인다. 나머지 손으로는 발뒤꿈치를 살며시 잡는다. 이 자세에서 발목에 힘을 빼고 부채를 부치듯이 흔든다. 발목이 굳은 사람은 이 운동이 잘 안 된다. 그런 사람일수록 발목이 부드러워질 때까지 더 열심히 하여 발목을 부드럽게 하여야 한다. 발목이 굳어있으면 콩팥이 굳게 되므로 아토피를 낫기 위해서는 부채꼴운동을 열심히 하여 발목을 부드럽게 하여야 한다.

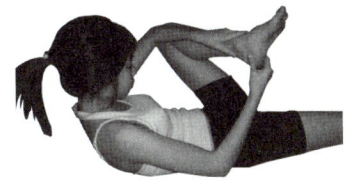
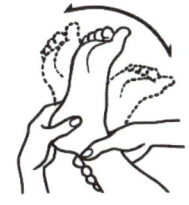

그림11(부채꼴 운동)

　복숭아뼈와 발뒤꿈치 사이를 손가락을 세워 위아래에서 꾹 눌러 보면 아픔이 크게 느껴지거나 아픔이 전기가 흐르듯 퍼지는 사람들이 있는데, 이는 그 곳에 고름이 있기 때문이다. 이런 사람들을 살펴보니 무릎부터 머리까지 휘감아 돌아가며 여러 가지 병이 나타나는 것을 알고 이를 표로 만들어 둔 이가 있는데 그가 '소오렐'이라는 사람이다. 그래서 그곳의 고름을 일컬어 '소오렐씨병'이라 한다. '소오렐씨병'이 있는 사람도 아토피에 잘 걸린다. 상하운동을 꾸준히 하면 좋아진다.

　등에 큰 베개를 고이고 비스듬히 누워 그림처럼 발목의 복숭아뼈 바로 위쪽을 위아래로 잡고 팔꿈치를 무릎 위쪽에 붙인다. 이렇게 하면 팔과 다리가 하나로 움직인다. 이 자세에서 고개를 끄덕이듯이 발목에 힘을 빼고 위아래로 흔든다. 발목이 굳은 사람은 이 운동이 잘 안 된다. 그런 사람일수록 발목이 부드러워질 때까지 더 열심히 하여 발목을 부드럽게 하여야 한다. 발목이 굳어있으면 콩팥이 굳게 되므로 아토피를 낫기 위해서는 부채꼴운동과 상하운동을 열심히 하여 발목을 부드럽게 하여야 한다.

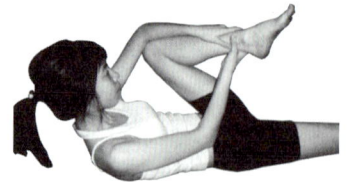 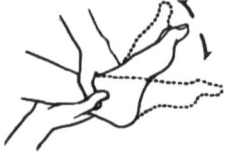

그림12(상하운동)

10) 걷기(계단 오르기, 앉았다서기)

발목이 굳은 사람은 발목에 힘이 없다. 무릎을 꿇지도 못한다. 오줌발도 힘이 없고 요실금도 생길 수 있다. 발목을 부드럽게 하고 튼튼히 하는 운동으로는 부채꼴운동과 상하운동이 좋지만 이는 눈으로 보고 배우지 않으면 바르게 하기 힘들다. 이럴 때 쉽게 할 수 있는 운동이 걷기와 계단 오르기다.

걷기는 울퉁불퉁한 곳은 좋지 않다. 발목이 망가질 수 있기 때문이다. 등산을 좋아하는 사람이라도 산에 오를 때는 몸이 좋을 때 올라야 한다. 지쳐있거나 힘이 떨어져 있을 때는 좋지 않다. 산은 땅바닥이 고르지 못해 발목이 망가지기 쉬운데 몸이 가뿐할 때는 발이 조금 삐더라도 바로 좋아지지만, 지쳐있거나 힘이 떨어져 있을 때는 발목이 조금만 삐끗해도 콩팥이 상할 수 있기 때문이다. 몸이 가뿐한 때에 산에 오르더라도 '돌다리도 두르려가며 건너는 마음'으로 올라야 한다. 발걸음을 옮길 때는 반드시 땅을 보아 발이 어디에 놓일지 생각하며 올라야 하며, 아름다운 곳을 보고 싶을 때는 두 발을 땅에 붙인 다음 보도록 한다. 이렇게만 한다면 산에 오르는 것을 즐기더라도 콩팥이 망가지는 것을 막을 수 있다.

 계단 오르기는 산을 오르는 것과는 달리 발이 어디에 놓일지 미리 알 수 있을 뿐만 아니라 오른 발과 왼 발의 내딛는 폭이 같아 엉덩뼈를 바로잡는데도 좋다. 막힌 곳이어서 답답하다면 공원과 같은 트인 곳에 있는 계단을 오르내리면 된다.

 앉았다서기란 두 발을 어깨너비로 벌리고 발을 가지런히 한 다음 그림과 같이 등을 굽히지 말고 곧은 자세로 앉았다 서는 것을 말한다. 등이나 허리를 굽히면 효과가 떨어진다. 이 운동을 바른 자세로 한 번에 백 개를 할 수 있게 되면 웬만한 산은 쉬지 않고 한 번에 오를 수 있게 된다. 창자와 허리가 튼튼해져 나온 배가 들어가고 처진 허리살도 달라붙게 되며, 배앓이가 잦은 아이도 차츰 좋아진다. 아토피 때문에 키가 잘 자라지 않는 아이도 이 운동을 하면 키가 잘 자란다.

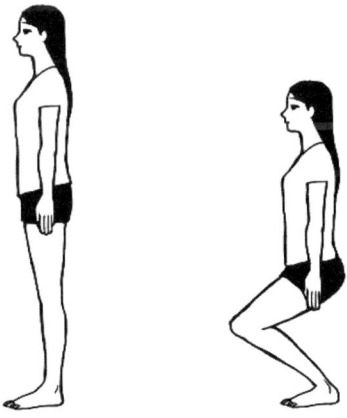

그림13(앉았다서기)

2. 아토피 완치에 좋은 열한 가지 특수요법

1) 아토피에 나쁜 잠자리, 좋은 잠자리

(1) 아토피를 도지게 하는 나쁜 잠자리

가장 모진 고문 가운데 하나가 잠을 못 자게 하는 것이다. 잠을 며칠만 자지 못해도 우리 몸은 엉망이 되고 만다. 하물며 깊은 잠 한 번 들지 못하는 아토피 아이들의 밤은 얼마나 길고 어두울까? 이런 아픔은 마음만 바꾸면 얼마든지 벗어날 수 있는데 돈이나 성적이 먼저인 학부모 때문에 아이는 잠을 못 이룬다. 이 또한 사랑을 가장한 고문의 다른 모습에 지나지 않는다. 아무리 모진 고문도 그 끝이 있게 마련이지만 아토피로 잠 못 이루게 하는 고문은 그 끝이 보이지 않는다. 시작은 있어도 끝이 보이지 않는 고문. 그 시작은 돈과 성적에 대한 집착이요, 그 끝은 아이의 꼬이고 뒤틀린 운명으로 이어진다.

부드러운 침대는 무거운 뼈 기둥을 받쳐줄 수 없어 뼈 기둥을 틀어지게 하고, 살갗을 감싸버리니까 살갗이 숨을 쉴 수 없어 살갗을 망가뜨리며 허파와 콩팥을 병들게 한다. 창자가 굳어져 묵은찌꺼기와 변비가 생기고 뇌로 가는 피의 흐름이 나빠져 머리가 무거워지며 뒷목 이 뻐근하게 된다. 부드러운 침대에 자는 것만으로도 아이들의 살갗과 허파에는 고문이 시작된다. 게다가 이부자리에 섬유유연제를 쓰는 것도 모자라 살균 성분이 들어있는 방향 탈취제까지 뿌려댄다. 고문도 이런 고문이 없다. '아토피에 나쁜 냄새, 좋은 냄새' 에서 방향 탈취제나 섬유유연제 따위가 허파와 뇌를 얼마나 망가뜨리는지 알 수 있었다. 이런 고문을 받고도 멀쩡할 허파가 어디 있겠으며, 멀쩡한 뇌가 어디 있겠는가?

지난여름 사다리 꼭대기에서 떨어지면서 사다리 다리 사이에 발이 끼어 부러졌다. 얼굴은 사다리에 부딪치면서 이마와 콧등이 찢어져 많은 피를 흘렸다. 처음에는 얼굴에 흐르는 피 때문에 발이 부러진 지도 몰랐다. 시간이 흐르면서 발이 부어오르고 욱신거려 잠을 이룰 수 없었다. 아침 일찍 구급차를 불러 응급실로 실려 가서 사진을 찍어보니 발뒤꿈치 뼈가 엉망으로 으스러졌다. 시골에서는 수술이 어렵다하여 서울로 가서 수술을 받았다. 그때부터 퇴원할 때까지 열흘 남짓 병원에 있는데 침대가 그토록 나쁜지 뼈저리게 느낄 수 있었다. 도무지 깊은 잠이 들지 않았다.

발이 부러지지 않았을 때는 하루에 2~3시간 자면서 일을 해도 쓰러지지 않을 만큼 힘이 넘쳤다. 다들 나를 보고 철인이라 했다. 내가 그렇게 힘차게 일을 해 나갈 수 있었던 것은 잠자리 때문이었다. 난 누우면 바로 잠에 빠져 든다. 그래서 비록 2~3시간을 자도 다른 사람 8시간 자는 것과 큰 차이가 없다. 침대에서 자는 사람은 8시간 누워만 있을 뿐 잠든 시간은 3시간을 넘기 힘들다. 난 2~3시간 자더라도 깊은 잠을 잘 수 있으니 8시간 침대에 누워있는 사람들에게 뒤지지 않는 힘으로 일을 할 수 있었던 것이다.

(2) 아토피를 고치는 좋은 잠자리

오동나무로 된 잠자리에서 목과 허리에 목 베개와 허리받침을 고이고 잠을 자면 뼈기둥이 바르게 되고, 살갗이 숨을 쉴 수 있어 튼튼해진다. 자는 동안 우리 몸은 피가 고이는 것을 막으려고 8시간에 7천 번 남짓 스스로 떤다. 오동나무 위에서 자면 살갗을 두드려주어 피가 잘 돌게 되므로 염통과 콩팥이 튼튼해진다. 살갗에는 느낌신경이 모여 있어 오동나무에서 자면 느낌신경이 좋아진다. 느낌신경이 좋아지면 굳은 창자가 풀려 변비와 묵은찌꺼기가 사라진다. 창자가 좋아지면 머리가 맑아진다. 피가 잘 흐르고 머리가 맑아지면 잠도 잘 자게 된다. 오동나무 위에서 자는 것은 아토피의 아픔으로부터 벗어나는 첫걸음이다.

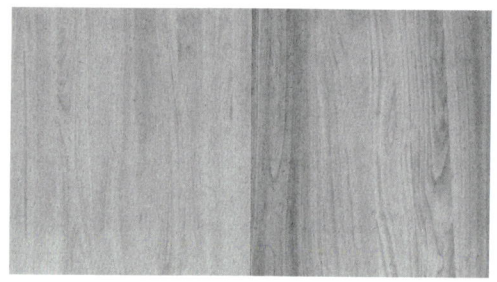

그림14 오동나무 잠자리(평상)

2) 목 베개

목뼈에는 날핏줄(동맥)이 들어갈 수 있는 구멍이 양옆으로 하나씩 뚫려있다. 이 구멍은 목 날핏줄이 찢어지거나 끊어지는 것을 막으려고 만들어진 진화의 산물이다. 목이 바른 자세라면 목은 목 날

핏줄을 지키는 구실을 하지만 목이 틀어지면 이야기는 달라진다. 오히려 흐름을 막는 걸림돌이 되고 만다. 뿐만 아니라 뇌로부터 나온 신경이 온몸으로 뻗어나가려면 반드시 목을 지나야 하는데, 목이 바르지 못하면 신경의 흐름에 걸림돌이 되고 만다.

사람은 무거운 머리를 약한 목뼈 위에 얹고 있기 때문에 목뼈가 눌려서 어긋나기 쉽다. 목 베개는 목뼈가 어긋난 것을 고쳐 주고 피를 잘 흐르게 한다. 목 베개는 숨골(연수)을 바르게 한다. 숨골은 숨쉬는 것을 다스려 목숨을 지켜주는 곳이다. 따라서 목숨으로 볼 때에는 숨골은 큰뇌나 작은뇌보다도 더 값진 곳이다. 숨쉬기는 허파에도 힘을 미친다. 살갗이 제구실을 못하는 아토피 아이들의 허파는 늘 지쳐있다. 허파가 지쳐있는 아토피 아이에게 있어 좋은 목 베개 하나는 열 의사보다 좋은 도우미가 된다.

목 베개를 쓰면 네 번째 목뼈가 바로잡힌다. 목뼈가 바르게 되면 눈, 안면신경, 허파, 가로막, 간, 부신, 염통, 비장, 코, 이, 목, 두통, 불면 같은 네 번째 목뼈 때문에 생기는 모든 병이 좋아진다. 또한 뇌척수성 뇌막염, 뇌암, 신경쇠약, 빈혈, 이아픔 및 귀의 아픔은 목뼈 2~6번이 어긋나서 생긴다. 충치는 어깨가 엉키는데서, 어깨가 엉키는 것은 목뼈 3~4번이 어긋나는 데서 생긴다. 목뼈 3~4번은 갑상선을 다스린다. 갑상선과 부갑상선, 부갑상선과 칼슘, 칼슘과 잇몸고름은 뿌리가 같다. 이 모든 것을 목 베개로 바르게 할 수 있다.

(1) 목 베개의 바른 사용법

① 그림과 같이 높낮이 조절판으로 자신의 목에 맞게 높이를 맞춘다.

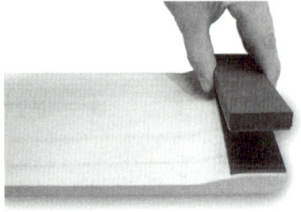 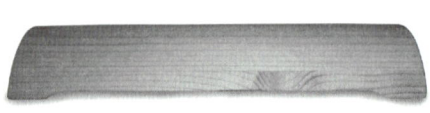

그림15(오동나무 목 베개 높이 맞추기)

② 그림과 같이 수건을 가지런히 목 베개 위에 올려놓는다. 수건은 살갗에 닿기 때문에, 결이 고운 수건을 쓰는 것이 좋다.

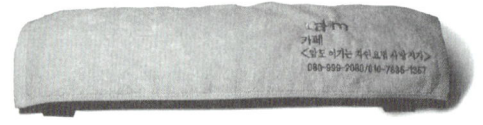

그림16(오동나무 목 배게 위에 수건 올리기)

③ 그림과 같이 뒤통수 밑에 탄력받침대를 고이고, 목 베개를 베고 그대로 자면 된다.

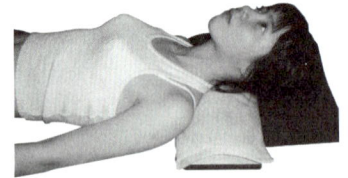

그림17(뒤통수 밑에 탄력받침 고이기)

(2) 아토피로 굳어진 목이나 아픔 때문에 움직이기 힘든 목을 풀어주는 운동

아토피의 상처가 깊어지면 몸이 굳어가면서 목이 뻣뻣해지거나 아픔 때문에 목을 가누기 힘들어질 때가 있다. 목을 바로잡고 굳은 목을 풀려면 아래와 같은 운동을 하면 좋다. 이렇게 하면 굳은 목이 부드러워지고 목이 망가지는 것을 막을 수 있다. 잘못된 자세로 잠자다 목이 아파서 돌리기 힘들 때도, 아래와 같이 목을 부드럽게 돌려주면 목이 한결 부드러워진다.

① 먼저 그림과 같이 목 베개를 베고 누워 10~20분 동안 기다린다. 이렇게 하면 눌렸던 목뼈가 풀리면서 제자리로 되돌아간다.

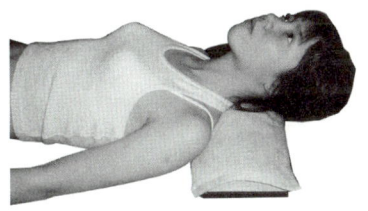

그림18(목 베개 베고 눕기)

② 이번에는 그림과 같이 머리를 오른쪽 왼쪽으로 조금씩 돌린다. 이때 너무 크게 움직이는 것은 좋지 않다. 너무 빨리 돌려서도 안 되며 1초에 한두 번의 빠르기로 돌리는 것이 좋다.

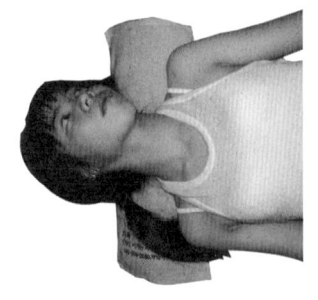
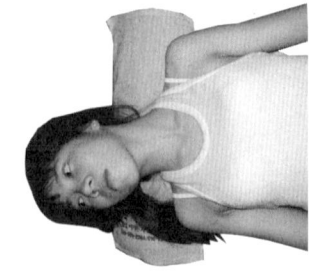

그림19(목 배게 고이고 고개 돌리기)

③ 1분 움직이고 1분 쉬는 꼴로 목이 풀릴 때까지 한다. 너무 많이 하면 오히려 목이 뻣뻣해지고 탈이날 수 있다. 다급하게 하려하지 말고 천천히 해야 한다. 또한 목 뒤에서 목을 감싸듯이 흐르고 있는 승모근이 꼬이지 않게 너무 크게 흔들지 말고 조금씩만 흔드는 것이 좋다. 그러려면 흔드는 폭이 가운데에서 30°를 넘지 않아야 한다.

(3) 목베개와 바른 잠자리

사람은 뇌를 지키려고 뼈기둥이 앞뒤로 휘었다. 땅과 부딪칠 때 생기는 힘을 발과 뼈마디, 그리고 휜 뼈기둥이 줄여주어 뇌를 지켜준다. 목과 허리는 들어가고 등과 엉덩이는 나오게 해서 스프링처럼 튕기는 탄력을 얻을 수 있다. 뼈기둥이 바르게 휜 사람은 뼈에 아픔이나 병이 없다. 뇌도 부딪치는 힘으로부터 지킬 수 있어 머리는 항상 가볍고 맑다. 뇌암을 막을 수 있고 머리가 좋아지며 잠도 잘 자게 되며, 마음도 가벼워 우울한 마음이 생기지 않는다.

그림과 같이 허리에 허리받침을 넣고 다리를 탄력이 좋은 띠로 묶어 엉덩뼈와 다리의 어긋남을 막으면서 목 베개를 베고 자면 된다.

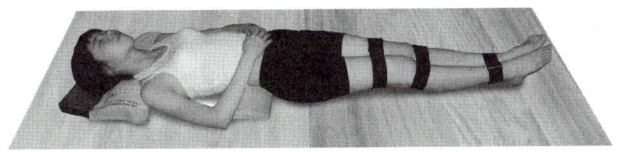

그림20(바른 잠자리 모습)

해보지 않는 사람들은 '저런 모습으로 어떻게 잠을 잘 수 있냐?'
고 생각하지만, 이렇게 허리받침을 허리에 넣은 채 다리를 끈으로
묶고, 목 베개를 베고 누워있으면 얼마나 편한지 모른다.

(4) 허파와 염통, 간을 튼튼하게 하는 건강법

등이 굽은 사람들이 많은데, 등이 굽게 되면 새가슴(pigeon breast)과 같은 모습이 된다. 이렇게 되면 가슴속에 들어있는 염통과 허파를 누르게 되어 염통과 허파가 제구실을 못하게 된다. 또한 등에도 신경과 핏줄의 흐름이 나빠지면서 등에 찌꺼기가 쌓이고 근육이 뭉치며 살갗이 거칠어지는데, 그대로 두면 거북등이 되어 목까지 망가질 수 있다. 이럴 때 다음과 같이 허파와 염통으로 가는 신경을 두드려 주면 그곳으로 가는 신경의 흐름이 좋아져 튼튼해진다. 이와 함께 허파의 바로 아래를 흐르는 쓸개나 간으로 가는 신경의 흐름을 좋게 하여 쓸개와 간도 튼튼해진다.

① 그림과 같이 무릎을 꿇고 앉아서 목 베개의 둥근 곳이 등뼈에

닿도록 두드려준다.

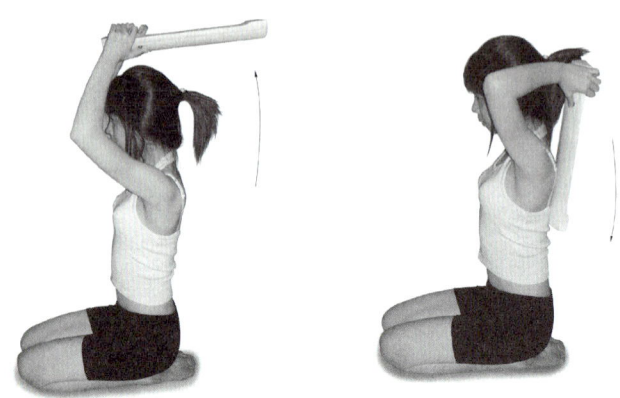

그림21(목 베개로 등 두드리기)

② 그 다음 그림과 같이 등에 목 베개를 넣고 손을 위로 뻗어 몸에 힘을 빼고 발끝을 밀었다 당기기를 5분 동안 한다.

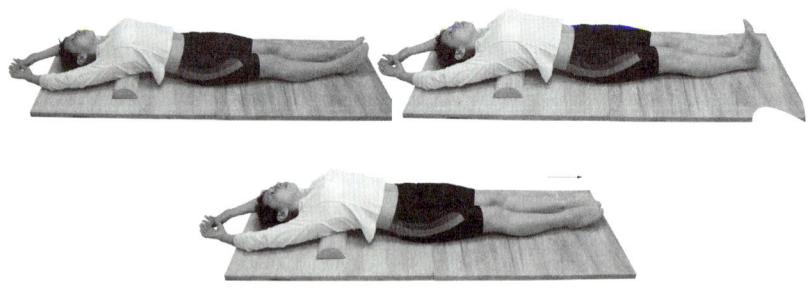

그림22(등에 목 베개 넣고 발 밀었다 당기기)

③ 다음으로는 다리를 그림과 같이 띠로 묶고 구부려 왔다갔다 한다. 이렇게 하면 등 근육을 보다 쉽게 풀 수 있을 뿐만 아니라, 허리도 부드러워져 허리가 망가지는 것까지 막을 수 있다.

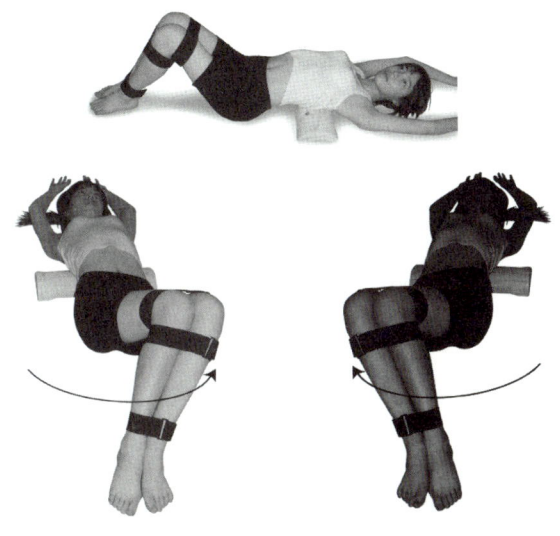

그림23(다리 굽히고 돌리기)

(5) 살갗밑기름을 없애고 뱃살을 빼며 굵은 허리를 가늘게 하는 운동

아이를 튼튼하게 자라게 하고 싶다면 다소 마른 듯 키워야 한다. 어른들이 보았을 때 복스럽다고 느끼면 벌써 뚱뚱세포가 자라고 있다고 보면 된다. 배가 나오면 창자에 탈이나고 있다는 것을 알아야 한다. 아토피에 한 걸음 다가서고 있다는 뜻이기도 하다. 뱃살이 찌고, 허리가 두꺼워지면 뼈마디와 발목이 짓눌려 뼈마디와 발목은 늘 지치게 된다. 지친 뼈마디와 발목은 언제든지 탈 날 수 있다. 발목의 탈은 아토피 아이들의 콩팥을 망가뜨려 살갗을 더 힘들게 할 수 있다.

발목이 망가지면 콩팥에 고름이 생기고 이어 간과 염통까지 망가 뜨리므로, 발목은 몸의 주춧돌이 아닐 수 없다. 따라서 뱃살을 빼고 허리를 가늘게 한다는 것은 아름다움을 넘어 아토피는 물론 뼈마디 아픔이나 허리아픔, 앉은뱅이 같은 갖가지 병을 막는 지름길이 된다. 뱃살을 빼고 허리를 가늘게 하는 운동은 다음과 같다.

① 목 베개의 둥근 곳을 아랫배 쪽으로 당겨 허벅지에 올려놓은 다음, 머리가 땅에 닿을 만큼 온몸에 힘을 빼고 그림과 같이 인사를 하듯이 윗몸을 구부린다. 이 자세에서 숨을 다 내뱉고 참을 수 있을 때까지 참는다. 참기 힘들면 들이 마시면서 일어나기를 되풀이한다.

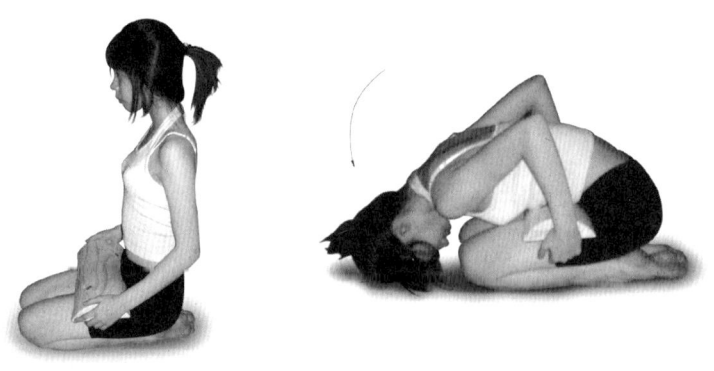

그림24(배에 목 베개 넣고 앞으로 굽히기)

② 그림과 같이 목 베개의 둥근 곳을 아랫배에 넣고 엎드려 숨을 들이 마신다. 참을 수 있을 때까지 참다가 참기 힘들면 내쉬기를 되풀이한다. 이렇게 하면 아랫배를 고르게 눌러 뱃살을 빼는데 도움이 된다.

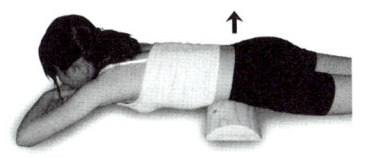 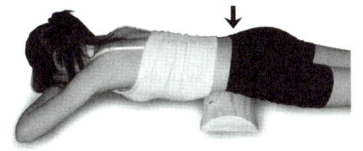

그림25(아랫배에 목 베개 넣고 엎드리기)

(6) 허리받침으로 허리건강 되찾기

우리 겨레는 그 어디에도 내 놓아도 남부러울 것이 없는 문화유산을 지닌 겨레이다. 된장이 그렇고 청국장이 그러하며, 김치가 그렇고 고추장이 그러하다. 그 무엇보다 자랑스런 우리만이 모르고 있는 위대한 문화유산은 '온돌'과 '한글'이다.

가끔 방송에 나오는 돈푼이나 있어 보이는 사람들 집을 들여다보면 벽난로가 보인다. 집에 순금으로 만든 황금송아지를 가지고 있으면서 도금된 마차를 타고 다니는 것을 부러워하는 꼴이나 다름없다.

온돌은 온누리 사람들을 따뜻하게 품어줄 수 있는 우리 겨레만이 지닌 잠자리의 꽃이다. 세계인들은 온돌의 과학성에 놀란다. 우리만이 우리 온돌의 값어치를 모른다. 문명이 앞선 곳일수록 온돌은 부러운 잠자리가 되고 있다. 아무리 뛰어난 첨단과학이라도 온돌을 넘어설 잠자리는 없기 때문이다. 사랑지기 연수원의 잠자리는 모두 온돌이다. 이 또한 자연의학의 과학성과 합리성을 보여주는 셈이다.

온누리의 모든 겨레가 다 써도 모자람이 없는 큰 글 '한글'은 그 값어치에 있어 온돌에 뒤지지 않는 모든 글의 꽃이다. 잘난 체하는 사람들이 쓴 글을 보면 한글보다는 한자가 많다. 온통 한자투성이인 것도 자주 볼 수 있다. 참 못난 사람들이다. 큰 글 '한글'을 가지고 있으면서도 '한글'이 얼마나 큰 글인지 모르는 바보다. 바보가 잘난 체하는 나라, 꼴불견이다.

못난 사람들이 그리도 떠받드는 한자가 얼마나 못난 글인지 아는 사람들은 다름 아닌 중국 사람들이다. 세계에서 문맹률이 가장 높은 나라는 어느 나라였을까? 중국이 한자를 버리지 않았을 때는 중국을 따라갈 나라가 없었다. 이제는 중국이 한자를 버렸기 때문에 부끄러운 1위는 내주었지만 적어도 그들은 한자가 못난 글이라서 부끄러워했다. 어찌 자기나라 글을 모두 아는 사람이 만 명 가운데 한 명도 없을 만큼 못난 글이 있을 수 있겠는가? 그런데 그런 못날 글이 바로 한자이다.

그들이 가장 우러르는 사람은 모택동이다. 모택동도 모든 한자를 알지는 못했다. 그는 1951년에 "한자는 반드시 뜯어고쳐 소리글자 쪽으로 나아가지 않으면 안 된다"고 말했고, 중국의 근대문학을 낳은 아버지라 할 수 있는 노신(루쉰)은 "한자가 없어지지 않으면 중국은 반드시 망한다."고 까지 말했을 만큼 중국의 지식인들은 한자를 부끄러워했다. 그들이 그토록 버리고자했던 한자를 떠받드는 사람들, 참 못났다. 더 한심한 것은 자신이 지식인인 것으로 착각하며 산다는 것이다.

이처럼 우리는 영국 옥스포드 대학에서도 가장 뛰어난 글로 우리를 만큼 큰 글인 '한글'과 '온돌'을 지니고 있지만 부끄러운 얼굴도 많다. 그 으뜸이 40대 사망률 세계 1위이며, 이와 함께 허리수술 세계 1위라는 부끄러운 얼굴이다. 허리 아픈 사람들이 많아서일까? 아니다. '행위별 수가제'가 낳은 부끄러운 얼굴이다. 고양이에게 물고기를 맡겨두었으니 어찌되겠는가?

'행위별 수가제'는 수술 한 번하면 얼마, 주사 한 번 놓으면 얼마 하는 따위로 행위를 많이 할수록 돈을 많이 받는 제도이다. 앞선 나라에서 많이 하고 있는 '포괄수가제'는 치료를 한 번 받는데 행위의 많고 적음을 따지지 않고 고루 주는 것을 말한다. 친일청산 하려던 대통령의 목숨까지 잃게 만든 우리의 의식수준에서는 의료제도의 혁명이 절실하다.

어느 의사의 고백에서 알 수 있듯이 허리수술 받은 사람 거의가 수술을 해서는 안 될 사람들이다. 허리 수술을 해야 할 사람은 물렁뼈 속의 빨간 것(수핵)이 흘러나온 사람으로서, 이런 사람은 10%도 안 된다. 나머지 사람들은 이제부터 배우게 될 운동으로 얼마든지 완치할 수 있다.

이 운동은 허리뿐만이 아니라 목뼈와 등뼈의 뒤틀림도 바로잡아 준다. 뼈와 뼈 사이에는 구멍(추간공)이 있어 이곳으로 신경과 핏줄이 빠져나온다. 뼈 기둥(척주)이 바르면 신경과 핏줄을 지켜주는 구실을 하지만 어긋나 있을 때는 신경과 피의 흐름을 가로막는 걸림돌이 된다.

그림에서 볼 수 있듯이 저마다의 뼈 사이에서 빠져나오는 신경은 이의 다스림을 받는 기관이나 세포가 다르다. 여섯 번째 등뼈가 틀어지면 밥통으로 가는 신경의 흐름이 막혀 밥통이 나빠지고, 그 아래 뼈가 어긋나면 췌장이 나빠진다. 창자와 뼈 기둥이 튼튼하면 어떤 병도 생기지 않는다. 병이 생기더라도 창자와 뼈 기둥만 튼튼하게 해주면 어떤 병이라도 고칠 수 있다.

아토피를 낫고자 한다면 창자는 물론 뼈 기둥이 튼튼해야 한다. 이제부터 배우는 허리 운동은 아토피 아이들에게 더없이 값진 선물이 될 것이다.

이 운동은 네 가지로 이루어져 있다.

그림처럼 목과 허리에 목 베개와 허리받침을 넣고 눕는다. 허리받침의 가운데 위에 세 번째 허리뼈가 놓이도록 한다. 누워서 허리받침이 위로 올라오지 않도록 손으로 막는다. 이 자세에서 누워서 걷는다. 걸을 때 무릎이 벌어지면 안 된다. 움직임은 되도록 크게 한다. 다리를 뻗을 때는 종아리가 바닥을 힘차게 두드리게 한다. 한 번에 300~500번씩 하루 두세 번 한다.

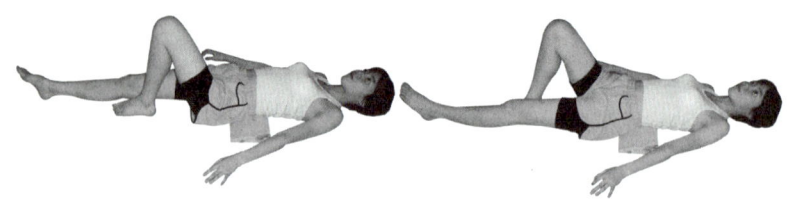

그림26(누워서 걷기)

띠로 발목과 무릎을 묶고 눕는다. 허리받침의 가운데 위에 세 번째 허리뼈가 놓이도록 한다. 누워서 허리받침이 위로 올라오지 않도록 손으로 막는다. 다리를 굽히고 오른쪽왼쪽으로 왔다 갔다 한다. 너무 많이 움직이면 엉덩이뼈 돌기가 상할 수 있으니 가운데에서 30°가 넘지 않아야 한다. 한 번에 200~300번씩 하루 두세 번 한다.

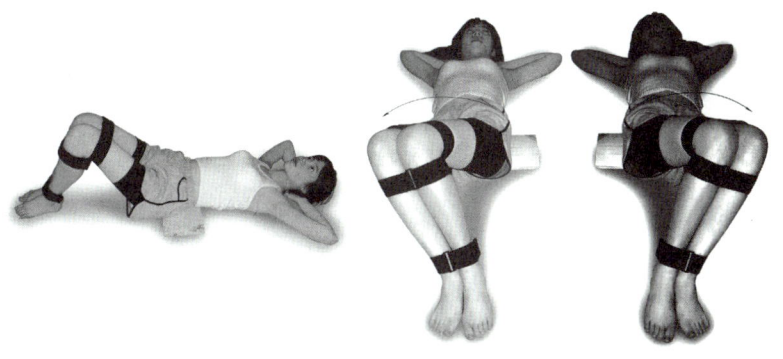

그림27(다리 묶고 왔다 갔다 하기)

띠로 발목과 무릎을 묶고 눕는다. 허리받침의 가운데 위에 세 번째 허리뼈가 놓이도록 한다. 누워서 허리받침이 위로 올라오지 않도록 손으로 막는다. 다리를 쭉 펴서 무릎을 바닥에 붙게 한다. 무릎이 들리지 않게 하면서 다리를 번갈아가며 엉덩이 쪽으로 올렸다 내린다. 움직이는 폭이 클수록 좋지만 허리가 움직여서는 안 된다. 이렇게 하면 허리만 좋아지는 것이 아니라 질, 아기집, 오줌길, 전립선, 똥구멍을 문지르고 주물러주어 튼튼하게 한다. 한 번에 100번씩 하루 두세 번 한다.

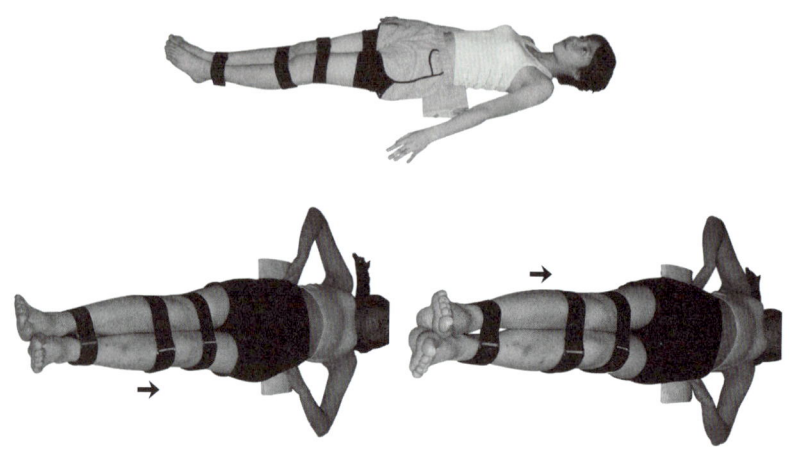

그림28(다리 묶고 엉덩이 비틀기)

따로 발목과 무릎을 묶고 눕는다. 허리받침의 가운데 위에 세 번째 허리뼈가 놓이도록 한다. 누워서 허리받침이 위로 올라오지 않도록 손으로 막는다. 이 자세에서 다리를 굽혔다 편다. 굽힐 때는 발뒤꿈치가 엉덩이에 닿을 만큼 굽히고 펼 때는 종아리를 바닥에 두드린다. 허리만 좋아지는 것이 아니라 가랑이마디(고관절)의 어긋남이 바로잡히고, 무릎이 튼튼해진다. 한 번에 100번씩 하루 두세 번 한다.

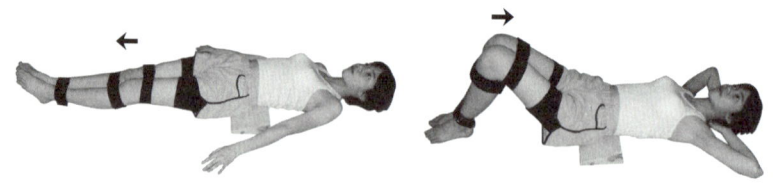

그림29(다리 묶고 굽혔다 펴기)

3) 손발이 찬 것을 고치는 무릎아래찜질(각탕)

아토피 아이들은 살갗이 좋지 않아 몸이 차게 되므로 손발이 차다. 무릎아래찜질은 손발의 피의 흐름을 도와서 손발이 차고 머리가 뜨거운 병든 몸을, 손발이 따뜻하고 머리가 찬 튼튼한 몸으로 바꾸어 준다.

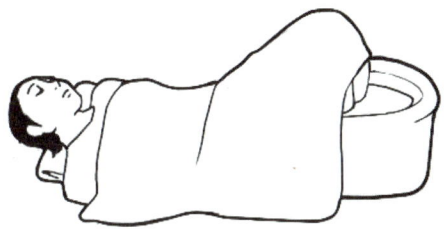

그림30(무릎아래찜질)

날마다 낮 3시가 지나면 20분씩 무릎아래찜질을 한다. 아토피는 물론 고뿔이나 콩팥병, 고혈압, 당뇨병, 통풍 등 거의 모든 난치병을 막거나 낫게 한다. 아토피도 피의 흐름이 좋지 않아 생길 뿐만 아니라, 몸이 차고 굳어져서 생기기 때문에 무릎아래찜질은 매우 좋다. 무릎아래찜질을 한 뒤에는 땀과 함께 빠져나간 소금과 비타민C와 미네랄을 먹어 주어야 한다. 그러므로 무릎아래찜질 뒤에는 감잎차와 바다풀소금을 꼭 먹어야 한다.

발이 망가지면 염통, 핏줄, 콩팥이 망가진다. 발이 차가워지면 코에 고름이 생겨 기관지염과 허파고름(폐렴)에 이르게 된다. 손이 망가지면 허파가 나빠져서 이산화탄소를 비롯한 갖가지 찌꺼기를 내보내기 어려워지고 산소와 질소를 받아들이는 것도 힘들게 된다.

　무릎아래찜질을 하면, 아토피나 고뿔, 당뇨병, 콩팥병, 염통병, 손발찬 것, 통풍에 아주 좋다. 그 밖에도 머리아픔, 고열을 비롯한 모든 열병환자, 허파결핵, 허파고름, 늑막염, 뇌염, 요독증, 생리통, 밥통병, 간병, 마취제의 탈에 좋다. 또한 아이 갖은 사람, 잠 못드는 사람, 피가 잘 안도는 사람, 심근경색, 약물중독, 호흡곤란, 홍역, 천연두, 성홍열, 장티푸스, 수두, 풍진, 신경통, 류머티즘, 빈혈, 골연화증, 생리불순, 발육부진, 산 중독 을 비롯한 거의 모든 병에 좋다.

(1) 무릎아래찜질과 전자파 그리고 누전 위험

　무릎아래찜질은 발목펌프건강법과 함께 피를 잘 돌게 하는 좋은 건강법이지만 전자파나 누전위험으로부터 벗어나기 힘들다. 전자파와 누설전류는 전기를 쓰면 생긴다. 물을 쓰지 않는 무릎아래찜질기는 물을 쓰지 않기 때문에 누전에 따른 감전위험이 없을 뿐만 아니라 무릎아래찜질을 하면서 모관운동이나 붕어운동까지 할 수 있어 아주 좋다.

(2) 무릎아래찜질은 땀만 내면 되는가?

　나돌고 있는 무릎아래찜질기는 거의가 무릎아래찜질의 뜻조차 모르고 땀만 내려고 만든 것들이다. 언제가 엉터리 무릎아래찜질기를 바로잡고자 만든 사람을 만난 적이 있다. 무릎아래찜질기의 잘못을 알려주었지만 '무릎아래찜질은 땀만 내면 된다'며 들으려 하지 않았다. 그때 내 말을 듣고 바로잡았다면 이런 엉터리 무릎아래찜질기들로 다리에 붉은 흉터를 남기는 죄를 짓는 일은 없었을 것이다.

무릎아래찜질은 땀만 내려는 것이 아니다. 그런데도 오로지 땀만 내면 된다는 생각으로 하는 사람들은 한살이 동안 없앨 수 없는 흉터를 지니고 살 수 있다. 적어도 겨레의 몸을 다스리는 일을 하는 사람은 나쁜 먹거리나 엉터리 건강기를 만들어서는 안 된다. 45℃가 넘어가는 무릎아래찜질기는 가까이 하지도 말아야 한다.

가로막아래찜질(반신욕)은 가로막 위의 틀(장기)은 차게 하고 가로막 아래의 틀은 뜨겁게 하여 어울림을 어거지로 깨뜨린다. 오장육부의 어울림이 깨지면 아토피를 비롯한 갖가지 병에 걸릴 수 있다. 아토피 아이들에게 가로막아래찜질을 시켜서는 안 된다.

4) 허파고름, 기침, 염통병, 콩팥병에 좋은 겨자찜질

아토피 아이들은 숨길과 허파가 나쁘기 때문에 고뿔이나 허파고름에 걸리면 큰 탈이 날 수 있다. 겨자찜질은 허파고름, 기침(늑막염, 허파결핵, 후두결핵, 고뿔), 신경통, 어깨가 뻐근할 때, 중이염, 충수염, 히스테리, 피로회복, 인후염, 염통병, 콩팥병에 참 좋다.

55℃ 안팎의 따끈한 물에 겨자와 통밀가루를 7:3으로 섞어 반죽을 만든다. 살갗이 여린 어린이는 겨자와 밀가루를 같이 한다. 갓난아이는 밀가루 쪽을 많이 한다.

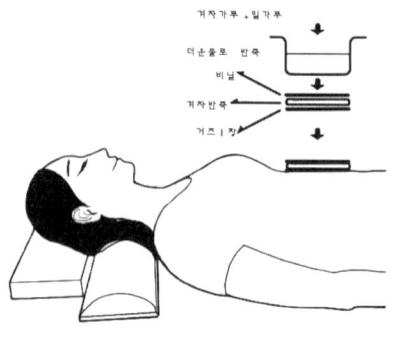

그림31 (겨자찜질)

그런 다음 천에 약 3mm 안팎의 두께로 바른다. 크기는 가슴은 가슴을 덮을 만큼이면 된다. 그 위에 천을 대고, 천 쪽을 탈이난 곳의 살갗에 붙인다. 처음에는 따끔따끔하다가 차츰 화끈화끈 뜨거워진다.

화끈거리면 겨자반죽 천의 끝을 들어 보고 살갗이 붉게 되어 있으면, 천을 떼어내고 따뜻한 물수건으로 가볍게 닦아낸 뒤, 마른수건을 덮어둔다. 5분 안에 빨갛게 되면 좋으며, 탈도 가벼운 것으로 볼 수가 있다. 20분이 지나도 빨갛게 되지 않거나, 빨갛게 되어도 곧 없어지면 병이 깊다는 것을 나타낸다. 20분이 지나도 빨갛게 되지 않을 때는 잠시 멈추고, 토종오이를 붙여 살갗이 망가지는 것을 막는다. 40~50분 지난 다음 다시 찜질을 한다.

허파고름은 빨갛게 되지 않으면 몇 번이라도 빨갛게 될 때까지 되풀이한다. 이럴 때에는 20분 동안 붙이고, 40분 동안 쉬었다가 다시 20분 동안 붙여준다. 한 시간에 한 번씩 해야 한다. 이때 빨갛게 되지 않는다고 해서 그만두어서는 안 된다. 의사도 손을 든 허파고름 환우가 열한 번 만에 빨갛게 된 뒤에 열이 내려간 때도 있었다.

겨자반죽 때문에 살갗이 헐 때에는 토종오이를 붙인다. 토종오이가 없으면 올리브기름이나 물마그밀을 섞어 바른다. 토종오이 물을 짜서 바르면 더 좋다. 무릎아래찜질과 같이 할 때는 여름에는 무릎아래찜질을 한 뒤에 겨울엔 무릎아래찜질을 하기에 앞서 하는 것이 좋다.

5) 변비와 묵은찌꺼기를 없애 아토피를 고치는 자연의학 관장

창자 속의 독을 없애고 묵은찌꺼기를 내보내 여러 가지 병을 막거나 낫는다. 창자의 고름이나 상처를 없애고 모자란 물을 채워준다. 아토피는 창자 속의 묵은찌꺼기와 독 때문에 창자 미끈막에 상처와 고름이 많다. 아토피 아이가 자연의학 관장을 하지 않고 아토피를 낫고자하는 것은 우물에서 숭늉 찾는 것보다 어리석은 일이다.

어린아이가 갑자기 쓰러지거나 열이 오를 때 관장을 하면 열이 내리고 아이는 바로 일어서게 된다. 뇌일혈과 중풍도 관장을 하면 바로 풀린다. 일사병이나 뇌염이 걱정될 때도 관장을 하면 좋아진다.

관장은 창자가 비어 있을 때 하면 더 좋다. 밥 굶기를 할 때는 반드시 관장을 한다. 병원에서 하는 관장은 자칫 돌이킬 수 없는 큰 탈을 부를 수 있으므로 반드시 자연건강 관장을 해야 한다. 관장은 된장찜질과 함께하면 더 좋다. 된장찜질할 때는 예비관장을 하고 된장찜질이 끝난 뒤에는 본관장을 한다.

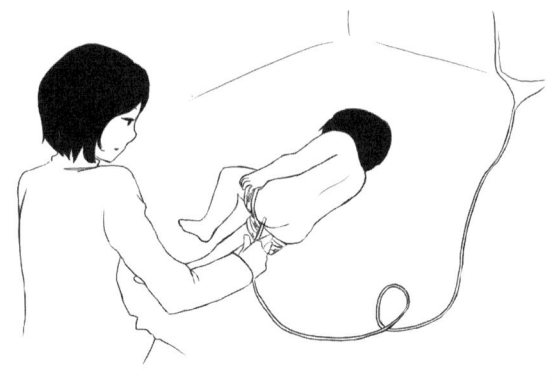

그림32(자연의학 관장)

① 물에 물마그밀 1%와 구운 소금 1~2 찻숟가락을 넣고 여기에 더운물을 부어 27℃로 만든다.
② 바로 누워 무릎을 굽힌 자세에서 다리를 자연스럽게 벌린다.
③ 똥구멍과 관장기 끝에 올리브기름을 바르고 똥구멍에 상처가 나지 않도록 천천히 집어넣는다. 어른은 5~7cm, 어린아이는 3cm정도 집어넣는다.
④ 입을 자연스럽게 벌리고, 되도록 배의 힘을 빼도록 한다. 넣는 양은 사람에 따라 다르지만, 두 살까지의 어린아이는 30~60cc, 두 살에서 네 살은 100~300cc, 다섯 살에서 열 살 아이는 300~500cc, 어른은 500~1000cc를 넣도록 한다. 예비관장은 본관장의 10%를 넣는다.
⑤ 넣는 도중에 똥이 마려우면 잠시 멈추었다가, 똥이 마려운 것

이 가라앉으면 다시 넣는다. 1 l 가 넘지 않는다면 참을 수 있는 한 많이 넣는 것이 좋다. 만약 똥이 또 마려우면 그만 넣어도 된다.

⑥ 다 넣었으면 관장물이 창자 속에 고루 퍼지도록 1~2분 쉰 다음 천천히 무릎붕어운동을 5분 남짓 한다. 이때에 배를 시계바늘 쪽으로 문질러주는 것이 좋다. 자세를 바꾸어 왼쪽이 아래로 가도록 돌아누워 3~5분 동안 천천히 흔들어 준다. 다시 자세를 바꾸어 오른쪽이 밑으로 가는 자세로 흔들어 준다.

⑦ 소형건강기가 있다면 붕어운동을 15분 남짓 한 뒤에 똥을 누는 것이 좋지만, 건강기가 없다면 무릎붕어운동을 10~15분 하고서 똥을 누면 된다. 물이 나오지 않을 수도 있는데, 이것은 관장물이 창자로 들어간 것이기 때문에 걱정하지 않아도 된다.

⑧ 바로누워하기가 부끄러울 때는 관장의 효과는 다소 떨어질 수 있지만 다음과 같이 해도 된다. 오른쪽이 아래로 가도록 하여 베개를 베고 누운 자세에서, 오른쪽 다리는 펴고 왼쪽다리를 굽힌다. 뒤에서 똥구멍과 관장기 끝에 올리브기름을 발라서 똥구멍에 천천히 관장기의 끝을 집어넣는다. 관장물을 넣고 나면 왼쪽을 밑으로 가도록 자세를 바꾸고 똥구멍을 누르면서 3~5분 동안 천천히 흔들어 준다. 그 다음은 위와 같다.

관장은 아토피를 비롯해 창자 속에 독과 찌꺼기가 많거나 상처와 고름이 있는 사람들의 건강지킴이로서 더없이 좋다. 지나치면 창자를 늘어나게 하거나 힘을 잃을 수 있다. 하루 두 번을 넘어서는 안 되며, 열흘 넘게 해서도 안 된다. 넣는 것도 한 번에 1 l 를 넘어서는 안 된다.

내가 아는 사람 가운데 어떤 사람은 예비관장이라 하여 1,500cc를 넣고 다시 본관장이라 하여 1,500cc를 넣는다. 이렇게 하면 창자가 늘어나 혹 때려다 더 큰 혹을 붙이는 꼴이 된다. 우리 몸의 생리를 모르기 때문이다. 본관장도 1l를 넘어서는 안 되지만 예비관장은 100cc를 넘어서는 안 된다. 예비관장 1,500cc는 15배나 된다.

모든 병의 뿌리는 창자와 뼈 기둥이다. 창자를 망가뜨리는 것은 여러 가지가 있지만 그 가운데 하나가 창자가 늘어나 제대로 움직이지 못하는 것이다. 적게 먹거나 밥 굶기를 하는 까닭은 늘어난 창자를 줄어들게 하려는 것이다.

그런데 관장을 할 때 너무 많이 집어넣으면 창자가 늘어나 작은 것을 얻으려고 큰 것을 잃는 잘못을 저지르게 된다. 독과 찌꺼기가 빠져나가 개운한 것은 바로 느낄 수 있으니까 좋아할지 몰라도 창자가 늘어나면 움직임이 더 무디게 된다. 창자가 늘어나 힘을 잃으면 독과 찌꺼기를 밀어내지 못해 이것들이 창자 속에 쌓이면서 변비와 묵은찌꺼기가 된다. 창자가 늘어나는 것은 바로 늘어나지만 줄어드는 것은 오래 걸린다.

앞서 '아토피 바로알기'에서 배웠듯이 아토피 아이들은 지나치게 많이 먹는 아이들이 많다. 이런 아이가 그녀와 같은 잘못된 지도자를 만난다면 이는 돌이킬 수 없는 재앙이 될 수 있다. 그녀가 우리 몸의 생리를 조금이라도 알고 있었다면 이런 말도 안 되는 짓을 하지는 않을 것이다. 아토피의 아픔으로부터 하루빨리 벗어나고 싶은 마음은 모르는 바는 아니지만 그렇다고 엉터리 본보기를 보고 잘못된 지도자를 찾는 것은 아이에게 더 큰 마음의 흉터를 남길 수 있다. 겪은 일이나 들먹이는 사람들을 따르는 것은 어둠 속에서 낭떠러지로 걸어가는 것이나 다름없다는 것은 잊어서는 안 된다. 슬기로운 어버이라면 지도자를 찾을때 늪으로 끌고 갈 지도자인지 완치의 길로 이끌 과학적이고 합리적인 지도자인지 잘 생각하고 받아들여야 한다.

관장을 처음 할 때는 열흘 동안 하고 그 뒤에는 이레에 한두 번 하는 꼴로 꾸준히 한다. 이렇게 하면 창자가 힘을 잃는 것도 막을 수 있고 창자 속에 독과 찌꺼기가 쌓이는 것도 막을 수 있다.

6) 살갗을 튼튼하게 하여 아토피를 고치는 냉온욕

냉온욕은 목욕을 할 때에 찬물과 더운물을 1분씩 들어갔다 나오는 것을 말한다. 냉온욕은 살갗을 튼튼하게 함은 물론 피를 잘 돌게 하고 체액을 중화시킴으로써, 여러 가지 병을 막거나 낫게 한다. 찬물은 살갗과 핏줄을 줄어들게 하고, 따뜻한 물은 늘어나게 하여 살갗과 핏줄을 부드럽게 한다. 핏줄이 부드러워지면 염통도 부드러워져 피가 잘 돌게 된다. 피의 흐름이 좋아지면 뭉친 피가 풀린다.

찬물에 들어가면 산성으로 기울고, 따뜻한 물에 들어가면 알칼리로 기울게 되므로, 체액이 중화되어 몸이 튼튼해진다. 따뜻한 물에만 오래 있으면 체액이 알칼리가 되고, 땀과 함께 소금과 비타민C를 잃게 된다. 이를 메워주지 않으면 창자의 미끈막이 힘을 잃고 살갗이 거칠어진다.

 냉온욕을 꾸준히 하면 아토피는 물론 고혈압, 저혈압, 당뇨, 고뿔, 만성피로, 두통, 간병, 콩팥병, 염통병, 신경통, 류머티즘, 천식, 편두통 같은 갖가지 순환기병이 좋아진다. 미열이 있는 사람도 냉온욕을 하면 곧 낫는다. 살갗이 튼튼해지므로 아토피 아이들이 튼튼해진다.

그림33(냉온욕)

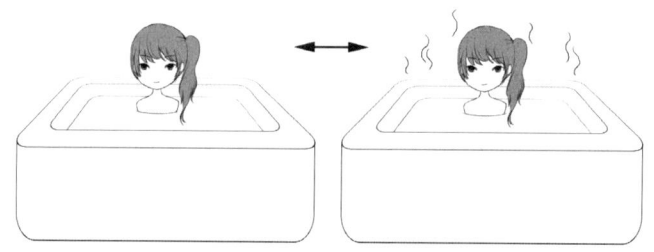

 찬물에는 잘 걸러진 목초액을 목욕물 1톤에 200~300cc를, 따뜻한 물에는 허브추출물 100cc를 넣는다. 목초액은 살갗을 약산성으로 만들어 부드럽고 탱글탱글하게 한다. 허브추출물은 몸과 마음이 늘 스트레스로 굳어있는 아토피 아이들의 마음을 풀어주고 머리를 맑게 한다. 이 밖에도 살갗의 세균을 죽이고 살갗을 되살리며, 피를 잘 돌게 하고 아픔을 덜어주며, 찌꺼기를 없애고 면역력을 튼튼하게 하며, 스트레스를 풀어주고 머리가 좋아진다. 목초액은 벤조피렌이나 타르, 페놀, 메탄올, 크레졸과 같은 발암물질이 들어있으니 잘 걸러진 목초액을 써야 한다.

① 찬물부터 들어갔다가 찬물에서 끝낸다. 처음부터 찬물에 들어가는 것이 힘들 때는 처음에는 서서 무릎까지만 들어가고, 다음에는 무릎을 꿇고 아랫배까지 들어가고, 다음에는 가슴까지 들어가는 꼴로 조금씩 깊이 들어가다가 목까지 들어간다.

② 그것도 힘들다면 익숙해질 때까지는 더운물에 먼저 들어가 몸을 따뜻하게 한 뒤에, 찬물에 들어가도 된다. 끝날 때는 반드시 찬물에서 끝내야 한다.

③ 손발이 따뜻하고 머리는 찬 튼튼한 몸을 만들려면 더운물에서는 쇄골까지만 들어가고 찬물에서는 숨을 쉴 수 있을 만큼 되도록 깊게 들어가는 것이 좋다. 아토피 아이들은 태열이라 하여 머리는 뜨겁고 손발은 찬 병든 몸이다. 이를 손발이 따뜻하고 머리는 찬 튼튼한 몸으로 만들려면 찬물에 들어갈 때는 머리까지 집어넣은 것이 좋다. 참을 수 있다면 찬물 속에서 숨을 참고 있다가 참기 힘들면 나오는 꼴로 한다.

④ 따뜻한 물의 온도는 41~43℃, 찬물의 온도는 14~15℃가 좋지만 익숙해질 때까지는 찬물의 온도를 견딜 수 있을 만큼 올렸다가 익숙해지면 조금씩 온도를 내린다.

⑤ 냉온욕을 하고 난 뒤 몸이 떨리거나 지친 사람도 찬물의 온도를 조금 높여서 하다가 차츰 낮추어 14~15℃가 되게 한다.

⑥ 냉온욕이 끝난 뒤에는 물방울이 흘러내리지 않을 때까지 기다렸다가 목초액을 뿌리고 목초액이 스며들면 허브추출물을 뿌린다.

⑦ 살갗이 숨을 쉴 수 있도록 바로 옷을 입지 말고 5~10분 동안 몸을 말린 뒤 옷을 입는다. 바로 몸을 따뜻하게 하지 말고, 바람을 넉넉히 쏘인 뒤 서서히 몸을 따뜻하게 하는 것이 좋다.

⑧ 냉온욕을 할 때 성난 마음, 조마조마한 마음, 나쁜 마음을 갖지 않아야 한다. 느긋한 마음, 기쁜 마음으로 하는 것이 좋다.

⑨ 밥 먹고 나서는 2시간 남짓 지나서 하고, 밥 먹기 앞이면 30분 남짓 틈을 두고 해야 한다.

⑩ 운동을 할 때는 운동을 먼저하고 냉온욕을 한다.

⑪ 날핏줄굳음병이 걱정되는 사람, 고혈압이 깊은 사람은 온도차를 적게 하였다가 차츰 늘려간다.

⑫ 매독성 간병이나 간굳음병, 콩팥줄음병, 날핏줄굳음병, 염통병이 깊은 사람은 풍욕을 적어도 3개월 남짓 한 다음에 서서히 하도록 한다.

⑬ 더운물에 들어가면 살갗이 늘어나고 찬물에 들어가면 살갗이 줄어들어 때가 저절로 떨어져 나간다. 비누는 살갗을 병들게 하고 뼈를 무르게 하므로 써서는 안 된다.

⑭ 따뜻한 물에서 하는 목욕은 땀과 함께 소금, 미네랄, 비타민C

를 잃게 되고, 산과 알칼리의 어울림을 깨뜨리는 무서운 탈을 낳게 된다. 따라서 찜질방이나 사우나에는 들어가지 않는 것이 좋다. 그러나 냉온욕은 오히려 깨어진 어울림을 바로잡아 준다.

⑮ 찬물에 들어가서는 움직이거나 탈이난 곳을 주물러주고, 더운물에 들어가서는 가슴을 펴고 자세를 바르게 하는 것이 좋다.

⑯ 냉온욕으로 신진대사를 잘되게 한 뒤에는, 날푸성귀를 먹어 세포가 잘 자라도록 도와주어야 한다.

⑰ 43℃보다 높은 더운물은 살갗의 단백질을 망가뜨리고 효소가 제구실을 하지 못하게 한다. 따라서 무릎아래찜질이나 냉온욕을 할 때, 따뜻한 물이 너무 뜨거워서는 안 된다.

25분 찬물목욕

14~15℃의 찬물(높게는 18℃까지)에 25분 동안 들어갔다가, 그 뒤에 8~10번의 냉온욕을 하는 것을 말한다. 처음의 20분 동안은 가만히 있다가 마지막 5분 동안 손발을 움직인다. 겨울에는 더 좋다. 25분 찬물목욕이 끝난 뒤에는 몸이 떨리지 않을 때까지만 냉온욕을 한다. 몸이 떨리는 것은 몸속에 쌓였던 설탕이나 알코올이 타는 것으로서, 이런 것을 많이 먹은 사람일수록 더 떨린다.

찬물에서 25분 넘게 있는 것은 몸이 산으로 기울어 좋지 않다. 당분이나 알코올을 태워 없애는 자연건강법으로서, 단 것을 많이 먹는 요즘 아이들에게 좋다. 당뇨병이나 알코올 때문에 생긴 병에 좋다.

25분 찬물목욕은 몸속에 남아도는 당분과 알코올을 태워 없애는 것으로서 한 달에 한 번 또는 계절에 한 번만 하여야 한다. 열흘 동안 25분 찬물목욕을 시키는 용감한(?) 사람이 있다고 한다. 인체생리를 모르고 하는 위험하기 그지없는 짓이다. 이틀 넘게 날마다 하면 몸이 산성으로 바뀌어 모든 병의 뿌리가 된다. 병 고치러 갔다가 병을 덤으로 얻는 꼴이다.

제주에 사는 한 아낙은 그 사람 밑에서 열흘 동안 25분 찬물목욕을 하고서 몸의 털이 다 빠져버렸고, 같이 갔던 지아비는 뇌경색까지 이르게 되었는데도 그렇게 만든 사람도 그렇게 된 사람도 그 까닭을 모른다. 하물며 살아온 나날보다 살아가야 할 나날이 훨씬 긴 아토피 아이들이라면 잘못된 지도자를 만난다는 것, 그것은 불행이 아니라 재앙일 것이다.

7) 변비, 묵은찌꺼기를 없애 아토피를 고치는 된장 찜질

된장찜질은 열을 내리게 하고 변비를 없애주며, 숨쉬기를 가쁜하게 해주고 오줌을 잘 나오게 한다. 된장찜질을 하면 배에 물이 찬 것이 빠지고 복막염이 좋아진다. 창자의 움직임이 좋아지기 때문이다. 아토피는 물론 복막염, 뇌일혈, 중풍, 배에 물이 찬 것, 허파결핵, 창자결핵, 결핵성 복막염, 콩팥결핵, 늑막염, 그 밖의 배가 부푼 것, 똥이 잘 안 나오는 것, 열이 나는 여러 가지 병에 매우 좋다.

똥을 한꺼번에 많이 싸고 난 다음에는 창자가 붙지 않도록 묽은 미음이나 미네랄식이섬유로 창자를 채워주는 것이 좋다.

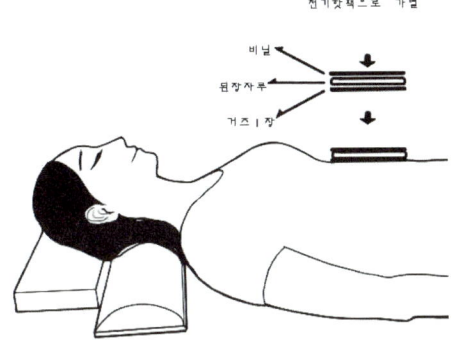

그림34(된장찜질)

천으로 배를 덮을 크기의 된장을 담을 자루를 만든 뒤, 여기에 된장을 넣어 5㎜ 안팎의 두께가 되도록 골고루 편다. 이렇게 만든 된장자루를 배 위에 올리고 그 위에 비닐을 덮는다. 비닐 위에 따뜻하게 할 수 있는 찜질팩을 올리고 배띠로 묶는다.

된장찜질을 하기에 앞서 50~100cc의 예비관장을 한 다음, 된장찜질이 끝나고 본 관장을 하면 변비와 묵은찌꺼기를 없애는데 아주 좋다. 관장을 하고 나서 배가 아파 올 때, 붕어운동이나 무릎붕어운동을 하면 많은 똥을 싸게 된다. 예비관장은 100cc를 넘게 넣으면 창자가 늘어날 수 있어 좋지 않다.

아토피나 고혈압, 당뇨 같은 갖가지 난치병이 생기는 까닭은 여러 가지 이지만 그 가운데 가장 큰 뿌리는 창자의 탈이다. 창자 속에 묵은찌꺼기를 비롯한 갖가지 독과 찌꺼기가 쌓이면 병이 된다는 것은 누구나 알지만 더 큰 뿌리는 모르는 이들이 많다. 창자가 늘어나면 창자의 움직임이 나빠져 묵은찌꺼기를 비롯한 갖가지 독과 찌꺼기를 내보내기 어려워진다. 예비관장을 50~100cc만 하라는 까닭이 여기에 있다.

민간요법 지도자들 가운데는 예비관장을 한다며 500cc 넘게, 한 술 더 떠 1,500cc를 넣도록 하는 이들이 있다고 한다. 이런 지도자를 만나는 것은 끔찍한 일이다. 창자가 좋지 않은 아토피 아이들은 열흘 동안의 지나친 예비관장만으로도 한살이 동안 낫기 힘든 탈이 날 수 있다. 재앙이 아닐 수 없다.

된장찜질을 하다 뜨거워 살갗에 탈이 났을 때는 토종오이를 붙이거나 그 물을 바르면 된다. 토종오이가 없으면 물마그밀이나 올리브기름을 바른다. 메밀범벅을 붙여도 되는데, 메밀 범벅은 메밀 한 홉에 구운 소금 5그램을 넣고 물을 조금 부어 잘 갠 다음, 55℃ 안팎의 뜨거운 물을 부어 범벅처럼 만들어 천에 펴서 배에 붙인다.

8) 아토피 지킴이 목뼈 큰 돌기 두드리기

(1) 머리의 디딤돌 목

목이 좋지 않아 병이 생길 때, 가장 좋은 것은 목뼈를 바로잡는 것이다. 그러나 목뼈를 바로 잡는다는 것은 하루아침에 할 수 있는 일이 아니다. 목뼈를 바로 잡을 때까지 기다릴 수 없는 다급한 때에 값지게 쓸 수 있는 것이 '목뼈 큰 돌기 두드리기'다.

(2) 쓰임새

① 목이 좋지 않으면 숨길과 허파가 나빠진다. 살갗에 탈이나면 그 일을 해야 하는 허파는 더 힘들어진다. 이럴 때 목뼈 큰 돌기 두드리기를 해주면 한결 좋아진다. 이 밖에도 뇌암이나 알레르기비염, 천식, 중이염, 인후염, 시력저하, 백내장, 녹내장과 같은 머리나 목, 어깨에 탈이나서 생기는 병을 다스리는데 쓰인다. 밥 길(식도)이나 밥통, 염통의 탈까지도 다스릴 수 있다.

② 딸꾹질도 멈추게 할 수 있으며, 코피가 멎지 않고 흐를 때 하면 허파가 힘을 되찾으면서 피를 빨아들이므로 코피가 멎게 된다. 이처럼 허파가 힘을 되찾기 때문에 아토피는 물론 고뿔이나 천식도 좋아진다.

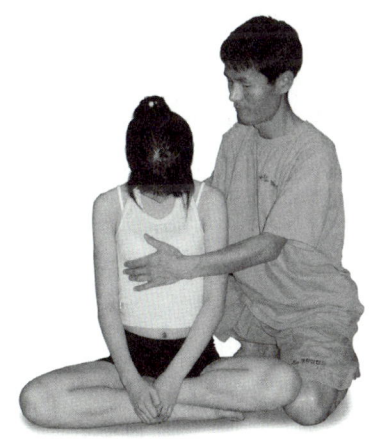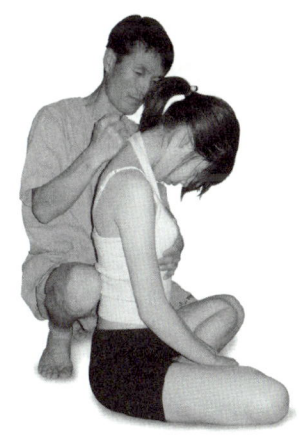

그림35(목뼈 큰 돌기 두드리기)

(3) 따라하기

① 받는 사람은 앉은 자세에서 목에 힘을 빼고, 머리를 가볍게 숙인다. 온몸의 힘을 빼고, 몸을 부드럽게 해야 한다.

② 열 번째 등뼈에 무릎을 고이고 왼손은 오목가슴에 댄 다음, 오른손으로 주먹을 가볍게 쥔 채 새끼손가락 쪽의 두툼한 곳으로 목뼈 가운데 가장 큰 돌기를 1초에 3~5회의 빠르기로 1~2분 동안 두드린다.

③ 두드리는 빠르기와 세기는 되도록 같아야 한다.

9) 아토피에 참 좋은 배 약손

아토피 아이들은 창자가 좋지 않다. 창자가 좋지 않으면 배앓이가 잦고 설사와 변비가 오락가락한다. 설사와 변비는 얼굴만 다를 뿐 몸통은 같다. 이제부터 배우게 될 '배 약손'을 아토피 아이들에게 늘 해주면 배앓이나 설사, 변비를 막을 수 있다. 배앓이나 설사, 변비가 있을 때 해주면 가라앉는다. 바르게 배우기는 어려워도 한 번 제대로 배워두면 그 쏠쏠이에 놀란다. 처음에는 배앓이나 설사, 변비만 없어지지만 날마다 꾸준히 하면 모르는 사이 얼굴이 밝아지고 살갗이 부드러워지며 어느새 살갗이 깨끗해지고 있음을 알게 된다. 잠자리에 들기에 앞서 배 약손을 해주면 가려움으로 잠 못 이루던 아이도 스르르 잠든다. 이 모두가 창자가 좋아지면 나타나는 일들이다. 창자가 튼튼해야 삶이 아름다워진다.

이 좋은 배 약손은 안타깝게도 그림이나 동영상으로는 배울 수 없다. 흉내만 낼 뿐이다. 그래가지고는 아이의 아픔을 덜어줄 수 없다. 배운 그 자리에서 바로 느껴보고 그 느낌대로 아이에게 해줄 수 있을 때 배 약손의 참맛을 알 수 있기 때문이다. 배 약손의 뜻을 알려주고 배 약손을 바로 눈앞에서 하나하나 꼼꼼히 알려주어도 제대로 따라하는 사람이 거의 없다. 한 사람 한 사람 돌아다니면서 한 번씩 해주어도 그 느낌 그대로 따라하지 못한다. 몇 번 때론 몇 십 번 느껴보게 하고 해보게 한 뒤에야 바른 자세가 나온다. 그때 그 맛을 무엇에 비하랴!

배 약손은 세 동작으로 이루어진다. 먼저 아이의 배꼽과 나의 배꼽이 나란히 되도록 앉는다. 아이의 옷을 배가 다 드러나도록 올리고 내린다. 올리는 것은 오목가슴이 다 드러나도록 올리며, 내리는 것은 오줌보 아래까지 내린다. 다 자란 아이라면 털이 난 곳까지 내리면 된다. 우리 몸의 창자는 시계 바늘이 돌아가는 쪽으로 자리하고 있다. 배 약손을 할 때도 같은 쪽으로 쓸어주어야 한다. 되도록 큰 동그라미를 그리면서 쓸어주어야 하며 손에 힘을 주지 말고 천천히 쓸어준다. '엄마 손은 약손'하며 배를 쓸어 주시던 어머니의 모습을 떠올리며 하면 약손이 더 힘을 얻는다. 한 번 할 때 1분 남짓하여야 한다.

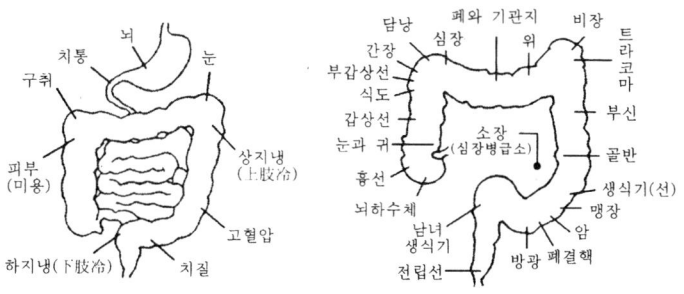

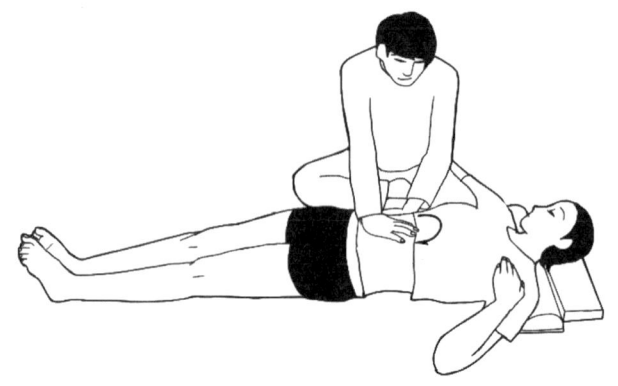

그림36(둥그렇게 배 쓸어주기)

그것이 끝나면 아이의 얼굴을 보고 앉는다. 무릎이 아이의 배꼽과 나란히 앉는 것이 좋다. 손을 벌리고 손바닥과 가운데 손가락이 만나는 곳을 아이의 배꼽에 올려놓는다. 엄지손가락은 그 자리에 두고 새끼손가락을 되도록 크게 벌린다. 손에 힘을 빼고 배를 흔들어준다. 아이의 머리끝부터 발끝까지 부드럽게 흔들려야 한다. 뚝뚝 끊어지듯이 멈춤이 있어서는 안 된다. 짐승이 걸을 때 배가 흔들리듯이 흔들려야 한다. 배에 가스가 차서 부풀어 오를 때 이렇게 해주면 방귀가 나오면서 배가 한결 편해진다. 수술을 하고 나서 방귀가 나오지 않으면 목숨까지 위태로울 수 있다. 이럴 때 배 약손을 해주면 엉망으로 흐트러져 있던 창자가 자기자리를 찾아가면서 방귀가 나오고 배가 편해진다. 이것도 1분 남짓 해준다.

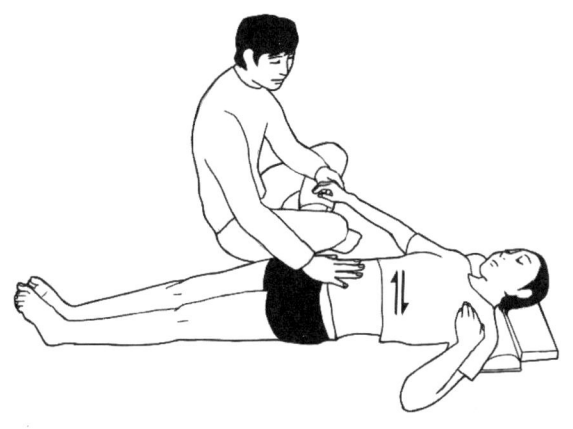

그림37(배 흔들기)

마지막으로 아이를 보며 나의 배꼽과 아이의 배꼽이 나란히 되도록 한다. 어렸을 때 땅따먹기 하듯이 손을 쭉 펴고 오른손가락과 왼손가락이 서로 겹치지 않게 하면서 배를 밀었다 당긴다. 손금이 배의 거죽을 끌고 다녀야 한다. 아토피 아이들은 창자가 망가져 있기 때문에 누르지 말고 손금으로 끌고 다닌다.

민간요법 하는 사람들을 보면 배 속에 묵은찌꺼기를 뺀다며 눈물이 찔끔 날 만큼 배를 누르거나 찔러댄다. 하나를 얻으려 아홉을 잃을 수 있는 짓이다. 창자에 피가 흐르는 크론병 아이라면 자칫 응급실에 실려 갈 수도 있다. 넘침은 모자람만 못하다. 아토피는 끈기 있는 어버이만이 완치의 길에서 웃을 수 있다. 서두르면 한 땀도 뜨기 전에 실은 바늘에서 벗어나고 만다.

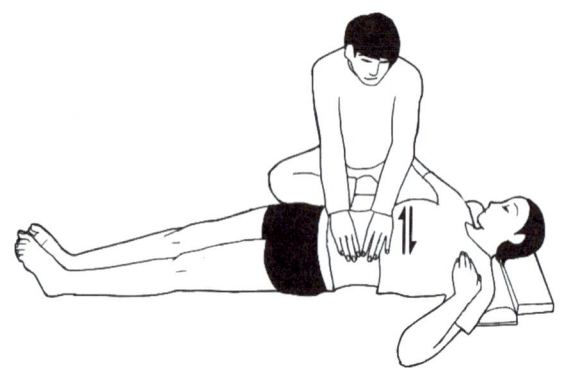

그림38(배 밀었다 당기기)

10) 아토피에 참 좋은 자연의학 보습제 엽록소요법

(1) 엽록소요법이란

풋성귀물 속의 엽록소를 써서 살갗이나 미끈막의 고름과 상처를 낫게 하는 것이다. 독이 없는 천연보습제로도 아주 좋다. 피와 엽록소는 생김새가 비슷한데, 피는 세포 가운데 철분(Fe)이 있으나, 엽록소는 세포 가운데에 마그네슘(Mg)이 있다는 것이 다르다. 그래서 엽록소를 풋성귀의 피라고 한다. 마그네슘은 모아 줄이는 구실을 하여 살갗이나 미끈막의 상처와 고름을 낫게 한다.

(2) 쓰임새

아토피는 물론 인후카타르, 편도선염, 비염, 살갗병, 습진, 치질, 목이 쉰 것 같은 갖가지 고름을 없애는데 좋다. 또 기생충 때문에 생긴 배앓이, 딸꾹질, 그밖에 여드름, 주근깨, 갈색얼룩점, 나면서부터 살갗에 생긴 붉거나 푸른 점(모반)에 좋다.

(3) 따라하기

① 살갗에 쓸 때는, 세 가지 남짓의 푸른 푸성귀 잎을 줄기나 잎맥을 빼내고 물을 짜서, 여기에 올리브기름을 넣으면서 잘 섞는다. 그리하여 엽록소 한 숟가락에 기름 8~12 숟가락(음부는 여덟 개, 똥구멍은 아홉 개, 살갗은 열 개, 머리는 열한 개, 얼굴은 열두 개)로 만든다. 쌀쌀할 때는 며칠을 두고 써도 되지만 더울 때는 썩기 쉬우므로 그날그날 만들어 쓰는 것이 좋다.

이것을 탈이난 곳에 바른다. 살갗을 희게 하려면 잠잘 떼 엷게 바른 다음 스며들면 잔다. 콧구멍에는 솜이나 천에 적셔서 골고루 바르거나 넣어둔다. 아기집속막염(자궁내막염)처럼 아기집에 탈이 났을 때는 곤약으로 만든 막대에 거꾸로 눈을 내고, 여기에 엽록소기름을 개어서 바르고, 이것을 아기집 속에 끼워 넣어 둔다. 낮에 하고 다니기 힘들다면 자는 동안만이라도 좋다. 아기집의 지름은 오른손 엄지손톱의 가로의 폭(둥글게 잰다)의 두 배이다. 아기집의 지름의 $\frac{1}{3}$(새끼손가락 굵기)의 것으로, 길이는 새끼손가락의 두 배 반 남짓의 곤약막대를 만든다. 여기에 1.5cm 마다 거꾸로 눈을 내고, 소금물로 데치면 굳어진다. 이것을 곤약막대로 쓴다. 물마그밀을 써도 된다. 남자는 곤약에 구멍을 낸 다음 여기에 엽록소를 바르고 고추를 끼워 넣으면 헐은 것이나 썩어 문드러진 것도 낫는다.

푸른 푸성귀 세 가지 남짓을 찧어서 줄거리를 뺀 것 8%, 바셀린 90%, 복숭아씨를 태워서 분말로 한 것 2%, 거기에 캠퍼(썩지 않게 하는 것)를 조금 넣고 섞어서 개면 고약이 된다. 치질 따위는 잎푸성귀를 9%로 한다. 냉온욕을 할 때는 찬물 1톤에 잎푸성귀 즙 한 잔을 넣고, 더운물에는 잘 걸러진 목초액을 넣는다.

② 편도선염이나 인후카타르, 목이 쉬었을 때는 60g의 푸성귀 물을 세 배의 물에 타서 묽게 하여 가글가글하고, 그대로 마신다. 꿀을 두세 방울을 넣으면 마시기 좋다. 기생충 때문에 배가 아플 때는 60cc쯤 되는 푸성귀 물을 짜서 마시거나 짓이긴 그대로를 먹고 붕어운동을 5~10분하면 배앓이가 멎는다. 그때 구충제를 먹는다. 딸꾹질을 할 때에도 위와 같이 푸성귀 물을 먹고, 구충제를 먹으면 멎는다. 이때 붕어운동을 함께하는 것이 좋다.

(4) 지켜야 할 것
① 살갗에 쓸 때는 푸성귀 물은 7%가 알맞다. 10%가 넘으면 탈날 수 있다.

② 편도선염이나 인후카타르, 목이 쉬었을 때에는 푸성귀 물로 가글가글한 뒤 얼마 동안 물이나 차 같은 먹거리를 먹지 않도록 한다.

③ 푸성귀 물을 만들 때는 들풀보다 푸성귀가 좋다. 되도록 맛이 순한 것을 쓴다.

④ 나면서부터 살갗에 생긴 붉거나 푸른 점을 없애는 데는 엽록소

기름을 이레 동안, 다음에 수산화마그네슘과 올리브기름을 같게 섞은 것을 이레 동안, 마지막으로 토란고약을 이레 동안 붙인다. 이것을 세 번 되풀이하면 없어진다.

11) 아토피를 고치는 풍욕

(1) 풍욕이란

풍욕이란 살갗으로 아토피의 뿌리가 되는 나쁜 찌꺼기와 이산화탄소를 내보내고, 산소와 질소를 받아들이는 것으로서 아토피를 이기는 으뜸의 자연건강 특수요법이다.

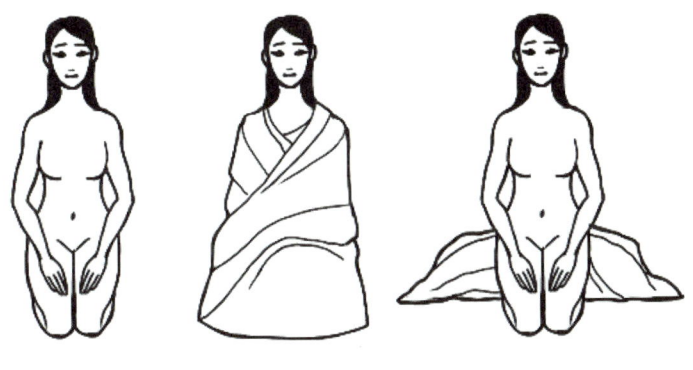

그림39(풍욕)

옷을 다 벗고 이불을 덮었다 벗었다 한다. 이불을 벗고 있는 동안에는 몸속에 남아도는 지방이나 당분을 태우므로 체액이 잠시 산성으로 기울게 된다. 이불을 덮고 있는 동안에는 몸이 서서히 따뜻해지므로, 산화가 멈추면서 체액이 알칼리로 되돌아오게 되어 풍욕을 하는 동안에 체액이 중화된다.

　이불을 덮고 있을 때는, 땀과 함께 찌꺼기가 빠져 나온다. 이불을 벗고 있는 동안에는 공기 속에 있던 산소와 질소가 몸속으로 들어와 아토피를 일으키는 아주 나쁜 일산화탄소(CO)를 산화시켜 독이 없는 이산화탄소(CO_2)로 만든다. 일산화탄소(CO)는 연탄가스와 같아서 세포와 조직을 굳게 만들어 아토피를 비롯한 갖가지 병의 뿌리가 되기 때문에 풍욕이야말로 아토피를 이기는 으뜸의 요법이다.

　풍욕은 창문을 열어 공기가 잘 드나들게 한 뒤에 하는 것이 좋다. 그러나 겨울처럼 날씨가 추워서 견디기 힘들 때는, 창문을 열어 공기를 드나들게 한 다음 창문을 닫고 한다. 풍욕을 할 때는 옷을 다 벗고 잠깐 동안 공기를 쏘인 다음, 이불을 덮고 1분 남짓 기다리다가 풍욕 DVD를 보면서 따라서 하면 된다.

　(?) 지켜야 할 것
　① 젖먹이는 벗고 있는 것은 90초까지, 열 살까지는 100초까지만 하는 것이 좋다.

　② 힘이 없어 누워서 해야 할 때는 벗고 있는 것은 40초까지는 바로 누운 자세로, 50초에서 70초까지는 오른쪽을 위로하고 누운 자세로, 80초에서 100초까지는 왼쪽을 위로하여 누운 자세로, 그리고 100초부터는 다시 바로 누운 자세로 하는 것이 좋다.

　③ 처음의 벗고 있는 것을 20초로 한 것은, 우리 몸속의 피가 몸

구석구석을 한 바퀴 도는데 걸리는 시간으로 한 것이다. 그리고 벗고 있는 때와 덮고 있는 때를 1:3으로 한 것은 체액을 중화시켜 아토피를 비롯한 여러 가지 병을 물리치려는 것이다.

④ 풍욕은 해 뜰 무렵과 해질 무렵에 할 때가 가장 좋다. 해 뜰 무렵에는 자외선으로 살갗에 붙은 세균을 죽이고, 해질 무렵에는 적외선을 받아들여 병든 세포를 되살린다.

⑤ 아토피가 깊은 아이들은 처음에는 하루에 3~5회부터 하여 차츰 익숙해지면 늘려나간다. 풍욕은 많이 할수록 좋다. 아토피를 완치하려면 하루에 일곱 번 남짓 해주는 것이 좋으며 열한 번 하는 것이 가장 좋다. 도시에 사는 아토피 아이들이라면 적어도 열 번 남짓을 해야 아토피를 이길 수 있다.

⑥ 밥 먹기 앞에는 괜찮지만 밥 먹은 뒤에는 30~40분 지난 뒤 해야 한다.

⑦ 풍욕 뒤에 목욕을 해도 되지만 목욕을 하고 나서는 한 시간 남짓 지난 뒤에 풍욕을 해야 한다.

⑧ 튼튼한 사람은 처음 한 달 동안은 하루도 쉬지 말고 꾸준히 하고, 한 달 뒤에는 2~3일 쉬는 꼴로 세 달 동안 꾸준히 한다. 아토피를 앓고 있는 아이들은 이것을 네 번 되풀이하여 한 해 동안 꾸준히 한다. 쉬지 않고 꾸준히 하면 더 좋다.

⑨ 풍욕을 하다가 살갗에 부스럼이 돋아나거나 가려움이 더 깊어지기도 한다. 열이 나거나 기침이 나오는 것 같은 없던 증상이 나타

나기도 하고 옛날부터 있었던 것이 더 깊어지기도 한다. 이것은 좋아지려는 것이므로 걱정하지 말고 꾸준히 한다. 그러나 증상이 너무 깊어질 때는 잠시 멈추었다가 다시 해도 된다.

⑩ 벗고 있을 때는 몸의 굳어진 곳을 주무르거나 달마조심법을 따라서 하고, 덮고 있을 때는 가만히 앉아 자기암시를 하거나 명상을 하는 것이 좋다.

Ⅵ. 아토피 완치의 길

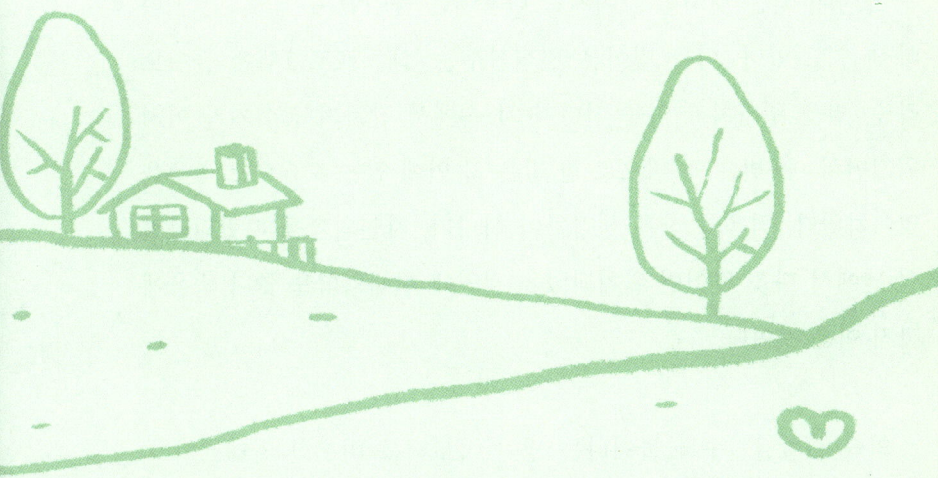

1. 글쓴이와 함께하는 〈아토피 완치의 길〉

아토피를 살갗병으로 보고 약을 써서 증상을 없애려하면 처음에는 도움이 되는 것처럼 보이지만 다음에는 돌이킬 수 없을 만큼 나빠질 수도 있다. 나를 찾아온 천식환우는 '해독프로그램에 들어오라'는 말을 뿌리치고 약을 먹다가 차 속에서 갑자기 숨쉬기가 어려워지면서 한 발은 차 밖으로 한 발은 차 안에 있는 모습으로 죽음을 맞이하였다. 처음의 작은 생각차이 하나가, 자연의학을 따랐더라면 석 달에서 다섯 달이면 완치되었을 것인데 현대의학을 쫓다 죽음에까지 이른 것이다.

의학이 발달할수록 늘어나는 병이 아토피를 비롯한 알레르기다. 미국 아토피학회도 "아토피는 가장 흔한 살갗병의 하나로서 미국사람의 10% 남짓이 걸려 있지만, 그 치료법은 없다."고 밝혔다. 약을 써 증상을 없애면 다시 나타나고, 다시 약을 써 증상을 없애면 다시 나타나서 도저히 현대의학으로는 손을 쓸 수 없다고 생각한 것이다. 알레르기비염이나 알레르기결막염, 천식, 류머티즘관절염, 크론병, 건선, 루푸스, 뼈마디굳음병 같은 알레르기도 마찬가지여서 현대의학으로는 완치할 수 없는 병으로 생각하고 있다.

자연의학에서는 '아토피를 비롯한 알레르기는 석 달에서 다섯 달이면 얼마든지 완치할 수 있다'고 본다. 어지간한 아토피는 보름만 지나도 겉으로는 거의 완치된 것으로 보이며, 깊은 사람이라도 한 달 안팎이면 겉으로는 완치된 것처럼 된다. 그러나 이는 겉으로 보았을 때이지 완치하려면 석 달에서 다섯 달은 걸린다. 그래서 '아토피 완치의 길' 수련은 보름 동안의 체험과 한 달의 단기와 다섯 달의 정규과정으로 나뉜다.

요즘 일본에서는 '산촌유학'이라 하여 한 동안 시골배움터로 전학을 시켜 자연 속에서 추억도 만들고 아이들의 건강도 되찾는 프로그램이 큰 인기를 끌고 있다. 정규과정의 '아토피 완치의 길' 수련도 일본의 산촌유학처럼 한 학기를 '자연요법사랑지기 연수원' 가까운 곳의 배움터로 전학시켜 아름다운 자연 속에서 몸과 마음을 다스린다. 짧은 수련으로 낫을 수 있다는 생각을 얻은 뒤 정규과정에 들어와도 된다.

신청은 전화나 메일로 하면 된다.
전화: 070-8864-1357, 080-999-2080(사랑지기 연수원)
　　　010-7280-2585(김재춘 교수)
메일: mibia@hanmail.net

전화는 연수원이 옮길 때마다 달라질 수 있으므로 인터넷 전화와 평생전화, 손전화만 올려놓았다. 이 글을 쓸 때만 해도 사랑지기 가족이 9천에 이르므로 이 글이 책으로 나오면 10,000은 훌쩍 넘어설 것으로 보인다. 이 많은 사랑지기 가족이 전화로 신청을 하면 깊이 있는 상담을 하기 힘들다. 전화나 손전화보다는 메일로 신청하는 것이 서로에게 좋을 것으로 생각된다.

　이제까지 '아토피는 완치할 수 없는 병'으로 알고 있었을 어버이나 학부모들에게 〈아토피 완치의 길〉 수련은 운명을 바꾸는 열쇠가 될 것이다.
　아이들을 아픔 속에 그대로 둘 것인가, 뒤틀린 운명을 바로 잡아줄 것인가?
　이제 그 선택은 어버이들의 몫이다.

　'학부모는 앞서 가라 하고, 어버이는 함께 가라 한다.
　당신은 어버이인가, 학부모인가'라는 말이 있다.

　학부모는 돈이나 성적이 먼저라 하고, 어버이는 는 아이가 먼저라 한다.
　당신은 어버이인가, 학부모인가?

2. 아토피 완치의 길 그 첫걸음

아토피를 앓고 있는 아이를 둔 어버이들은 아토피를 앓는다는 것이 얼마나 힘든 일인지 안다고 생각한다.

참으로 아이들이 얼마나 힘든 나날을 보내는지를 안다면 아이들을 아픔 속에 그대로 두는 어버이는 없을 것이다. 이제 바로 마음만 바꾸면 얼마든지 완치할 길이 있는데, 그 길을 모른 체하고 아이를 아픔 속에 살아가도록 내버려둔다면, 어찌 아이를 사랑하는 어버이라 하겠는가?

아이를 하루라도 빨리 아픔 속에서 벗어나게 하여 뒤틀리고 꼬인 아이의 운명을 바로잡으려는 어버이는 적다. 아이를 아픔 속에 두면서 오로지 돈이나 성적만 생각하는 학부모들이 훨씬 많다. 까닭이 무엇일까? 그것은 내 아이가 얼마나 아픔 속에 뒤틀리고 망가지고 있는지 모르기 때문이다. 알고도 돈이나 성적 때문에 아이를 아픔 속에 놓아둔다면, 그것은 어버이가 아니라 아동학대일 뿐이다.

너무 지나친 말이 아니냐며 마음상한 학부모들이 많을 것이다.
'방학 때까지만' '초등학교 졸업할 때까지만'하며 자신을 합리화시키고 아이들을 아픔 속에 버려두는 학부모들은 모르는 것이 있다. 아이의 아픔의 나날은 다음에 그 어떤 것으로도 바꿀 수 없다는 것을. '방학 때까지만' '초등학교 졸업할 때까지만'하는 사이 아이들은 이미 운명 자체에 지울 수 없는 깊은 흉터가 남아 때론 우울증으로 자살을 생각하며, 때론 또래 아이들에게 집단 따돌림을 당하여 생각만으로 그치던 일이 현실이 될 수 있다는 것을.

 그래도 당신은 '방학 때 까지만' '초등학교 졸업할 때까지만'하며 아이들을 뒤처지게 만들거나, 죽음으로 내몰 것인가?
 그래도 당신은 어버이로서 자격이 있다고 생각하는가?
 그래도 당신은 당신의 아이가 자살유혹을 넘어, 집단 따돌림을 넘어 사춘기를 이겨내리라 생각하는가?

 위와 같은 생각을 하는 어버이가 있다면 당신은 바보가 아니면 무서울 만큼 차가운 사람이다.
 당신이 어버이로서의 자리로 돌아오고 싶다면, 당신의 아이를 사랑한다고 믿고 싶거든, 이제 아이를 아픔 속에서 벗어나게 하여야 한다. 바로 뒤틀리고 꼬인 아이의 운명을 바로잡아야 한다. 당신이 마음만 바꾼다면 그 다음 할 일은 자연요법사랑지기가 할 일이다. 당신이 마음만 바꾼다면 당신의 아이를 구원할 구원투수가 될 것이다.

 당신이 생각만 바꾼다면 한 달이면 아이는 겉으로 보아 완치에 가까운 나날을 되찾을 것이며, 석 달에서 다섯 달만 '아토피 완치의 길'과 함께 한다면 완치의 열매를 얻게 될 것이다.

 황토방에서 살아야 하고, 천연염색 옷을 입어야 하며, 천연염색을 한 이불을 덮어야만 아토피로부터 자유로울 수 있다면, 그것은 완치가 아니라 온상 속의 화초일 뿐이다. 그런 아이는 남들이 사는 집에 들어가면, 남들이 입는 옷을 입으면, 남들이 덮는 이불을 덮으면, 남들이 먹는 것을 먹으면 아토피라는 끔찍한 아픔이 다시 도질 것이다.

이 어찌 완치라 하겠는가?

'아토피 완치의 길'과 함께하면, 남들과 같은 이불을 덮고, 남들과 같은 옷을 입고, 남들과 같은 집에 살아도 당신의 아이는 탈이나지 않을 것이다.

이것이 바로 완치이다.

선택은 당신의 몫이다. 아이를 바로 행복하게 할 것인가, 방학 때까지, 초등학교 졸업할 때까지 미룰 것인가?

3. 제도권의학으로 아토피를 완치할 수 없는 까닭

아토피는 얼마든지 완치할 수 있다.
그런데도 제도권의학에서는 아토피를 불치병으로 보고 있다.
왜일까? 아토피를 모르기 때문이다.

제도권의학에서는 아토피를 살갗병이라 한다.
그럴까? 아니다. 결코 아토피는 살갗병이 아니다. 살갗에 나타나는 증상은 창자와 뼈 기둥의 탈을 알리는 것일 뿐이다.

우리 몸에 탈이나면 열이 나거나 머리가 아프고 설사 같은 것이 나타난다. 고뿔에 걸리면 열이 나거나 머리가 아프고 기침을 하며 목이 아프듯이 아토피도 알레르기가 나타나면 가렵거나 습진이 생기고 이 때문에 잠을 이루기 힘들게 된다. 이러한 증상이 나타나면 제도권의학이나 민간요법에서는 이를 병으로 보고 그 증상을 없애려 한다. 열이 나면 해열제를 쓰고, 머리가 아프면 진통제를 쓴다.

그것이 옳은 것일까? 아니다. 열이 나는 것은 면역 때문에 나타나는 증상으로서 증상을 병으로 보는 것은 옳지 않다. 이를 모르고 해열제를 쓰면 우리 몸에 도둑이 들어와도 면역체계가 일하는 것을 막아버리기 때문에 도둑은 싸우지도 않고 우리 몸을 갖게 된다. 고뿔바이러스가 들어오면 이를 물리치려고 인터페론 같은 면역물질들이 만들어지는데 해열제를 쓰면 인터페론 같은 면역물질이 만들어지지 않으므로 고뿔바이러스는 재빠르게 우리 몸으로 퍼져나간다.

자연의학에서는 열이 나면 무릎아래찜질을 하거나 다리자루로 열이 잘 나도록 도와준다. 열이 나는 것을 병으로 보는 것이 아니라 병을 이기려는 우리 몸의 자연방어본능 즉, 자연치유력으로 보기 때문이다. 열을 내서 바이러스나 세균과 같은 도둑을 물리치는 것은 면역의 뿌리가 되는데, 이때 몸속의 독소까지 없앤다. 열이 나면 맥박이 빨라지고 이와 함께 피도 잘 돌게 된다. 간과 콩팥으로 가는 피도 늘어나 세균이나 바이러스, 독 같은 것으로 더러워진 피를 깨끗하게 한다. 산성으로 기울었던 체액도 열이 나면 약알칼리로 되돌아오게 된다.

손발과 팔다리로 내려간 피는 중력 때문에 염통으로 되돌아오는 데 어려움이 많다. 피가 염통으로 되돌아가지 못하고 팔다리 그 가운데, 다리에 머무르는 것을 정맥류 또는 하지정맥류라 한다. 들핏줄에 피가 고이면 피 속의 이산화탄소(CO_2)가 피 속의 물(H_2O)과 만나 탄산(H_2CO_3)을 만든다. 탄산이 많아지면 피는 차츰 산성으로 기울고 이 때문에 우리 몸은 산성으로 기운다.

우리 몸은 지난 수백만 년 동안 진화해오면서 우리 몸을 가장 좋게 하는 시스템을 갖추게 되었는데, 이를 '항상성' 또는 '항상성유지 시스템'이라 한다. 피의 흐름이 더디게 되어 탄산이 만들어지면 체액이 산성으로 기울어 항상성이 깨지게 되는데, 이때 항상성을 되찾으려고 시스템이 저절로 켜지게 된다. 물론 시스템이 바른 사람의 몸에서만 일어난다. 체액을 산성화시키는 것은 피의 흐름이 더딘 것 때문이다. 이를 바로잡으려 열을 내서 염통을 힘차게 뛰게 만들어

피를 잘 돌게 함으로서 산성화된 피를 허파로 보내 탄산(H_2CO_3)을 이산화탄소(CO_2)와 물(H_2O)로 나눠 내보냄으로서 체액을 약알칼리로 되돌린다.

열이 나면 땀을 흘리게 되는데 땀과 함께 비타민C와 소금, 미네랄이 빠져나간다. 빠져나간 물과 비타민C, 소금, 미네랄을 채워주지 않으면 세포가 늙을 수 있으므로 되도록 빨리 채워주어야 한다. '항상성시스템'이 무너진 사람의 몸 안에서는 이러한 시스템이 멈춰있기 때문에 체액이 산성으로 기울어 병이 깊어진다.

그렇다고 모든 증상을 자연치유력으로 보아서는 안 된다. 열이 40℃가 넘을 때도 열을 내야 한다며 무릎아래찜질이나 다리자루를 쓰면 뇌세포를 비롯한 장기가 망가진다. 이럴 때는 관장을 하여 창자 속의 독을 중화하고 모자란 물을 들여보내 면역체계를 바로잡아야 한다. 아토피도 마찬가지다. 세균 때문에 40℃가 넘는 열이 나면서 온 몸에 붉은 두드러기가 번질 때는 자연치유력만 찾다가 자칫 목숨을 잃을 수도 있다. 이럴 때도 항생제를 쓰거나 관장을 하여 열을 내림으로서 지나친 면역반응을 누그러뜨려야 한다.

이제까지 수많은 아토피 환우들을 만나왔는데 그들 가운데는 너무 많이 먹거나 너무 빨리 먹는 버릇을 가진 사람들이 많았다. 그런 사람은 밥통과 창자가 늘어나게 된다. 밥통과 창자가 제구실을 못하면 소화되지 못하고 큰창자로 넘어가는 영양소가 늘어나게 된다. 소화되지 못하고 큰창자로 넘어간 넘치는 영양은 나쁜 세균의 먹이가 되어 나쁜 가스를 뿜어내게 된다. 이 때문에 창자가 굳거나 창자의 미끈막에 상처와 고름이 생긴다.

상처와 고름 때문에 울타리가 헐거워지면 덜 나누어진 단백질을 비롯한 여러 가지 도둑(알레르겐)이 들어간다. 도둑이 들어가면 이것을 물리치려고 IgE항체와 같은 면역세포들이 늘어난다. 이때 나타나는 면역반응이 알레르기로 나타나는 것인데, 제도권의학에서는 이를 병으로 보아 면역을 억누르는 약이나 주사를 놓는다. 제도권의학으로는 아토피를 고칠 수 없는 까닭이 여기에 있다.

아토피를 완치하려면 알레르기를 없애는 것보다는 알레르기를 일으킨 뿌리가 무엇인가를 찾아 그 뿌리를 잘라야 한다. 뿌리는 많이 빨리 먹는데 있으므로 그러한 나쁜 버릇을 고쳐야 뿌리가 뽑힌다. 아토피를 일으키는 나쁜 버릇은 그것만이 아니다. 고기, 소젖, 단 먹거리, 걸러진 먹거리, 술, 먹거리첨가물이 들어간 가공먹거리를 즐겨먹는 것도 아토피를 일으키는 나쁜 버릇이며, 푸성귀를 적게 먹는 것도 아토피를 일으킬 수 있는 나쁜 버릇 가운데 하나다.
아토피 완치의 길, 그 첫걸음은 적게 먹는 것이다.

4. 아토피 완치의 길

아토피 환우 한 명에 한 해에 420만 원 남짓이 들어간다. 이를 열다섯 해로 따지면 420만×15=6,300만 원이라는 엄청난 돈이 들어간다. 이러한 돈이 들더라도 완치할 수만 있다면 그나마 좋겠지만 안타깝게도 이러한 돈이 들어가고도 아토피는 완치할 수 없는 병이라는 말만 되돌아온다. 돈만 든다면 그나마도 낫겠지만 그 기나긴 동안 아이들이 받게 될 아픔의 나날은 어찌 돈으로 바꿀 수 있겠는가? 자는 동안 나오는 자람호르몬이 나오지 않아 잘 자라지 못함을 물론 잠을 못자 머리가 무거우니 배움도 더디고, 마음은 늘 어둡고 닫혀 있으며 이 때문에 슬픔에 젖어 있고 짜증을 잘 낸다. 이런 아이가 또래 아이들과 잘 어울려 꿈을 이루며 살아갈까, 따돌림 당하며 뒤처질까?

당신의 아이는 그 갈림길에 서 있다. 아토피 완치의 길을 따르면 밝고 아름다운 길을 갈 것이며, 돈과 성적을 따른다면 더 깊은 늪에서 허덕이며 젊은 나날을 보내다 또래 아이들이 꿈을 이야기하며 앞서가는 것을 뒤에서 부러워하며 아픔 속에 눈물 흘릴 것이다.

아토피 완치의 길을 따를 것인가, 돈과 성적을 따를 것인가? 어리석은 사람은 돈과 성적을 따르겠지만, 슬기로운 사람은 아이의 밝고 아름다운 앞날을 가져다 줄 '아토피 완치의 길'을 따를 것이다. 어느 길을 가게 할 것인가는 당신의 마음에 달려있다.

5. '아토피 완치의 길'에 함께할 '아토피 꾸러미'

'아토피 완치의 길' 수련에 함께하면 아토피는 얼마든지 완치할 수 있지만, 어쩔 수 없이 함께하지 못하는 사람들이 있을 수 있다. 이런 사람들이 집에서도 할 수 있는 '아토피 꾸러미'를 꾸려보았다.

아토피 꾸러미는 '아토피 완치의 길'수련 때 쓰는 것 가운데 몇 가지만 골라 모아놓았다. 다시 말해 수련 때 쓰는 모든 것이 '아토피 꾸러미'에 다 들어간 것이 아니라 누구나 망설이지 않고 쉽게 쓸 수 있도록 꼭 써야할 것들로만 꾸려 놓은 것이다. 따라서 '아토피 꾸러미'를 쓰고도 생각했던 만큼 좋아지지 않는다면 나에게 도움을 청하여 좀 더 깊은 곳까지 되짚어 보아야 한다.

많은 사랑지기 가족이 나와의 만남을 기다리고 있을 것이기에 한 사람씩 가르침을 받으려면 기다림이 길어질 수 있다. 그렇다 하더라도 돈보다 아이를 먼저 생각하는 어버이의 마음이 느껴진다면 아무리 바쁘더라도 짬을 낼 수도 있을 것이다.

꾸러미는 게르마늄 맥반석 생수기와 목베개허리받침발목펌프 꾸러미, 풍욕DVD, 목초액과 허브추출액, 토종오이보습제, 바다풀소금(해초소금), 3년 묵은 깨끗한 갯벌소금, 미네랄식이섬유, 들풀발효효소, 씹어먹는 감잎, 현미김치유산균, 아토맘마, 아우름밥상으로 이루어져 있다. 아홉 해 묵은 목초액과 다섯 해 묵은 허브추출물, 토종오이보습제는 선물로 넣었다.

선물로 주어지는 것은 이름에서 느껴지듯이 가지고 있는 것들을 모두 쓰고 나면 더는 만들 수도 줄 수도 없다. 토종오이보습제는 늦봄이 되면 다시 만들 수 있지만, 목초액과 허브추출물은 다섯 해는 기다려야 하는 셈이다. 세 해 묵은 깨끗한 갯벌소금은 선물로 드리는 것은 아니지만 다 쓰고 나면 이 또한 꾸러미에서 빠진다. 2011년 일본 원전사고 때 소금파동으로 소금이 동이 나서 돈을 주고도 살 수 없기 때문이다.

Ⅴ. 본보기(체험수기)

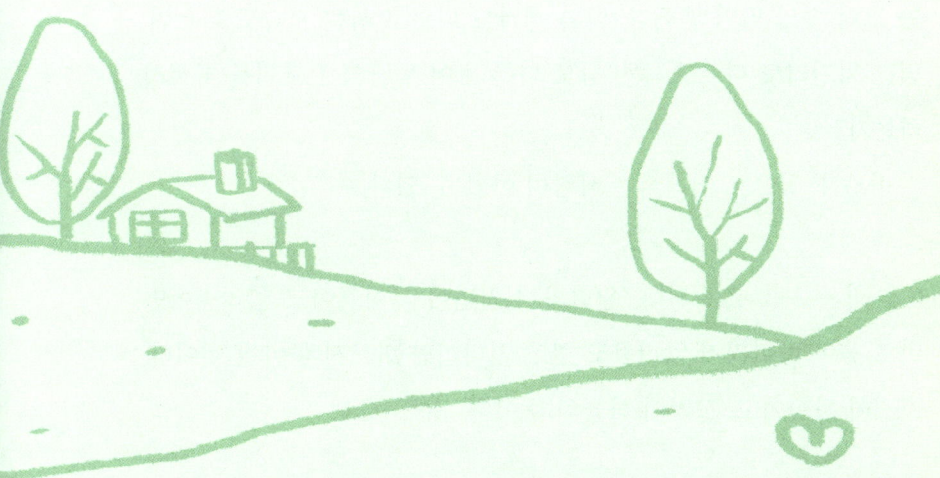

1. 아토피 본보기를 바라는 사람들에게

책을 펼치면 본보기(체험사례)부터 보는 사람들이 있다. 본보기는 그림 속의 떡일 뿐이다. 나와 생각도 다르고 사는 모습도 다르며, 먹는 먹거리도 다르고, 몸바탕도 다른데 어찌 남의 본보기를 따르려 하는가?

바보다, 참으로 어리석은 사람이 아닐 수 없다.

과학은 1+1=2가 된다. 원리와 실천법이 과학적이고 합리적이면 바로 몸이 좋아지지 않더라도 참고 기다리면 반드시 좋아질 것이다. 그것이 과학이고, 그것이 하늘의 뜻이다.

그러나 민간요법은 비과학적이며, 비합리적이어서 어떤 이에게는 놀라운 일이 벌어지지만, 어떤 이에게는 아무런 도움이 되지 않거나 큰 탈이 날 수도 있다. 당신이 민간요법을 따른다면 오늘은 좋은 일을 겪을 수 있을지라도 다음에는 다시 나빠질 수 있으며, 때론 당신이 이겨내기 힘든 어둠으로 다가올지도 모를 일이다.

그래도 당신은 남이 겪은 일이나 쫓을 것인가?

당신이 참으로 슬기로운 어버이라면 남의 본보기나 쫓을 것이 아니라, 당신의 아이가 본보기의 주인공이 되게 하여야 할 것이다.

여기에 올릴 본보기는 '아토피는 얼마든지 완치할 수 있다'는 자신감을 심어주려고 아이, 젊은이, 어른 한 사람씩만 올렸다. 그 다음의 본보기는 바로 당신의 자리로 비워 두었다.

2. 어린아이 본보기

세 살배기 어린아이가 할머니, 엄마, 아빠와 사랑지기 연수원을 찾아왔다. 멀리서 보아도 얼굴이 붉게 부풀어 있어 아토피를 앓고 있는 것을 알 수 있었다. 내 앞에 앉아 있는데 잠시도 가만히 있지를 못했다. 옷을 들추어보니 얼굴은 그나마 덜하였다. 온 몸이 엉망이었다. 그러나 더 큰 걱정거리는 세 살이 되도록 말을 하지 못한다는 데 있었다. 모든 것이 손짓으로 이루어지고 있었다. 그 뿐만이 아니라 밤에 오줌누는 병이 깊어 하룻밤 사이에도 셀 수 없이 오줌을 누었기 때문에 맞벌이인 아이의 엄마 아빠는 한 눈에도 지쳐 보였다. 세 살배기라 기저귀를 채울 수도 없는 노릇이었으니 잠 못 이루는 아픔이 오죽했겠는가?

요즘은 내가 대학원 강의, 외부강의, 신문건강칼럼기자, 기업운영, 국가연구프로젝트 심사, 건강 상담 같은 일로 눈코 뜰 새 없지만 그때만해도 모든 힘을 환우들에게 쏟았던 터라 한 번 들어오면 적어도 한 달 남짓은 수련을 해야 했다. 아이의 어버이는 일 때문에 오래 있지 못하고 할머니와 아이만 남겨두고 떠났다. 살펴보니 아토피의 뿌리는 과자나 청량음료를 너무 많이 먹인 것 때문임이었다.

　할머니가 병원 앞에서 가게를 하시다보니 손님들이 잇따라 드나들어 아이를 돌볼 겨를이 없었다 한다. 아이가 칭얼대면 과자나 아이스크림, 청량음료 따위를 쥐어주는 것이 버릇이 되어 밥은 단 한 톨도 먹지 않았나보다. 일 나간 어버이는 저녁에야 들어오지, 할머니는 손님 때문에 바쁘지, 게다가 아이의 몸은 먹거리첨가물로 범벅이 되어 신진대사는 엉망이 되어 있으니 머리 또한 엉망이 되어 세 살이 될 때까지 말을 못하였다. 먹는 것이 더러우면 나오는 것도 더럽게 마련이다. 이런 것을 걸러서 몸 밖으로 내보내야하는 콩팥이 망가지면서 밤새 오줌을 누는 것이다. 모든 것이 잘못된 먹거리 때문이었다.

　바로 밥 굶기에 들어가기로 하였다. 할머니께서는 '우리 아이는 열흘을 굶겨도 밥은 먹지 않는다.'면서 걱정을 하였다. 이런 걱정과는 달리 사흘 동안의 밥 굶기가 끝나고 회복식으로 죽을 주니 게눈 감추듯이 먹어치웠다. 먼저 들어온 사람들은 밥을 먹고 있었는데 그 사람들이 흘린 밥알까지 주워 먹었다. 집에서는 굶겨도 밥을 먹지 않았던 것은 응석을 부리면 언젠가는 과자나 아이스크림을 먹을 수 있다는 것을 알기에 버텼던 것 같다.

　그런데 놀라운 일은 이미 일어나고 있었다. 들어온 다음날부터 비록 짧은 동안이지만 잠을 잤다. 오줌 싸는 것도 눈에 띄게 줄어들었다. 사나흘이 지나고부터는 한두 번 쌀만큼 좋아졌다.

살갗도 짓무르던 것이 사나흘 째부터는 조금씩 꼬들꼬들 해지는가 싶더니 열흘 무렵부터는 새살이 돋아났다. 그러기를 보름 쯤 지났을까, 같이 들어왔던 사람들이 한결같이 '처음 들어올 때 엉망이었던 그 아이가 맞느냐?'며 놀라워했다. 적어도 겉으로는 거의 완치에 가까울 만큼 좋아졌기 때문이다. 그러나 그것은 맛보기에 지나지 않았다. 그로부터 열흘 남짓 지났을 때였다. 할머니가 들뜬 목소리로 말 하였다. '말을 해요!'라고.

3. 소녀의 본보기

한 소녀가 어버이와 함께 연수원을 찾아 왔다. 여름방학이었으나 긴 옷을 입고 있었다. 험상궂은 살갗이 부끄러웠나 보다. 여자아이어서 그런지 수줍음을 많이 탔다. 얼굴에 각질이 일어나 있을 뿐 그다지 깊은 것 같지는 않았다. 겉옷을 벗겨 보았지만 팔에도 각질이 조금 일어나 있을 뿐 생각보다는 깨끗하였다. 팔꿈치 접히는 곳은 헐어 피가 조금 보였다. 그런데 손을 보니 손바닥이 갈라지고 짓물러져 손을 펴지도 쥐지도 못하였다. 바이올린을 하는 소녀였는데 공부가 뭐라고 그 손으로 바이올린을 하였나 보다. 바이올린 활을 쥐지도 못하는 손으로 연주를 하느라 얼마나 힘들었을까 생각하니 마음이 아팠다.

옷을 벗겨보고 싶었지만 아이가 부끄러움을 많이 타 그만 두었다. 아이는 말이 없었다. 묻는 말에만 몇 마디의 짧은 말로 답을 하였으며, 그나마 열네 살 아이치고는 발음도 어눌했다. 또래 아이들로부터 따돌림을 당하다보니 말을 주고받을 일이 없어 말이 더딘 것 같았다. 그러다보니 다른 곳으로 마음을 돌리게 되어 그 험상궂은 손으로 바이올린을 쥘 수밖에 없었나보다.

잠자리를 알려주려고 짐을 보니 한보따리였다. 무엇이 들었는지 살펴보니 스테로이드와 보습제가 한 가득이다. 증상을 병으로 보는 대증요법의 한 얼굴이었다. 게다가 바이올린까지 가지고 왔다. 수련 동안에도 바이올린 연습을 하려했나보다. 나갈 때 되돌려주기로 하고 수련에 걸림돌이 되는 바이올린과 보습제, 스테로이드를 연구실에 맡아두었다. 다음 날까지는 그다지 달라진 모습을 보이지 않더니 이틀이 지나자 뒤집어지는데 눈물을 흘리면서 긁어댄다. 다음에는 그것도 성이 안차는지 꼬집고 쑤시고 가만있지를 못한다. 요즘 같으면 힌 발짝 물러서 스테로이드와 보습제를 주었겠지만 그땐 반드시 낫는다는 믿음 하나로 밀고나갔다. 피가 흐르고 짓무르고 부풀어 올라 보고 있기에 안타까울 만큼 힘들어 했다.

그러다가 탈이 났다. '안 나아도 좋으니 나가게 해 달라.'는 것이었다. '고비만 넘기면 나을 수 있는데 안타깝지만 나가고 싶으면 나가라'고 하였다. 막상 나가도 좋다고 하니 울먹이며 망설이더니 짐을 싸서 나갔다. 아쉽고 미안한 마음에 그들의 뒷모습을 바라보고 있자니 운동장을 지나 문에서 망설이다가 다시 되돌아 왔다. 다음에 들으니 '나가라'는 말이 서운했다고 한다. 사람 마음은 알다가도 모를 일이다.

다시 마음을 다잡고 수련에 힘을 쏟았다. 마음이 달라져서 인지 긁는 것이 덜하였다. 그러기를 사나흘 남짓 흘렀을까, 냉온욕도 하며 크게 달라졌다. 가려움도 많이 가시는지 긁는 것도 눈에 띄게 줄어들었다. 들어온 지 아흐레쯤부터 새살이 돋더니 보름이 지날 쯤에는 처음 연수원에 들어설 때의 모습과 비슷해졌다. 스테로이드도 보습제도 쓰지 않고 보름 만에 이렇게 달라진 것을 스스로 느낀 아이는 나을 수 있다는 믿음을 갖는 것 같았다.

완치 때 까지 만지지 못하도록 빼앗아 두었던 바이올린을 주었더니 눈물을 흘렸다. 그땐 대학 강의를 하지 않을 때라 수련생들은 나를 '원장'이라 불렀다. 소녀는 눈물어린 해맑은 눈망울로 '원장님 좋아하시는 노래 있으면 말씀하세요. 들려드릴게요.'라며 좋아 어쩔 줄 몰라 하였다. '로망스를 좋아하는데.'라 하니, '그건 바이올린엔 어울리지 않아요.'한다. '그럼 네가 나에게 들려주고 싶은 것을 들려줘.' 했더니, 잠시 생각에 잠기다가 '선구자'를 연주하였다.

연주하는 내내 소녀의 눈가에는 고마움의 눈물인지 기쁨의 눈물인지 모른 이슬이 맺혀 있었다. 한 달의 수련을 마치고 돌아가는 소녀의 모습에서는 따돌림을 당하기에는 너무나 어여쁜 소녀의 모습이 담겨있었다.

4. 어른의 본보기

그녀가 나를 찾은 것은 텃밭에서 풀을 뽑고 있을 때였다. 먼발치에서 꽤 무거워 보이는 가방을 들고 걸어오는데 들고 있는 가방이 힘에 버거운지 몸이 한 쪽으로 기운 채 '여기가 자연건강연구원이 맞느냐?'고 묻는다. 아마 내가 날품팔이하는 일꾼으로 보였나보다. 가방을 들어주며 옆을 보니 챙이 긴 모자 때문에 얼굴이 잘 보이지 않지만 키가 내 어깨보다 작다. 상담실에 들어가 손을 씻고 앉으면서 앉으라하니 내 얼굴을 한 번 쳐다보더니 겸연쩍어 한다. 그런데 이야기를 하는 동안에도 모자도 색깔안경도 벗지를 않는다. 아이 때부터 앓아온 아토피 때문에 키가 안 커 초등학교 스승님이 되었는데도 아이들보다 작아서 아이들로부터 놀림을 받는다 한다. 스승의 그림자도 밟아서는 안 되는 시절은 까마득한 옛날이 되었나보다. 초등학생까지 이러면 더 큰 아이들은 스승에게 어떨까 생각하니 서글픈 생각이 들었다.

이야기가 끝나갈 무렵 서먹한 마음이 가시자 '안에서도 모자와 안경을 쓰는 까닭이 있느냐?'고 묻자, 모자를 벗으며 '이래서 모자를 쓰고 있었다.'며 얼굴을 보여준다. 자세히 보니 안경이 아니라 눈 주위를 짙게 물들인 아주 큰 붉은 동그라미 흉터였다. 어렸을 때는 모든 얼굴에 퍼져 있었던 것이 자라면서 줄어든 것이라 한다. 그래서 그런지 그 뿌리가 깊어 보였다. 스테로이드 부작용 같았다.

얼굴과 목에도 각질과 상처가 있었으나 옷을 벗어보라 하니 겨드랑이와 등이 아주 심하였다. 스물두 해 동안 안 해본 것이 없을 만큼 좋다는 것은 다해보았으나 좋아졌다 나빠졌다를 되풀이하다보니 몸과 마음이 지칠 데로 지쳐있었다. 그래서 그런지 '자연치유 해독수련'도 큰 바람은 가지고 있지 않은 것 같았다.

아토피가 무엇인지, 왜 자연치유 해독프로그램에 함께하여야 하는지, 왜 제도권의학이나 민간요법으로는 아토피를 나을 수 없는지, 민간요법과 자연의학의 차이는 무엇인지, 왜 아토피는 자연의학이 아니면 나을 수 없는지를 두 시간 남짓 알려주자, 그녀의 눈빛이 달라지는 것 같았다.

며칠이 지나자 홀아비 마음은 홀어미가 안다고 먼저 들어온 수련생들이 겪은 이야기를 들으며 더 열심히 수련을 하였다. 그러는 사이 더디기는 하지만 조금씩 나아지고 있었다. 나아지는 빠르기가 느려서인지 명현은 보이지 않고 넘어갔다. 추위를 많이 타 찬물에는 발도 집어넣을 수 없다며 냉온욕을 하지 않던 그녀가 냉온욕탕에 따라 들어갔다. 그동안 풍욕을 하여 추위에 익숙해졌나 보다.

며칠이 지나자 처음에는 서서 들어가는 것만으로도 스스로 놀라워했던 그녀가 냉온욕을 제대로 하였다 한다. 냉온욕을 하고부터는 그간 더디기만 했던 것이 가파르게 빨라졌다. 열흘이 넘을 무렵에는 얼굴의 붉은 동그라니만 남아있고 다른 곳의 각질이 떨어져 나가고 새살이 돋아났다. 얼굴의 붉은 동그라미도 제법 맑아져 있었다. 한 달의 수련을 마치고 돌아갈 무렵에는 얼굴을 빼고는 그 어디에도 들어올 때의 어두운 그림자는 찾을 수 없었다.

돌아간 뒤에도 무용담을 들려주듯 달라지고 있는 모습을 들려주었다. 겨울방학이 가까워 올 무렵 반가운 소식이 들려왔다. '겨울방학 때 살이 많이 찐 아이들의 스승 한 사람과 함께 오기로 했다.'한다. 방학이 시작되고 살이 꽤나 찐 사람과 함께 왔다. 그녀의 얼굴에는 더는 붉은 흉터가 남아있지 않았다. 아이들은 이제 그녀를 '스승님'이라 부르며 그녀를 좋아한단다.

5. 나의 본보기

이곳은 여러분들이 채워나갈 빈자리이다.

다른 사람의 본보기를 쫓을 것이 아니라 여러분 스스로가 본보기의 주인공이 되길 바란다.

Ⅵ. 아토피 완치의 걸림돌

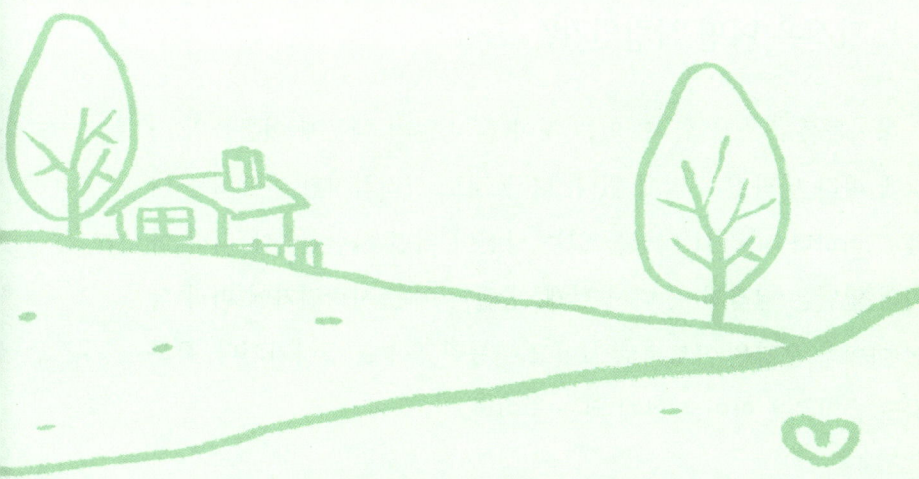

아토피를 완치하고자 한다면 반드시 이 글을 읽어야 한다. 읽지 않는 사람은 완치할 수 없을 것이다.

1. 당신은 어떤 사람인가?

아이들은 스스로 할 수 있는 것이 많지 않기 때문에 어른들의 생각에 따라 달라질 수밖에 없다. 다른 것도 그러하지만 아토피는 더욱 그러하다. 따라서 이글을 읽는 당신이 어떤 사람인가에 따라 아이의 앞날은 달라진다. 다시 말해, 당신이 어떤 사람인가에 따라 당신 아이의 운명은 아토피로 꼬이고 뒤틀린 운명을 살아가거나, 튼튼하고 슬기로운 아이로 살게 되는 것이다.

2. 아토피를 완치할 수 없는 사람

아마 이 책을 읽는 사람의 거의가 이 길을 가고자 할 것이다. 왜냐하면 거의가 아이보다는 돈이나 성적이 먼저이기 때문이다. 이런 사람들은 '아토피 완치의 길'에 들어와 바르게 배우기보다는 책이나 그림, 동영상을 보고 배우려 한다. 그들의 머릿속에는 그것이 더 보탬이 된다고 생각한다.

그럴까? 아니다. '아토피 완치의 길'에 들어와 배우는 것과 책이나 그림, 동영상을 보고 배우는 것은 그들이 생각하는 것과는 크게 다르다. 가끔씩 책이나 그림, 동영상을 보거나 다른 강좌에서 배운 사람들을 만나게 된다. 그들은 강좌나 '아토피 완치의 길'에 들어와 뼈저리게 느끼는 것이 있다. '잘못 배운 것은 배우지 않음만 못하며, 잘못 아는 것은 모르는 것만 못하다'는 것이다.

언젠가 나보다 네 해 먼저 자연의학의 길을 걸어온 선배를 만났는데, 엉터리로 배운 것이 몸에 버릇이 되어 보름이 넘어도 몸에 밴 버릇을 바로잡지 못하였다. 자연의학이 무엇인지도 모르고 들어온 사람도 이레면 바로 익힐 쉬운 것들을 말이다. 더욱이 그는 책이나 그림, 동영상으로 배운 사람이 아니었다. 그는 자연요법사랑지기의 뿌리인 한국자연건강회 교육을 받은 사람으로서 겉으로는 잘못할 것 같지 않은 사람이었다. 그런 그가 왜 그렇게 엉터리 버릇이 몸에 밴 것일까? 그 까닭은 작은 차이에 있었다.

건강회 교육은 2급은 네 시간으로 끝이 나며, 1급도 겨우 닷새나 엿새로 끝이 난다. 게다가 한 곳에 닷새 동안 묵으며 배워야 몸에 밸 수 있는데, 낮에만 배우고 그것으로 끝을 맺는다. 다시 말해 한 번 배운 것은 다시 되풀이하여 바르게 익히지 않고 끝이 나는 것이다. 게다가 가르치는 사람도 많아 그들의 아는 바도 서로 달라 가르치는 사람조차도 바르게 알지 못하는 것이 있으니 어찌 잘못된 버릇이 들지 아니하겠는가? 이렇게 배운 사람도 이러하려니와 책이나 그림, 동영상을 보고 배운 사람은 어떠하겠는가?

자연요법사랑지기의 교육이나 수련은 다르다. '자연치유사 3급'만 하더라도 석 달 동안 여든 시간 남짓 이론과 실기를 익힌 뒤 내 앞에서 익힌 바를 평가받아야 하며, 2급은 일곱 달 160시간 남짓의 이론과 실기를 익힌 뒤 익힌 바를 평가 받아야 한다. 가장 높은 1급은 네 학기 정규 석사과정을 마치고 평가를 받아야 한다.

돈은 사람의 것이지, 사람이 돈의 것이 되어서는 안 된다.
당신은 어떠한가?

'아토피 완치의 길'에 함께하여 아이의 뒤틀린 운명을 바로잡고자 한다면 그 어떤 것도 걸림돌이 될 수 없다. 어떤 것보다 아이가 먼저이기 때문이다. 그러나 그 길에 함께하지 않으려 하면 핑계는 얼마든지 많다. 돈이 없어서, 일 때문에, 아이가 어려서, 집안에 보살필 어른이 있어서와 같은 것들 말이다.

그런 것들이 까닭일까, 핑계일까?
그것은 거의가 핑계에 지나지 않는다.
무엇 때문에 돈이 없는가, 무엇 때문에 일을 잠시 쉬고 들어오지 못하는가? 아이가 어려서, 집안에 보살필 어른이 있어서와 같은 말도 마찬가지이다. 아이의 건강이 그러한 것들보다 못하기 때문이 아닌가!

그렇다면 당신은 어떤 사람인가?

3. 아토피를 완치할 수 있는 사람

아토피를 완치할 수 있는 사람은 아이의 건강이 다른 그 무엇보다 먼저인 사람이다. 이런 사람은 비록 가진 것이 없어도 아토피는 얼마든지 완치할 수 있다. 다른 그 무엇보다 아이의 건강이 먼저인데 어찌 '아토피 완치의 길'에 들어오지 못하겠는가? 완치할 사람은 생각부터 다르다.

돈은 얼마든지 들어도 좋지만 학교 때문에 보내지 못한다고 말하고 싶은가? 그렇게 해서라도 위안을 삼고 싶은가? 아니다. 무엇 때문에 병든 몸을 이끌고 학교에 다녀야 하는가? 돈과 성적 때문이 아닌가?

어떤 이는 중국에서, 일본에서, 태국에서, 카자흐스탄에서, 미국에서, 캐나다에서, 호주에서, 두바이에서, 영국에서 머나먼 이 땅까지 와서 수련에 함께하는데, 멀어서 못 온다는 말이 까닭이 된다고 생각하는가? 어떤 이는 산소호흡기를 꼽고 응급차를 타고서도 들어오는데, 멀쩡히 걸을 수 있으면서도 까닭이 된다고 생각하는가? 어떤 이는 장애인 동생에다가 치매에 걸린 어머니까지 있어도 도우미를 붙여두고 들어오는데, 가족 때문에 들어올 수 없다는 것이 까닭이 된다고 생각하는가? 어떤 이는 한의원 원장으로서 그가 없으면 한방병원이 흔들릴 수 있음에도 들어오는데, 시간이 없어서 올 수 없다는 것이 까닭이 된다고 생각하는가?

모든 것은 생각하기 나름이다. 아이의 건강이 다른 것들보다 먼저라고 생각하면 모든 까닭은 다 사라진다. 들어올 수 없는 까닭부터 찾는다면 적어도 세 가지 까닭은 찾아낼 수 있지만, 함께하고자 하는 생각이 앞선다면 그러한 까닭은 사라진다.

학교에 다녀야 하기 때문에 '아토피 완치의 길'에 함께하지 못한다는 사람들부터 마음을 열고 생각해보자. 그것이 까닭이 된다고 생각하는가? 일에는 능률이라는 것이 있어서 같은 일을 하더라도 능률적으로 하면 적은 시간을 들이고도 많은 열매를 거둘 수 있지만, 비능률적이면 많은 시간을 들이고도 바라는 열매는 얻지 못하거나 얻더라도 적은 열매를 거둘 뿐이다.

공부도 마찬가지여서 맑은 머리와 튼튼한 몸을 바탕으로 머리를 쓴다면 쉬면서 배워도 좋은 성적을 거둘 수 있지만, 아토피로 깊은 잠을 이루지 못하고 자람도 더디면서 공부를 한다면 코피를 흘리면서까지 애를 쓰더라도 좋은 성적을 얻기가 힘든 것이 자연의 뜻이자, 하늘의 뜻이다. 따라서 "학교 때문에 '아토피 완치의 길'에 함께하지 못한다."는 것은 앞뒤가 맞지 않은 말이다. 이러한 말을 할 수 있는 것은 어버이가 아닌 학부모들만이 할 수 있는 말이다.

아이들의 건강이 먼저인 사람은 한 학기를 아토피 자연치유학교에 보내면 된다. 배움도 이어갈 수 있고 건강도 되찾을 수 있으니 두 마리 토끼를 한꺼번에 잡을 수 있다. 아토피자연치유학교는 그 어떤 칼이나 창에도 찢어지지 않는 그물과 같아서 건강이라는 고기가 빠져나갈 수 없다.

'아토피자연치유학교에 다녀도 아토피를 완치하지 못하면 어쩌나?'하고 걱정하는 사람이 있는가? 헛된 생각이다. 1+1=2가 되는 것이지, '0'이 될 수는 없다. 이것이 과학이고, 이것이 참뜻이다. 나의 명예를 걸고 다시 한 번 말하건 데 아토피는 한 학기면 얼마든지 완치할 수 있다.

이 책을 읽으면서 이제까지의 의식주로는 아토피에 걸릴 수밖에 없었음을 뼈저리게 깨달았을 것이다. 그러면서도 한 편으로는 그 많은 잘못 가운데 무엇을 바꾸어야 하는지를 생각하는 사람들도 있을 것이다. 다 바꾸어야 한다.

나는 이 책에서 약속했다. '이 책을 읽고 내가 하라는 데로만 하면 그 뒤는 내가 맡는다.'고. 그런데 무엇을 망설이는가? 아토피가 아무렇게나 하기 쉬운 것만 골라서 바꿔도 완치할 수 있다면 왜 많은 이들이 불치병이라고 하겠는가?

그렇다. 고칠 수는 있지만 모든 힘을 쏟아야 한다. 공든 탑도 벽돌 한 장만 빼면 무너진다. 그렇듯, 아토피나 알레르기도 얼마든지 완치할 수 있지만, 이 책에서 바꾸라는 것을 단 한 가지라도 바꾸지 않겠다고 한다면 완치의 길에서 멀어질 수 있다.

아이를 사랑하는 마음만 있다면 이 책에서 바꾸라는 것은 단 한

가지도 어려운 것이 없다. 모두가 손쉽게 바꿀 수 있는 것들뿐이다. 다만 아이의 건강을 먼저 생각하는 마음만 있으면 된다. 다른 그 무엇이 아이의 건강보다 먼저인 사람은 이 책에서 바꾸라는 것들 가운데 쉬운 것이 하나도 없을 것이다.

4. 아토피 완치를 가로막는 두 가지 모순

앞서 입이 닳도록 말했듯이 아토피는 얼마든지 완치할 수 있다. 그렇다면 왜 그동안 수많은 사람들이 그 숱한 세월동안 아토피 완치를 위해 갖은 슬기를 짜내고 온갖 힘을 쏟았어도 아토피를 완치할 수 없었던 것일까?

그것은 다음에서 말할 세 가지 걸림돌의 답을 알지 못했기 때문이다. 그 첫째가 미열과 면역력이며, 그 둘째가 단백질과 항체이고, 셋째가 건강과 돈이다.

첫 번째 걸림돌부터 풀어보도록 하자.
어떤 생리학자는 '문명병은 모두 열과 엮여 있으며, 미열을 없애면 거의 모든 병을 나을 수 있다.'고 하며, 어떤 이는 '체온 1℃를 높이면 면역력이 5배 늘어난다.'는 말을 하였다. 우리 몸을 하나로 보지 못한다면 위의 말들이 서로 부딪치는 말처럼 보일 수 있다.

아니다. 이는 둘처럼 보이지만 그 뿌리는 하나이다. 그 뿌리만 알면 아토피는 나을 수 있다. 미열이란 몸이 불덩이처럼 뜨거워지는 것이 아니라, 손발은 찬데 머리나 염통, 간 같은 몇몇 틀에 열이 쌓인 것을 말한다. 몸을 아우르면 미열을 가진다는 것은 몸이 차다는 것을 뜻하며, 다른 말로 바꾸어 말하면 체온이 낮다는 말이 된다. 그러니 미열이 있는 사람도 체온을 1℃ 올릴 수 있다면 면역력은 높아지기 때문에 면역력에 탈이나 생기는 아토피도 미열을 없애고 체온을 올리면 길이 열린다. 모순이 아니라 낫는 길을 나타내는 다른 말에 지나지 않는다.

두 번째 걸림돌 또한 자연의학을 깊이 있게 알면 두 개로 나누어진 걱정거리에 지나지 않는다. 그러나 자연의학을 깊이 있게 알지 못하면 풀 수 없는 매듭으로 생각될 것이다.

단백질과 항체라는 두 마리 토끼이다. 단백질은 소화가 어려운 물질로서 창자를 힘들게 하여 창자를 망친다. 아토피를 악화시키는 거의 모든 알레르겐은 단백질과 엮여 있다. 단백질은 서로 다른 두 가지 얼굴을 지니고 있다. 창자가 튼튼하여 아미노산으로 나누어진 뒤 바른 길을 따라 들어온 단백질은 우리 몸의 면역체계의 하나의 가지가 되는 항체가 될 수 있다. 바로 여기에 이제까지 수많은 사람들이 찾으려고 했지만 찾지 못한 열쇠가 숨겨져 있는 것이다.

우리 몸에는 사람에 따라 조금씩 다르지만 16% 안팎의 단백질을 지니고 있다. 그 가운데 90% 남짓은 몸의 뼈대를 이루는 단백질로서 면역체계에 함께하지 못한다. 10% 아래, 그 가운데서도 창자 속

세균이라 할 수 있는 미생물이 1㎏ 남짓 되는데, 이것이야말로 나는 건강을 다스리는 열쇠라고 본다.

밝혀진 바에 따르면 '창자 속의 세균이 우리의 건강을 다스린다.'고 한다. 나는 지난 십여 년 동안 수 없이 많은 강좌와 건강칼럼에서 '창자 속의 세균과 창자의 건강이 우리의 건강을 다스린다.'고 말해 왔다. 다시 말해 요즘 밝혀진 것은 1+1=2라는 것을 보여준 것에 지나지 않는다. 그나마 사람이 아니라 무균실에서 자란 실험쥐로 한 것이었다. 세상에 수많은 아이들이 아토피로 아파하지만 그 가운데 무균실에서 자란 아이는 몇이나 되며, 창자 속에 세균이 없는 아이는 몇이나 될까? 아쉽게도 참 좋은 연구이기는 했지만 세상에 있을 수 없는 아이들을 본보기로 한 것 같은 씁쓸한 뒷맛이 남는다.

나는 2013년을 아토피 완치의 새 터를 여는 해로 삼고, 1차 30여 명, 2차 300여 명의 아이들로 '아토피는 자연의학으로 얼마든지 완치할 수 있다.'는 것을 보여주고자 한다.

이 책에 그 기쁨을 주는 길이 마련되어 있다.

글을 마치면서

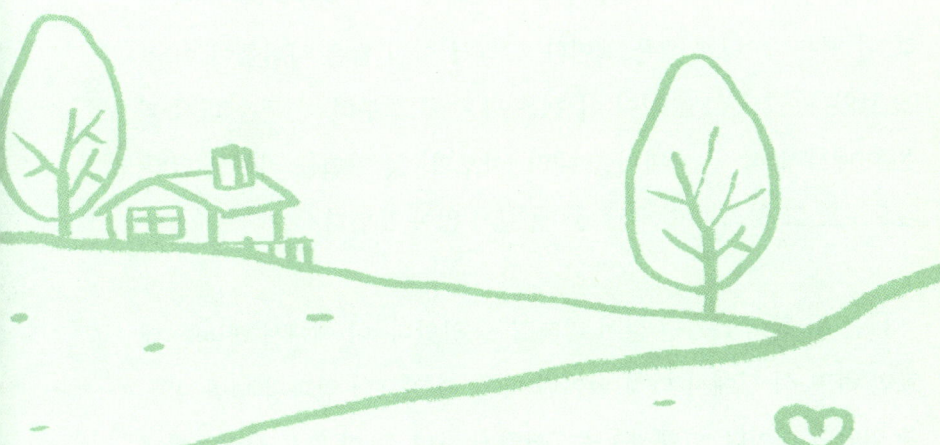

글을 마치면서

　이 책은 처음 찍은 책(초판본)이 아니다. 그런데 처음 찍은 책으로 쓰인 것은 출판사를 새로 만들어 책을 펴냈기 때문이다. 다시 말해 이 책은 두 번째 찍은 책이다. 그래서 이미 많은 사람들이 이 책을 보았다. 그도 그럴 것이 이 책은 나온 첫 주부터 이 책을 다시 찍은 이때까지 석 달 가까이를 내리 '아토피' 첫 자리를 지키고 있다. 앞으로도 그 자리는 쉽게 내 줄 것 같지 않아 보인다.

　나는 이 책이 나가면 많이 바빠질 줄 알았다. 이 책에서 하라는 데로만 하면 석 달에서 다섯 달이면 나을 수 있으니 앞다퉈 나를 찾을 줄 알았던 것이다. 그래서 나는 '어떻게 하면 좀 더 많은 사람들에게 내가 가진 것을 나눌 수 있을까?'하는 가슴 설레는 걱정 아닌 걱정을 하기도 하였다. 이 책에 들어있는 것들은 나만이 아는 것들이어서 나의 도움 없이는 아토피로 망가져가는 아이들을 늪에서 건져낼 수 없을 것이기 때문이다.

　하지만 이러한 나의 생각을 비웃기라도 하듯이 거의 모든 사람들이 아이보다는 돈부터 생각하는 것 같아 씁쓸하다. '먹어야 할 것도 많고 해야 할 것도 많던데, 그 가운데 하나만 한다면 어떤 것부터 해야 하냐?'거나, '바다풀소금은 비싸던데 다른 소금은 안 되나?'와 같은 것들 말이다. 하다못해 스무 해가 넘도록 아토피의 지긋지긋한 굴레로부터 벗어나려 몸부림쳐온 딸아이를 둔 엄마까지도 아이보다는 돈이 먼저였다. 돈이 없어서라면 그럴 수 있다지만 안타깝게도 돈이 없어 내 책에서 하라는 것을 하지 못할 사람은 거의 없다. 돈이 없어서가 아니라 돈이 먼저인 것이다. 아토피는 굶주리고 고달픈 사람에게는 생기지도 않기 때문이다.

왜 이 땅이, 아니 우리 겨레가 이렇게 돈밖에 모르는 뒤틀리고 꼬인 겨레가 되었을까? 처음에는 이를 몰라 마음이 무거웠다. 이제는 다는 아니지만 조금은 그들의 마음을 알 것 같다. '돈이면 범의 수염도 뽑아올 수 있다.'는 그릇된 생각이 이 땅을 그림자처럼 덮고 있기 때문이다. 하지만 아무리 아니라고 우겨도 바뀌지 않는 것이 있다. 손바닥으로 하늘을 가릴 수는 없다.

이 땅의 거의 모든 엄마들이 손바닥 속의 돈만 바라본다하여도 당신만은 아니기를, 이 땅의 거의 모든 엄마들이 하늘을 손바닥으로 가리려할 때 당신만은 그 하늘을 볼 수 있기를, 그래서 그 맑고 푸른 하늘 속에서 당신의 아이가 꿀 그 꿈을 같이 꾸어 보기를 바란다. 그런 당신을 기다리며 마친다.

우리말 풀이

 글을 마치면서 내 글 속에 들어있는 한자말과 일본말을 보고 놀라지 않을 수 없었다. 되도록 우리말을 쓰려고 했던 내 글에서 이만큼 많은 일본말과 한자말이 들어있다면, 우리말과 글이 얼마나 더럽혀져 있을지 생각하니 서글펐다. 그래서 우리말과 글로 바꾸려니 오히려 낯설어 모두 바꿀 수는 없었다.

 조금밖에 바꾸지 않았는데도 글 쓰는 것보다 우리말로 바꾸기가 더 힘들었다. 우리말본에서도 찾기 힘든 것들은 내 나름대로 만들어 쓴 낱말도 있다. 그러다보니 글을 읽으면서 오히려 우리말이 더 낯설지도 모른다. 그래도 겨레의 얼을 되살리는 길에 함께한다는 생각으로 보듬어 주었으면 한다.

 아래의 낱말들은 내 글 속에서 우리글과 말을 더럽혔던 일본말과 한자말들이다. 어떤 말은 우리말로 바꾸기 힘들어 그대로 두었다.
 언젠가는 순우리말로 된 책을 쓰고 싶다.
 그때를 기다려 본다.

우리 곁에서 사라지고 있는 우리말

온(백), 즈믄(천), 미리내(은하수), 히나리(장작), 말본(문법), 되받아 펴냄이(편집인), 뫼(산), 가람(강), 나리(개천), 누리(세상), 얼(혼, 정신), 부아(화, 분, 원통, 스트레스), 예그리나(연인), 온새미로(자연 상태), 가온누리(세상중심), 소리갈음(성음), 씨갈(품사론), 월갈(통사론)

아름다운 순우리말

가라사니: 어떤 것을 가름할 수 있는 앎이나 실마리
가람: 강의 우리말
가론: 말하기를, 이른 바, '소위'의 순우리말
가시버시: 아내와 남편의 우리말
가온길: 정직하고 바른 가운데(가운대: 옛말) 길로 살아가라고 지은 이름
가온누리: 무슨 일이든 세상(누리: 옛말)의 중심(가온대: 옛말)이 되어라
가우리: 고구려(중앙)
까미: 얼굴이나 털빛이 까만 사람이나 동물을 일컫는 말
건잠머리: 일을 시킬 때에 방법을 일러주고 도구를 챙겨주는 일
(예: 그는 건잠머리가 있으니 잘 가르쳐 줄게다)
겨레: '겨레붙이'의 줄임말, 살붙이, 친척(親戚), 피붙이
겨레붙이: 겨레, '민족'의 순우리말
겨르로이: [옛] 한가로이, 겨를 있게
곁부축: 부축, 겨드랑이를 끼거나 붙잡아서 다른 사람이 걷는 것을 도움
고갱이: 풀이나 나무의 줄기 한가운데 있는 부드러운 곳, 배추대, 배추 속의 한가운데에서 올라오는 곳와 잎 빛깔이 노릇하고 맛이 달콤하고 고소하다 나뭇고갱이, 속고갱이, 배추고갱이
고타야: 안동의 순 우리말
꼬꼬지: 아주 오랜 옛날
꼬리별: 혜성
꼬두람이: 맨 꼬리 또는 막내
꽃가람: 꽃이 있는 강 (가람: 강의 우리말)
꽃샘바람: 봄철 꽃이 필 무렵에 부는 찬바람
꽃잠: 신혼부부의 첫날밤을 이르는 우리말
구다라: 백제(큰 나라)
구래: 방의 구들장 밑으로 나 있어, 불길과 냉갈이 나가는 길

골갱이: 고갱이
구들: 아궁이에 불을 때어 그 불기운이 방바다 밑으로 난 방고래로 퍼지도록 하여 방을 덥게 하는 것
구실아치: 벼슬아치 밑에서 일하는 사람
구울방울: 옛날 말 타고 겨루기를 하던 모습 가운데 하나를 이르는 말
귀견줌: 옛날 말 타고 겨루기를 할 때 지팡이를 들어 말의 귀와 가지런히 하는 움직임
그루잠: 깨었다가 다시 든 잠
그린나래: 그린 듯이 아름다운 날개
그린내: 연인의 우리말
그린비: 그리운 남자라는 뜻의 우리말
그미: 그 여자
금: 틈, 값, 사람의 값어치나 됨됨이, 나누려 그은 자국, 접거나 구겨진 자국, 갈라지지 않고 터지기만 한 자리
금가다: 금나다
금나다: 금가다, 갈려져 금이 생기다
끄트머리: 맨 끝, 끝머리, 어떤 일을 풀 수 있는 실마리
길가온: 길 가운데
길미: 빌려 쓴 돈의 대가, 보탬이 되는 것, '이익'의 순 우리말
나르샤: 날아 오르다를 뜻하는 우리말
나린: 하늘이 내린
나릿물: 냇물
나비잠: 갓난아이가 두 팔을 머리위로 벌리고 편히 자는 잠
난아: 공주의 순수한 우리말
내내: 언제나, 늘, 곧장, 마냥, 줄곧
너울: 바다의 사나운 큰 물결
너비: 널리
노: 늘, 언제나 달라지지 않고 늘 한결같이
노: 노끈, 실이나 삼 또는 질긴 종이 따위로 가늘게 비비거나 꼰 줄

노: 뜻밖에 얻은 재물이나 행을 뜻하는 순우리말
노고지리: 종달새
눈바래기: 멀리 가지 않고 눈으로 마중한다는
느루: 한 번에 몰아치지 않고 시간을 길게 늦추어 잡아서
는개: 안개비와 이슬비 사이의 가는 비
늘: 언제나, 곤장, 마냥, 줄곧, 내내
늘솔길: 언제나 솔바람이 부는 길
늘옴치래기: 늘었다 줄었다 하는 것
늘해랑: 늘 해와 함께 살아가는 밝고 다부진 사람
늦마: 늦은 장마 비
다급하다: 앞뒤를 가릴 수 없을 만큼 몹시 급하다
다님길: 사람이 다니는 길
다소니: 사랑하는 사람
다소다: 애틋하게 사랑하다
다솜: 애틋한 사랑
다원: 모두 다 원하는, 모두 다 사랑하는 사람
다훤: 흰 눈꽃같이, 누리를 다 희게 하는 사람
단미: 달콤한 아낙, 사랑스러운 아낙
단지: 독, 드므, 목이 짧고 배가 부른 작은 독
달보드레하다: 연하고 달콤하다
닻 별: 별자리 중에서 '카시오페아'를 달리 이르는 말
땅거미: 어스름, 해질 무렵, 땅거미, 해가 진 뒤 어두워지기 앞의 어스름
대목: 글의 한 토막
대수로이: 일 따위가 아주 값지다고 여길 만하게
도닐다: 가장자리를 빙빙 돌아다니다
도래솔: 무덤가에 죽 늘어선 소나무
도담도담: (어린아이 등이) 별 탈 없이 잘 자라는 모습
도돌방울: 옛날 말 타고 겨루기를 할 때 지팡이 안쪽으로 공을 빗당겨 높이 일으킨 다음 막 대기의 바깥쪽으로 공을 돌려 밀어 당기는 움직임을 이르던 말
도투락: 어린아이 머리댕기
도틀어: 통틀어, 모두, 도파니, 이러니저러니 할 것 없이 죄다 몰아서
도파니: 도틀어
독: 단지, 질그릇, 오지그릇, 운두가 높고 배가 부르며 전이 달린 큰 오지그릇이나 질그릇
돌개바람: 회오리 바람
동이: 독, 질그릇의 하나 키가 작고 몸이 둥글며 아가리가 넓고 양옆에 손잡이가 달렸으며, 주로 물을 긷는 데 쓰인다
두루뭉술하다: 모난 데는 없으나 아주 둥글지도 않다, 맺고 끊음이 뚜렷하지 못하다
듀륏체라: 늦게 얻은 사랑스러운 딸자식

드다루다: 들어올려 다루다
드다르다: 모두 다르다, 다 다르다- 드달라, 드다르니
드므: 독, 단지, 질그릇, 높이가 낮고 넓적하게 생긴 독, 주로 물을 담아 놓는 데 쓴다
등쌀: 몹시 귀찮게 구는 짓
뜰: 꽃이나 나무를 가꾸는 빈터
라온제나: 기쁜 우리
라온하제: 즐거운 내일을 뜻하는 우리말 (라온: '즐거운' 이라는 순우리말)
라온힐조: 즐거운 이른 아침 ('힐조': '이른 아침'의 순우리말)
마냥: 언제나, 늘, 곤장, 줄곧, 내내
마닐마닐: 음식이 씹어 먹기 알맞도록 부드럽고 말랑말랑하다
마루: 하늘의 우리말
마소두래기: 말을 이곳저곳 옮겨 퍼뜨리는 것
마파람, 앞바람: 남풍의 순우리말
막상: 막, 정작, 어떤 일에 이르러
말미: 어떤 일에 매인 사람이 다른 일로 말미암아 얻는 짬
맛조이: 마중하는 사람 영접하는 사람
매무새: 맵시, 품새, 품, 몸가짐과 맵시, 생김새
매지구름: 비를 머금은 검은 조각구름
맨드라미: 흔히 알고 있는 식물 순 우리말이다
맵시: 몸가짐, 생김새, '자태'나 '모양'의 순우리말
모꼬지: 놀이나 잔치 또는 그 밖의 일로 여러 사람이 모이는 일
무명: 명, 솜을 자아 만든 무명실로 짠 천
무명베: 명, 무명, 솜에서 뽑아낸 실로 짠 베
물마: 비가 많이 와서 땅 위에 넘치는 물
물비늘: 잔잔한 물결이 햇살 따위에 비치는 모양
미리내: 은하수의 우리말
미르: 용 의 순수우리말
미쁘다: '진실하다'의 순우리말
바루다: 비뚤어지지 않도록 곧게 하다- 바뤄, 바루니, 바루어
바오: 보기 좋게
배기다: 끝까지 참고 견디다
배기다: 받치다, 딱딱한 것에 받치어 걸리다
버겁다: 만만하지 않고 힘에 겹거나 벅차다
벗: 친구의 순수 우리말
베론쥬라: 배신을 당한 아낙
베리, 벼리: 벼루
벼리: 일이나 글에서 뼈대가 되는 줄거리, 그물의 위쪽에 코를 꿰어 잡아당길 수 있게 한 줄
벼슬: 나랏일을 맡아 다스리는 자리나 그 일, '직책'이나 '직위'의 순우리말

별찌: 유성
볼우물: 보조개를 뜻함
부라퀴: 자기 이익을 위해서는 물불 가리지 않고 덤비는 사람
부축: 겯부축, 겨드랑이를 끼거나 붙잡아서 다른 사람이 걷는 것을 도움
북새바람, 됫바람, 된 바람: 북풍의 순우리말
비나리: '축복의 말'의 우리말
비롯: 어떤 것의 처음
비롯하다: '비롯한', '비롯하여', '비롯해서'의 꼴로 쓰여 여럿 가운데서 처음으로 삼다
비마중: 비를 나가 맞이하는 일
사나래: 천사의 날개를 뜻하는 우리말
사부랑사부랑: 물건을 느슨하게 묶거나 쌓아놓은 모양
사시랑이: 가늘고 힘없는 사람
산돌림: 옮겨 다니면서 한줄기씩 내리는 비(소나기)
살: 살추리, 사타귀, 사타구니, '대퇴부'의 순우리말
새라: 새롭다
샘바리: 어떠한 일에 샘이 많아 안달하는 마음이 굳센 사람
'바리'는 어떤 한 곳에 마음을 쏟는 사람을 낮추어 부르는 우리말 예)악바리, 군바리
새, 하, 마, 노: 순서대로 동, 서, 남, 북의 순우리말
샛별: 새벽에 동쪽 하늘에서 빛나는 금성을 이르는 말
서리서리: 국수나 새끼 등을 헝클어지지 않게 빙빙 둘러서 포개감는다는 것
섬: '섬돌'의 줄임말
섬돌: 디딤돌, 집채와 뜰을 오르내릴 수 있게 만든 돌로 된 오르내림 턱
섬서하다: 지내는 사이가 서먹서먹하다
성: 골, 노하거나 언짢아서 치밀어 오르는 울컥함
소담하다: 생김새가 탐스럽다
소소리바람: 이른 봄에 살 속으로 기어드는 차고 음산한 바람
속마음: 마음에 품은 본디의 속내, 본뜻을 이르는 순우리말
속내: 겉으로 드러나지 않는 마음
손톱 밑 가시: 늘 마음에 꺼림칙하게 걸리는 일이 있음, 늘 마음에 꺼림칙하게 걸리는 일이 있음을 비유적으로 이르는 말
수선: 마음을 어지럽히는 말이나 품새
수선스레: 떠들썩하고 시끄러워 마음을 어지럽게
수선대다: 어지러울 만큼 자꾸 떠들거나 움직이다- 수선거리다, 수선수선하다
수월하다: 쉽다, 까다롭거나 어렵지 않아 하기가 쉽다
수월수월하다: 그다지 어려운 것 없이 퍽 쉽다
수월내기: 다루는 사람은 놀릴 때 얕잡아 이르는 말
수월놀이: 술래놀이, 수월래놀이, 강강술래의 춤과 노래를 하는 놀이
수월수월: 그다지 어려움 없이 매우 쉽게
수월스럽다: 까다롭거나 힘들지 않아 하기 쉬운 데가 있다
수월스레: 까다롭거나 힘들지 않아 하기 쉬운 데가 있게
수피아: 숲의 요정
숯: 신선한 힘
슈룹: 지금은 사라져버린 우산의 옛말
시나브로: 모르는 사이에 조금씩, 조금씩
신울: 신의 양쪽 가에 댄, 발등까지 올라오는 울타리 줄임말-울
아가리: 입, 그릇 따위의 속으로 들어가는 구멍의 입, 따위의 드나드는 어귀
아낙: 남의 집 여자를 부르는 순우리말
아라가야: 함안의 순 우리말
아람: 탐스러운 가을 햇살을 받아서 저절로 충분히 익어 벌어진 그 과실
아람치: 자기의 차지가 된 것
아띠: 벗, '친구'의 순우리말
아슴푸레하다: 기억이 또렷하지 않고 조금 희미하다, 어슴푸레하다
아라: 바다의 우리말
아름드리: 한 아름이 넘는 큰 나무나 물건 또는 둘레가 한 아름이 넘는 것
아련하다: 보기에 부드러우며 가냘프고 약하다
아리아: 요정의 우리말
아미: 눈썹과 눈썹사이(=미간)
아사: 아침 (우리나라에서 일본으로 건너간 말이어서 일본말(아사=일본말로 아침)과 뜻이 같다 우리나라가 일본의 어버이나라인 것을 알 수 있을 것이다)
아스라이: 아득히, 흐릿한
아토: 선물
악세다: '억세다'의 작은 말, 악착스럽고 세다
안다미로: [부사]담은 것이 그릇에 넘치도록 많이
앙짜: 앳되게 점잔을 빼는 짓
악: 비위가 몹시 상하거나 화가 났을 때 생기는 감정이나 마음
    고추나 담배 따위의 식물이 한창 자랄 때 생기는 맵고 자극적인 기운
애오라지: 마음에 차지 않지만 겨우, 그저 그런 대로 넉넉히, 넉넉지는 못하지만, 오로지의 옛말
어귀: 드나드는 목의 첫머리
어라연히프제: 치마를 입고 화살 쏘는 아낙들
어림: 어림잡아, '짐작'의 순우리말
어스름: 해질 무렵, 땅거미, 해가 진 뒤 어두워지기 앞의 어슴푸

레한
어스무레하다: 어슴푸레하다, 뚜렷하지 않고 흐릿하다
어슴푸레하다: 아슴푸레하다, 뚜렷하지 않고 흐릿하다
어슴막: 막 어두워지려는 때를 이르는 말, 이른 저녁, 저녁 무렵
얼추: 어림, 어림잡아
엄두: 감히 무슨 일을 하려는 마음
에우다: 빙 두르다, 다른 곳으로 돌리다, 쓰임새가 없는 곳을 지우다
에멜무지로: 단단하게 묶지 아니한 모양, 결과를 바라지 아니하고, 헛일하는 셈 치고 시험 삼아 하는 모양
여대치다: 가진 힘은 뛰어넘다, 뛰어넘음, 앞지름
여우별: 궂은 날 잠깐 났다가 숨는 별
여우비: 해가 난 날 잠깐 내리는 비
예그리나: 사랑하는 우리사이
예다: '가다'를 예스럽게 이르는 말
옛살비: 고향
오로시: 돼지가죽으로 만들어 일할 때에 신는 신, 함경북도 텃말
오롯이: 남고 처짐이 없이 고스란히, 아주 조용하고 쓸쓸히
오목가슴: 명치
오비다: 좁은 틈이나 구멍 속을 갉아내거나 도려내다
오지: '오지그릇'의 줄임말
오지그릇: 붉은 진흙으로 만들어 볕에 말리거나 조금 구운 다음에 오짓물을 입혀 다시 구운 질그릇
온: 백(100)의 순우리말
온누리: '온세상'을 이르는 순우리말
온새미로: 자연 그대로, 언제나 변함없이
올리사랑: 자식의 부모에 대한 사랑 또는 아랫사람의 윗사람에 대한 사랑
옴니암니: 아주 자질구레한 것 (예: 그렇게 옴니암니 따지지 말게)
우수리: 물건 값을 치르고 거슬러 받는 잔돈
운두: 그릇이나 신, 모자 따위의 둘레나 둘레의 높이
윤슬: 햇빛이나 달빛에 비치어 반짝이는 잔물결
울: 풀이나 나무 또는 돌 따위를 얽거나 쌓아서 줄 지어 집 둘레를 막은 것, 믿고 든든하게 기댈 수 있는 사람, 속이 비고 위가 트인 것의 가를 둘러싼 곳.
울어예다: 울면서 가다
움: 싹, 새싹, 눈, 굴
은가람: 은은히 흐르는 강(가람)을 줄여 만듦
은가비: 은은한 가운데 빛을 발하라
이내: 저녁나절에 어스름한 기운
이든: 착한, 어진
인: 여러 번 거듭되어 몸에 깊이 밴 버릇 - 인이 배겼다
자귀: 짐승의 발자국

정: 돌을 쪼아 다듬거나 구멍을 뚫는 데에 쓰는 쇠로 된 연장 네모꼴 또는 둥근꼴인데, 끝이 뾰족하게 되어 있다
종잡다: 어림잡아 헤아리다
즈믄: 천(1000)의 순우리말
질그릇: '옹기'의 순우리말, 잿물을 입히지 않고 진흙민으로 구워 만든 그릇 겉에 반질반질하지 않다
짐짓: 속마음이나 속임새(본뜻)은 그렇지 않으나 일부러 그렇게
집알이: 새 집 또는 이사한 집을 인사차 찾아보는 일
찬: 옷, 이불 따위의 감이 되는 피륙
초아: 초처럼 자신을 태워 누리를 비추는 사람
치니매기: 옛날 말을 타고 겨루기를 한 뒤에 몸을 말 머리 쪽으로 비스듬히 눕는 듯이 하면서 말의 꼬리에 비기는 움직임을 이르던 말
커리쉴하프: 마을 우두머리의 싸움터에서 쓸 것들, 전쟁도구장비들을 이르는 순우리말
타니: 귀걸이
타래: 실이나 노끈 등을 사려 뭉친 것
터울: 나이차이
토: 끝말
토씨: '조사'의 순 우리말
통틀어: 모두, 도틀어, 도파니, 있는 대로 모두 모아
파니: 아무 하는 일 없이 노는 모습
퍼르퍼르: 가벼운 것이 가볍게 날리는 모습
포롱거리다: 작은 새가 가볍게 날아오르는 소리
푸르미르: 청룡의 순수 우리말
푸실: 풀이 우거진 마을
품: 매무새, 품새, 몸가짐과 맵시, 생김새
품새: 몸가짐, 생김새, '자태'나 '모양'의 순우리말
피륙: 아직 끊지 아니한 베나 무명, 비단 따위의 천을 통틀어 이르는 말
하나란: 하늘에서 어질게 살기를 바람
하늬바람: 서풍
하람: 꿈의 뜻, 하늘이 내리신 소중한 사람에서 줄임말을 따서 지은 이름
하리타분하다: '흐리터분하다'의 작은 말
하슬라: 강릉의 순 우리말
하아로비: 해오라기
하제: 내일
한뉘: '평생'을 이르는 순우리말, 사람이 태어나서 죽을 때까지의 살아 있는 동안
한 별: 크고 밝은 별
한울: 한은 바른, 참된, 가득하다는 뜻이고 울은 울타리 우리 터전의 뜻

한울: 우주의 순우리말
한살이: 한뉘, '한평생'의 순우리말
함부로: 마음대로
핫어미: 유부남의 우리말
핫아비: 유부녀의 우리말
해류뭄해리: 가뭄 후에 오는 시원한 빗줄기
혜윰: 생각을 뜻하는 우리말
혹: 살가죽에 툭 불거진 군더더기 살덩이

흥: 흉터, 자국, 아문자리의 살갗에 남은 자국
휘들램: 이리저리 마구 휘두르는 짓
흐노니: 누군가를 굉장히 그리워 하는 것
호드기: 버들피리 사투리로 호들기(소설'동백꽃')
흐리터분하다: 또렷하지 않고 흐리터분함, 사람이나 그 바탕이 아주 또렷하거나 깔끔하지 못하다, 하늘이나 물이 맑지 않고 흐리다
희나리: 마른장작의 우리말

우리말을 더럽히는 다른 나라 말

우리말을 더럽히는 일본말

생애(生涯, しょうがい) -〉 살아가는 동안
전 생애(生涯, しょうがい) -〉 태어나서 죽을 때까지
역할(役割, やくわり) -〉 구실, 할 일
입장(立場, たちば) -〉 뜻, 바탕
체념(諦念, ていねん) -〉 그만두다, 버리다

우리말을 더럽히는 한자말

가격(價格): 값
가공(加工): 만듦
가금류(家禽類): 날짐승
가급적(可及的): 되도록
가능성(可能性): 일을 이루어낼 수 있음
가능(可能)한: 되도록
가량(假量): 쯤, 어림
가령(假令): 이를테면, 이를터이면, 말하자면
가액(價額): 값
가임기(可姙其): 애를 밸 수 있는 때
가정(家庭): 집
가중(加重): 더욱 무겁게 함, 커겨감
가치(價値): 값어치, 값, 쓸모, 지니고 있는 값이나 쓸모
가(加)하다: 더하다, 덧붙이다
가혹(苛酷): 견디기 힘든, 매우 세찬
각(各): 저마다 따로, 따로 떼어놓은 하나
각각(各各): 저마다 다 따로, 따로 떼어놓은 하나하나의 것
각기(各其): 저마다 따로

각(脚)띠: 다리띠
각양각색(各樣各色): 서로 다른 저 나름의 여러 모습과 빛깔
각인(刻印): 깊이 새기다
각종(各種): 여러 가지, 갖가지
각탕(脚湯): 무릎아래 찜질, 아래다리 찜질
간격(間隔): 사이, 틈새
간병(看病): 돌봄
간병인(看病人): 도우미, 돌보미
간장질환(肝臟疾患): 간의 병
간절(懇切)하게: 사무치게
간단(簡單): 까다롭지 않게, 손쉽게
간병인(看病人): 돌보미, 도우미
간편(簡便): 까다롭지 않게, 손쉽게
갈증(渴症): 목마름
감격(感激): 마음속 깊이 느껴 뭉클함, 가슴이 뭉클함
감기(感氣): 고뿔
감내(堪耐): 견뎌냄, 어떤 일을 견디어 내거나 받아들임
감당(勘當): 견뎌냄, 어떤 일을 견디어 내거나 받아들임

감동(感動): 마음이 움직임, 깊이 느껴 마음이 움직임
감소(減少): 줄어듦
감수(甘受): 달게 받아들임, 어쩔 수 없이
감정(感情): 마음이나 생각 따위
강도(强度): 세기
강력(强力)한: 센
강렬(强烈)한: 거센, 매우 거센, 억세고 사나운
강인(强靭)한: 질긴, 센, 굳센, 세찬, 튼튼한
강조(强調): 힘주어 말함
강화(强化): 튼튼하게, 세게
개량(改良): 고치고 바꿈, 고쳐 더 좋게 함
개발(開發): 새로 만듦
개봉(開封): 닫힌 것을 엶, 떼어서 엶
개선(改善): 고침, 좋아짐, 고치의 나아짐, 뜯어고침, 바로잡음
개시(開始): 처음 엶, 처음 문을 엶
개월(個月): 달
개인주의적(個人主義的)인: 저만 아는
개체(個體): 낱몸
거대(巨大)한: 큰
거부(拒否): 받아들이지 않고 물리침
건강(健康): 몸 튼튼, 튼튼
건강식품(健康食品): 튼튼먹거리
건강(健康)한: 튼튼한
건강(健康)유지(維持)의 근원(根源): 몸을 튼튼하게 하는 바탕
검사(檢查)해: 살펴
격려(激勵): 북돋아 줌
격언(格言): 본보기 말
견해(見解): 서로 다른 생각
결과(結果): 열매를 맺음, 말미암아 이루어짐, 열매, 그 끝
결국(結局): 마침내, 끝에 이르러, 그예
결석(結石): 돌
결성(結成): 맺어짐, 모임을 이룸
결실(結實): 열매, 열매를 맺음
결여(缺如): 모자람, 넉넉하지 못함, 떨어짐
결정(決定)되다: 정해지다
결정적(決定的)인: 판가름할, 큰
결초보은(結草報恩): 풀을 묶어서 되갚음, 죽은 뒤에라도 베풂을 잊지 않고 갚음
결핍(缺乏): 빠짐, 모자람
결핍(缺乏)이 심각(深刻): 크게 모자람

결합(結合)된: 묶인
겸(兼)하다: 아울러 거지다, 아우르다, 더 맡다, 곁들이다
경각(頃刻): 눈 깜짝할 동안
경계(境界): 다른 것과 나누는 울타리, 울
경고(警告): 꾸짖음
경력(經歷): 겪은 일
경쟁(競爭): 다툼
경우(境遇): 때, 바름, 지켜야할 바른길
경합(競合): 다툼
경향(傾向): 흐름
경험(經驗): 몸소 겪음
경험(經驗)한: 보아온, 겪어온
계기(契機): 불씨, 어떤 일이 일어나거나 바뀌게 되는 불씨
계단(階段): 오르내림 턱, 높이가 다른 곳으로 움직일 때, 밟고 오르내릴 수 있도록 만들어진 여러 턱 또는 그 하나의 턱
계속(繼續): 잇따름, 곧장, 내내, 마냥
계통(系統): 같은 핏줄, 같은 실마리, 같은 무리
고가(高價): 값비싼
고갈(枯渴): 없어짐, 사라짐
고관절(股關節): 가랑이마디
고구려(高句麗): 가우리
고등학교(高等學校): 노픈배움터, 높은배움터, 줄기배움터
고농도(高濃度): 많이, 짙게
고민(苦悶): 걱정
고안(考案): 만듦, 새롭게 만듦, 새롭게 나옴, 깊이 생각해 냄
고열(高熱): 높은 기운
고유(固有): 어느 것만 지니고 있는 것
고장(故障): 탈이 남
고집(固執): 자기 생각을 바꾸거나 고치지 않고 굳게 지켜서 우김, 우김질
고통(苦痛): 아픔, 괴로움
곡선(曲線): 모남 없는 굽은 금
곤충(昆蟲): 벌레
곤충(昆蟲)사체(死體): 죽은 벌레
골간(骨幹): 뼈, 고갱이, 골갱이
골반(骨盤): 엉덩뼈
골자(骨子): 뼈, 고갱이, 골갱이
공감(共感)하는: 따르는, 생각을 같이하는
공격(攻擊): 내달려서 치고 부딪침, 침
공급(供給): 불어넣음, 대어 줌

공급(供給)작용(作用): 불어넣는 일
공급(供給)하여: 주어, 보내, 보내주어
공급(供給)받아: 얻어
공복감(空腹感): 배고픔
공주(公主): 난이
공진(共振): 함께 어울려 떪
공헌(貢獻): 힘써 이바지함, 이바지
교란(攪亂): 뒤흔들어 어지럽힘
교부(交付): 내어줌, 넘겨줌
교정(矯正): 바로잡음, 틀어지거나 잘못된 것을 바로잡아 고침
과다(過多): 너무 많음, 지나치게 많음
과다(過多)하게 축적(蓄積)되고: 지나치게 쌓여
과량(過量): 지나치게 많은
과로(過勞): 일을 많이 하여 지침
과민반응(過敏反應): 지나친 되받음, 지나치게 날카롭게 움직임
과부족(過不足): 넘치거나 모자람
과언(過言): 지나친 말, 뻥
과유불급(過猶不及): 넘침은 모자람만 못함
과일(果實): 열매
과잉(過剩): 넘침, 남아돎
과잉섭취(過剩攝取): 지나치게 먹음, 지나치게 받아들임
과정(過程): 때, 따름, 길
과채류(果菜類): 열매와 푸성귀
관(管): 대롱
관(棺): 널, 안찝
관련(關聯): 무엇이 다른 어떤 것과 서로 얽혀 있음 또는 그러한 일
관여(關與): 어떤 일에 힘을 미침
관절(關節): 마디, 뼈마디
광선(光線): 빛, 빛줄기
굉장(宏壯)한: 아주 큰
교감(校監): 가온스승
교실(敎室): 배움 방, 가르침 방
교육감(敎育監): 무리스승
교육부(敎育部): 가온무리배움터
교육청(敎育廳): 작은무리배움터, 조금무리배움터
교육청장(敎育廳長): 가온무리스승
교장(校長): 큰스승
교차(交叉): 엇갈림, 서로 맞닿거나 엇갈림
권(權)하다: 부추기다
권유(勸誘): 부추김, 꾐

권장(勸奬): 부추김, 꾐
구매(購買): 돈으로 사들임
구입(求入): 돈으로 사들임
구조(構造): 뼈대, 생김새
구성(構成): 이루어짐, 짜임
구취(口臭): 입 냄새
구(求)하다: 찾다, 얻다, 찾아서 풀다
구(救)하다: 건져내다, 벗어나게 하다
권고(勸告): 무엇을 하도록 부추김
국부(局部): 어느 한 곳
굴(窟): 굴, 움, 사람이 모이는 곳
굴복(屈伏): 무릎을 꿇음
궤양(潰瘍): 살갗이나 끈끈막이 헐어서 짓무르고 피가 나기 쉬운 병
귀의(歸依): 품에 안김, 믿고 따름
귀중(貴重)한: 값진
규칙적(規則的)으로: 고르게
균형(均衡): 어울림
균형(均衡) 있게: 고루, 골고루
균형조절(均衡調節): 바로서기
균형(均衡)이 깨져도: 치우쳐도
균형추(均衡錘): 무게가 어느 한쪽으로 치우치거나 기울지 않고 균형을 이루도록 하는 데 쓰는 추, 지렛대
균형(均衡)이 파괴(破壞)되면서: 디딤돌이 무너지면서
균형적(均衡的)인 발육(發育)에도 영향(影響)을: 바르게 자라도록
균형(均衡)과 조화(調和): 어울림
극단(極端): 맨 끝, 마지막까지, 크게 치우침
극대화(極大化): 더할 수 없이 크게, 으뜸이 되게
극도(極度): 더할 수 없이, 매우
극심(極甚): 지나침, 매우 지나침, 몹시 지나침
극심(極甚)한 통증(痛症): 참기힘든 아픔
극초미립자(極超微粒子): 눈에 보이지 않는 아주 작은 것
극(極)히: 아주, 매우, 더없이
근거(根據): 바탕, 까닭
근거지(根據地): 노니는 땅, 노니는 터, 노님 터, 보금자리
근방(近方): 가까이, 곁, 언저리, 옆, 가까운 곳
근본(根本)요소(要素): 밑바탕
근육(筋肉): 힘줄과 살
근원(根源): 뿌리
근처(近處): 가까이, 곁, 언저리, 옆, 가까운 곳

금상첨화(錦上添花): 더없이 좋음
급격(急擊)히: 갑자기 세차게, 빠르게
급기야(及其也): 마침내, 끝에 이르러, 그예
급속(急速)히: 빨리, 몹시 빨리
긍지(矜持): 보람
기골(肌骨): 몸집
기관(器官): 그릇, 틀
기교(技巧): 솜씨
기구(器具): 연장
기근(饑饉): 굶주림
기능(機能): 구실, 일
기능(機能)저하(低下): 제구실을 못함
기력(氣力): 기운과 힘, 살아가는 힘
기대(期待): 일이 되기를 바라고 기다림, 바람
기법(技法): 솜씨를 부리거나 보이는 방법
기분(氣分): 마음이나 생각 따위
기색(氣色): 얼굴빛, 낯빛, 눈치
기억력(記憶力) 향상(向上): 잘 외움
기여(寄與): 이바지, 남에게 도움이 되도록 이바지함
기적(奇蹟): 놀랄 일
기적적(奇蹟的): 생각할 수 없을 만큼 놀랍게
기존(旣存): 이미 있는
기진맥진(氣盡脈盡): 힘이 다해 쓰러질 듯함, 스스로 몸을 가누지 못할 만큼 기운이 다함
기초(基礎): 주춧돌
기초적(基礎的)인: 바탕이 되는
기타(其他): 그 밖의, 그 밖의 또 다른 것
기포(氣胞): 거품
기피(忌避): 꺼리어 벗어남, 꺼림
기형아(畸形兒): 잘못 태어난 아이
나락(奈落): 도저히 벗어나기 힘든 벼랑 같은 곳에서 떨어질 것 같은
나중(乃終): 다음, 얼마의 나날이 지난 뒤
낙관적(樂觀的): 모든 일이든 좋은 쪽으로 생각함
낙엽(落葉): 떨어지는 잎
난생(生): 태어나
난치병(難治病): 고치기 힘든 병
남편(男便): 지아비, 바깥어른
내성(耐性)이 생기다: 익숙해지다
내(內)에서: 안에서
내외(內外): 안팎
내장하수(內臟下垂): 창자가 처짐
냉수(冷水): 찬물
냉탕(冷湯): 찬물
노인(老人): 늙은이, 어르신
노폐물(老廢物): 나쁜 찌꺼기
논리(論理): 생각 바탕, 옳은 까닭, 오르니 그러니
논쟁(論爭): 옳고 그름을 따짐, 서로 다른 견해
논쟁(論爭)에서 자유(自由)로울 수는 없는: 말이 많을 수밖에 없는
농도(濃度): 짙고 옅음
농후(濃厚)한: 짙은
누차(屢次): 다시, 거듭, 되풀이
누출(漏出): 새어나옴, 빠져나옴
누출액(漏出液): 새어나온 물
늑막(肋膜): 가슴막
늑막염(肋膜炎): 가슴막염
늑막(肋膜)강: 가슴막안
능가(凌駕): 뛰어넘음, 앞지름, 여대치다
능력(能力): 가진 힘, 지닌 힘
능선(稜線): 뫼 등성이, 등성이
다다익선(多多益善): 많을수록 좋음
다량(多量): 많이, 듬뿍
다분(多分)하다: 많다, 꽤 많다
다소(多少): 조금, 그다지 많지 않은
나냥(多樣): 여러 가지로 많음
단(單): 홑, 오직, 다만, 하나, 혼자, 외로움, 오직 그것뿐임을 나타내는 말
단기(短期): 잠시, 잠깐
단속(團束): 다독거려 미리 보살핌, 동여매다, 잡아매다
단식(斷食): 밥 끊기, 밥 안 먹기
단위(單位): 홑자리
단지(但只): 오로지, 오직, 애오라지
단초(端初): 실마리
달성(達成): 이룸
담낭(膽囊): 쓸개
담당(擔當)하는: 일을 도맡아 하는
담석(膽石): 쓸개 돌
답(答): 풀이, 실마리
당도(糖度): 닿아서 이름, 다다름

당시(當時): 그때, 앞서 말한 그때
당(當)하다: 겪다
당연(當然)히: 마땅히, 모름지기
대개(大槪): 거의 모두
대략(大略): 얼추, 어림, 어림잡아, 어림쳐서 헤아림
대량(大量): 많이
대부분(大部分): 거의
대다수(大多數): 거의 모두
대사(代謝): 살아있는 몸에서 일어나는 모든 일들
대사산물(代謝産物): 찌꺼기, 남은 찌꺼기
대사성질환(大司成疾患): 막힘 병
대사(代謝)하기: 다루기, 흐르기
대상(對象): 어떤 일은 맞은쪽
대식가(大食家): 먹보
대신(代身)하다: 떠맡다
대용(代用): 다른 것으로 씀
대응법(對應法): 맞춤 길, 그에 따른 길, 일에 따른 나름대로의 풀이
대장(大腸): 큰창자
대중 매체(大衆媒體): 글모듬, 글보따리
대중화(大衆化): 널리 알림, 널리 퍼짐
대지(大地): 땅, 흙, 터
대책(對策): 알맞은 길, 바른 길
대처(對處): 바르게 맞음
대체적(大體的)인: 두루, 큰 줄거리가 되는 것
대충(大總): 어림으로 헤아려, 어림잡아
대퇴부(大腿部): 넙다리, 넓적다리
대표적(代表的): 본보기, 으뜸
대표적(代表的)인: 널리 알려진, 으뜸인
대학교(大學校): 큰배움터
대학원(大學院): 더큰배움터
대항(對抗): 맞서 싸움, 맞서 버팀
덕분(德分): 베풀어준 도움
덕택(德澤): 베풀어준 도움
도교육청(道敎育廳): 무리배움터
도구(道具): 연장
도달(到達): 다다름
도리(道理): 바른 뜻, 바른 길, 마땅히 가야할 바른 길
도중(道中)에: 가다가, 가다보면, 하다가, 하다보면
도착(到着): 이르러 닿음

독성물질(毒性物質): 독이 들어있는, 독
독성부산물(毒性副産物): 독을 지닌 찌꺼기
독성학적측면(毒性學的側面): 독 쪽에서 바라볼 때
독소(毒素): 독
독소(毒素)분해(分解)기능(機能): 독을 없애는 구실
독특(獨特): 견줄 수 없을 만큼 뛰어남
동맥(動脈): 날핏줄
동물성식품(動物性食品): 고기, 고기와 같은 것
동반(同伴): 같이, 함께, 짝을 지음
동시(同時)에: 때맞춰, 함께
동일성(同一性): 서로 같게 함
동작(動作): 움직임
두개골(頭蓋骨): 머리뼈
둔(鈍)하다: 무디다, 더디다, 날카롭지 못하여 잘 들지 않다
등(等): 들, 따위, 와(과) 같은 여러 가지
등(等)을: 들을, 따위를, 와(과) 같은 것을
등장(登場): 오름, 나타남
마비(痲痹): 굳음, 저림, 움직임이 멈춤
막대(莫大): 더없이 큰, 더할 나위 없이, 엄청난
막무가내(莫無可奈): 제멋대로
막연(漠然)히: 두루뭉실하게
만류(挽留): 못하게 타일러 말림
만면(滿面): 얼굴가득, 온 얼굴
만성피로(慢性疲勞): 늘 고단함
만신창이(滿身瘡痍): 마음을 크게 다쳐 몸과 마음이 엉망이 됨, 온몸이 제대로 성한 데가 없을 만큼 여러 군데를 다침 일이 아주 엉망이 됨
만약(萬若): 말하자면, 이를테면
만일(萬一): 말하자면, 이를테면
말미(末尾): 일의 끝, 끄트머리, 끝머리
매일(每日): 날마다
매입(買入): 사들임
면(綿): 명, 무명, 무명베, 솜으로 만든 실이나 천
면(免)하다: 벗어나다
명품(名品): 뛰어난 물건
모공(毛孔): 털구멍, 땀구멍
모관현상(毛管現象): 빨아올림
모세혈관(毛細血管): 실핏줄
모양(模樣): 겉으로 나타난 생김새, 매무새, 맵시, 품새, 품, 몸가

짐, 생김새
모호(模糊): 또렷하지 않고 흐리터분함
몰두(沒頭): 마음을 한곳에 모음
몰입(沒入): 마음을 한곳에 쏟음
묘(妙)하다: 신기하고 낯설다
무관(無關)하지 않다: 때문이다
무궁무진(無窮無盡): 끝도 없고 다함도 없음
무당일(蕪糖日): 단것 없는 날, 단것 안 먹는 날
무독성(無毒性): 독이 없는
무력(無力): 힘을 잃음
무력감(無力感): 아무런 힘이 없음을 깨달았을 때나 무슨 짓을 하여도 아무 쓸모가 없음을 깨달았을 때의 맥빠진 듯한 느낌
무력화(無力化): 힘을 잃게 만듦
무시(無視): 못 본체 함, 업신여겨 깔봄, 못 들은 체 함
무염일(無鹽日): 소금 없는 날, 소금 안 먹는 날
무정자증(無精子症): 씨알이 없는
묵인(黙認): 모른 척 함, 모른 체 함
문전성시(門前成市): 문 앞에 저자를 이룸
문제(問題): 물음, 일, 말썽, 걸림돌
문제(問題)려니와: 물론, 걱정
물건(物件): 무리
물질(物質): 바탕
미래(未來): 올적, 올 날, 올 때
미련(未練): 품었던 생각을 딱 끊지 못함
미소(微笑): 소리를 내지 않고 빙긋이 웃음, 빙긋 웃는 모습
미심(未審)쩍: 마음에 걸리는 데가 있음, 걸리는 구석이 있음
미용(美容): 아름답게 보이기 위해 얼굴, 머리를 다듬고 가꾸는 일
민감(敏感): 날카롭고 빠르게 움직임
민감(敏感)하게: 날카롭고 빠르게
민족(民族): 겨레
밀접(密接): 매우 가까움, 썩 가까움
반대(反對)로: 거꾸로
반면(反面)에: 그와는 달리
반복(反復): 거듭, 되풀이
반신반의(半信半疑): 갸우뚱, 미덥지 않음, 마음에 거리낌이 남음
반신불수(半身不隨): 몸 한쪽을 못 쓰는
반응(反應): 되받아침, 받아 일어남, 움직임이 나타남
반찬(飯饌): 반찬, 곁들임먹거리
발견(發見): 나타남
발산(發散): 내놓음, 내뿜음

발생(發生)하는: 나오는, 나타나는, 생기는
발작(發作): 갑자기 일어남, 거세게 일어남, 떨림
발표(發表): 쏠말, 쏜말, 말, 널리 알림, 알림거리, 밝힘
발현작용(發現作用): 드러나게 함
발휘(發揮): 떨쳐 드러냄
방광(膀胱): 오줌보
방법(方法): 길, 수, 따라 하기
방부(防腐): 썩음 막기
방사(放射): 뿜어져 나옴
방심(放心): 긴장이 풀려 마음을 다잡지 않고 놓아 버림
방영(放映)된: 나간
방출(放出): 내보냄, 밖으로 내보내짐, 쌓여 있던 것이 밖으로 풀려나감
방해(妨害): 잘못되게 함, 못하게 함, 막음
발암물질(發癌物質): 암을 일으키는
발열(發熱): 열이 남
발진(發疹): 두드러기
배가(倍加): 곱절, 곱, 갑절
배가(倍加)되다: 갑절 또는 몇 곱으로 늘어나다
배설기관(排泄器官): 찌꺼기를 내보내는 곳, 내보내는 틀
배제(排除): 받아들이지 않고 물리쳐서 따돌림, 따돌림
배출(排出): 빼냄, 내보냄
배출구(排出口): 빠져나가는 곳
백년초(百年草): 손바닥선인장
번식(繁殖): 늘어남
범람(氾濫): 넘침
범위(範圍): 둘레 틀, 에우는 곳, 틀 언저리
벽(壁): 담, 벼랑, 벽
변질(變質)되다: 바뀌다, 달라지다
변종(變種): 씨가 바뀐
변(變)하다: 달라지다, 탈바꿈하다
별(別)나다: 일반적인 것과 아주 다르다
별도(別途)의: 따로
보고(寶庫): 값진 것을 넣어두는 광
보관(保管): 맡음, 넣어둠, 둠, 놓아 둠
보급(普及): 널리 알림, 널리 퍼뜨림, 널리 퍼짐
보급(補給): 모자자거나 떨어진 것을 대줌
보물(寶物): 값진 것
보상작용(補償作用): 되 메움
보완(補完): 바로잡음, 모자란 것을 맞추어 채움

보조(補助): 거들거나 도움, 뒷일꾼
복강(腹腔): 배, 뱃속
복구(復舊): 처음으로 되돌림, 바른 모습으로 되돌림
복도(複道): 골마루, 샛길, 방 사잇길, 방 곁길
복부팽만(腹部膨滿): 부푼 배, 배가 부풀어 오르는 것
복원(復元): 처음으로 되돌림, 바른 모습으로 되돌림, 으뜸으로 되돌림
복직(復職): 일터에 다시 나감
보통(普通): 널리 두루 통함
보통(普通) - 어림잡아
보호(保護): 지킴
복대(腹帶): 띠, 배를 묶는 띠, 배띠
복부(腹部): 배
복부비만(腹部肥滿): 뱃살, 배에 살이 찜, 배가 나옴
복수(腹水): 물찬 배, 배에 물이 참
복용(服用): 먹거나 마심
복통(腹痛): 배앓이
복합적(複合的)으로: 한꺼번에
복합적(複合的)인 현상(現想): 뒤죽박죽
본격적(本格的): 비로소 제대로
본래(本來): 그 처음, 밑바탕, 맨 처음
부검(剖檢)하다: 갈라보다
부근(附近): 가까이, 곁, 언저리, 옆, 가까운 곳
부기(浮氣): 부은 모습
부담(負擔): 짐스러움
부분(部分): 어느 한곳, 나눈 것의 하나
부분(部分)을 보완(補完)하여: 바로잡아
부식(腐植): 썩게 함, 썩음, 썩어 문드러짐
부신(副腎): 곁콩팥
부유물질(富裕物質): 떠다니는 무리
부위(部位): 몸의 어떤 자리, 곳
부작용(副作用): 잘못쓰임, 바람직하지 못함, 잘못됨
부적절(不適切): 알맞지 않음
부족(不足): 모자람
부종(浮腫): 부은 모습
부지(扶支): 목숨 따위를 어렵게 버티어 배겨냄
부패(腐敗): 썩음
부활(復活): 되살림, 되살아남
분량(分量): 부피나 개수의 많고 적음
분명(分明): 뚜렷하게, 어긋남이 없이

분비(分泌): 내보냄
분비촉진(分泌促進): 잘 나오게
분열(分列): 나뉨, 갈라져 나뉨, 쪼개짐, 나뉘어 벌어짐, 나뉘어 늘어남, 자람
분자(分子): 씨낱알
분해(分解): 나누어짐, 부숨
분해(分解)되다: 나뉘다
불가분(不可分): 나누려 해도 나눌 수 없음
불감증(不感症): 느끼지 못함, 잘못을 느끼지 못함
불과(不過): 겨우, 고작, 아직, 지나지 않음
불과(不過)하다: 지나지 않는다
불안정(不安定)한 상태(狀態)가: 뒤죽박죽이
불용성(不溶性): 불에 녹지 않는
불임(不姙): 아이를 못 뱀
불충분(不充分): 모자람
불치(不治): 못 고침
불편(不便)한: 거북한
불허(不許): 받아들이지 않음
붕괴(崩壞)되다: 무너지다
비관적(悲觀的): 나쁜 쪽으로 생각함
비교(比較): 견줌
비교(比較)가치를 매기는: 견주는
비교(比較)연구(硏究)조사(調査): 견주어 보았을 때
비교적(比較的): 그보다는 더
비논리적(非論理的)인: 생각이 짧은
비대증(肥大症): 부푸는 병
비대(肥大)해지는: 살찌는
비례(比例): 견주어 같게, 한쪽이 늘어나는 것에 대하여 다른 쪽도 늘어나다
비만(肥滿): 살찜
비법(秘法): 나만이 알고 있는 것, 숨겨진 것
비염(鼻炎): 코고름
비애(悲哀): 슬픔과 설움, 서글픔
비유(比喩): 견주어 말함, 빗대어 말함
비중(比重): 다른 것과 견주는
비참(悲慘): 더없이 슬프고 끔찍함
비판(批判): 잘못이나 허물 따위를 드러내어 꼭 집어 말함 꼭 집어 가르침, 꼭 집어 말함
사고(事故): 다침, 좋지 않은 일, 말썽, 말썽을 일으키는 일
사고(思考): 생각

사례(事例): 본보기
사망(死亡): 죽음
사본(寫本): 베낌, 옮겨서 베낌, 옮김
사실(事實)상: 짐짓
사용(使用): 씀
사회병리학적측면(社會病理學的側面): 겨레나 무리를 견줌
산란(産卵): 알을 낳음
산란(産卵)장소(場所): 알 낳는 곳
산만(散漫)하다: 어수선하다, 부산하다, 바쁘다, 떠들썩하다, 시끄럽다
산야초(山野草): 들풀
살균(殺菌): 버섯 죽임
살육(殺戮): 마구 죽임, 함부로 죽임
삼사일: 사나흘
삽시간(霎時間): 눈 깜짝할 사이
상(傷)하다: 다치다
상당(相當)히: 적잖이, 어지간히, 자못, 제법
상당기간(相當期間): 제법 오래
상대방(相對方): 맞은쪽 사람, 서로 맞서거나 마주하고 있는 맞은쪽의 사람
상상(想像): 생각
상승(上昇): 오름
상온(常溫): 늘 따뜻한 기운
상처(傷處): 다친 자리, 다친 자국, 다친 자취
상태(常態): 모습, 모양, 꼴
상호(相好)반응(反應)에도 관여(關與)하며: 일에도 쓰이며
상황(狀況): 모습, 때
색(色): 빛, 빛깔
색(色)깔: 빛, 빛깔
생기(生起)있게: 활발하고 기운차게, 힘차게
생리학적측면(生理學的側面): 우리 몸이 들려주는 이야기
생명(生命): 목숨, 삶
생명력(生命力): 살아있는 기운, 삶의 기운
생명(生命)현상(現想)이 정지(停止)될 수: 숨을 거둘 수
생리(生理)활성(活性)물질(物質): 몸에 좋은 밑바탕
생산(生産): 만들어 냄
생산량(生産量): 만든 것의 부피나 크기
생산(生産)된: 만든
생생(生生)하다: 마치 눈앞에 보이는 것처럼 또렷하다, 싱싱하다
생선(生鮮): 물고기, 말리거나 절이지 않은 잡은 그대로의 날 물고기 셈은 마리, 손(두 마리), 뭇(열 마리), 두름(스무 마리), 짝 들이 있다
생성(生成): 만듦
생육(生育): 자람, 기름
생존(生存): 살아남음
생존경쟁(生存競爭): 살아남기 위한 다툼, 살기위한 다툼
생존(生存)에 필요(必要)한: 살아가기 위한
생체(生體): 몸
선생(先生): 스승
선암(腺癌): 샘의 암, 샘암
선택(選擇): 가려 뽑음, 가려냄, 고름, 찾음
설득(說得): 따르도록 깨우쳐 말함
설혹(設或): 말하자면, 이를테면
섭취(攝取): 빨아들임, 받아들임, 끌어들임
성공(成功): 바라는 바를 이룸,
성격(性格): 됨됨이
성기능장애(性機能障碍): 앉은불
성분(成分): 바탕, 바탕을 이루는 낱낱
성실(誠實): 마음을 다하여 참됨
성장(成長): 자람
성장기(成長期): 자라나는
성장(成長)속도(速度)저하(低下): 더디 자람, 천천히 자람
성장기(成長期): 자라나는
성장촉진(成長促進): 잘 자라게 함
성품(性品): 사람 됨됨이
성화(盛火): 등쌀
성황리(盛況裡)에 운영(運營) 중(中): 넘침
세계인(世界人): 온누리 사람
세계적(世界的)인: 온누리에 널리
세심(細心)하게: 꼼꼼하게
세월(歲月): 나달, 흘러가는 나날
소개(紹介): 이어줌
소개(紹介)되는: 알려지는
소견(所見): 자기 생각
소굴(巢窟): 도적 따위의 무리가 노니는 보금자리
소독(消毒): 독을 없앰, 독을 빼냄
소동(騷動): 시끄럽게 떠들어 대며 술렁거림
소망(所望): 바람
소용(所用): 쓸모, 무엇에 쓰임, 무엇에 쓰이는 바
소용(所用)없는: 쓸모없는

소유자(所有者): 가진이, 지닌이
소위(所謂): 이른 바, 말하기를, 가론
소중(所重)한: 값진
소홀(疏忽): 가벼이 여김, 가벼이 여겨서 조심하는 마음이 모자람
소홀(疏忽)히: 가벼이
소화(消化): 빨아들임, 받아들임
속도(速度): 빠르기
속발성(續發性): 이어서 생기는
수관(水管): 물기둥, 물이 지나는 대롱, 물대롱
수동적(受動的): 시키는 대로
수량(數量): 개수를 헤아림, 개수의 많고 적음
수명(壽命): 목숨, 목숨 줄, 살아있는 동안
수십(數十) 수백(數百): 몇십 몇백
수액(樹液): 나무물
수용(受容): 받아들이다, 그대로 들어주다
수용성(水溶性): 물에 녹는
수정(修正): 잘못된 것을 고쳐서 바로잡음
수정보완(修正補完): 다듬음, 잘못된 것을 고쳐서 바로잡음
수종(水腫): 물혹, 물주머니
수준(水準): 쪽
수치(數値): 셈값
수혈(輸血): 피를 넣음
수확(收穫): 거두어들임
숙면(熟眠): 깊이 잠이 듦, 단잠
숙변(宿便): 묵은 똥, 묵은 찌꺼기, 묵은 때
숙성(熟成): 묵힘, 익힘
순간적(瞬間的)으로: 짧은 사이에, 잠깐 동안
순식간(瞬息間): 눈 깜짝할 사이
순환(循環): 돌아감, 돎
순환기능(循環機能): 돌도록 하는 구실
습관(習慣): 버릇
승모근(僧帽筋): 등세모근
승화(昇華)할 때: 피어오를 때
시간(時間): 때, 틈, 사이, 짬
시방(時方): 이제, 말하고 있는 바로 이때-사투리로 잘못알고 있는 사람이 많음
시시각각(時時刻刻): 점점, 시나브로
시신(屍身): 주검, 죽은 몸
시작(始作): 처음으로 함, 첫걸음, 첫 발걸음
시절(時節): 한 때, 때

시점(始點): 처음
시점(時點): 때
시정(是正): 바로잡음
시초(始初): 처음, 어떤 일의 맨 처음
시판중(市販中)인: 팔리고 있는
시행착오(試行錯誤): 잘잘못을 되짚음
식단(食單): 밥상, 차림글
식사(食事): 끼니, 먹는 일
식생활(食生活): 밥상, 먹는 버릇
식욕(食慾): 밥맛, 먹고 싶은 생각, 먹을거리의 맛
식이섬유(食餌纖維): 보푸라기
식사(食事): 끼, 끼니, 밥
식탁(食卓): 밥상
식품(食品): 먹을거리
식후(食後): 밥 먹은 뒤
신개념(新槪念): 새 생각
신경(神經)을 안정(安定)시키는 작용(作用): 마음을 가라앉히는 구실
신기(新奇)하다: 보통과 다르고 이상하다
신념(信念): 믿음
신뢰(信賴)하다: 믿다
신비주의(神秘主義): 숨겨진 귀신같은 일들을 옳다고 믿음
신비(神秘)한: 놀라운
신생(新生): 새롭게, 새롭게 태어남
신속(迅速): 매우 빨리, 재빨리
신진대사(新陳代謝): 몸 돌림
실명(失明): 눈이 멈
실제(實際)로: 있는 그대로
실천(實踐)하면: 따르면
실패(失敗): 일을 그르침, 바라는 것을 얻지 못하거나 뜻한 대로 되지 않고 그르침
실행(實行): 그대로 함
실험(實驗): 생각한 것이나 알고 있는 것이 그대로 되는지 알아보는 것, 살펴봄
실험결과(實驗結果): 알아본 바, 살펴본 바
심각(深刻): 몹시, 매우 깊음, 깊이 새김
심각성(深刻性): 아픔 따위가 깊음
심장(心臟): 염통
심지어(甚至於): 하다못해, 한술 더 떠
십중팔구(十中八九): 거의 모두

악성종양(惡性腫瘍): 나쁜 혹, 나쁜 부스럼
악착(齷齪)같이: 억척같이
악착(齷齪)스럽다: 억척스럽다
안과질환(眼科疾患): 눈병
안도(安堵): 마음을 놓음
안색(顔色): 얼굴빛, 낯빛, 눈치
안이(安易)한: 걱정 없이 너무 쉽게 여기는
안전(安全): 탈이 없음, 믿을만함
안전(安全)한: 탈이 없는, 믿을만한
안정(安定): 들뜬 것을 가라앉힘, 바뀌거나 흔들리지 않게 함
안하무인격(眼下無人格): 사람을 업신여기는 모습
암환자(癌患者): 암에 걸린 사람
암(癌)환우(患友, 患憂): 암에 걸린 사람
압력(壓力): 누르거나 미는 힘
압박(壓迫): 누름, 눌림
애매(曖昧): 또렷하지 않고 흐리터분함
애매모호(曖昧模糊): 역전앞과 같이 '또렷하지 않고 흐리터분함'을 겹쳐서 말함
애원(哀怨): 애처롭게 매달리며 간절히 바람
액체성분(液體成分): 묽은 바탕
야기(惹起)하다: 부르다, 끌어내어 일으키다
야채(野菜): 나물, 남새, 푸성귀, 들나물을 이르는 일본말
약간(若干): 조금, 그다지 많지 않은
약석(藥石): 약돌
약속(約束): 다짐
약속장소(約束場所): 만나기로 한 곳
약점(弱點): 모자라거나 남에게 뒤떨어지는 것
약화(弱化)시키다: 힘 따위를 작거나 무르게 하다
양(量): 부피나 개수의 많고 적음, 헤아림
어류(魚類): 물고기
어색(漁色)하다: 낯설다
어성초(魚腥草): 약모밀
에너지: 기운
억제(抑制): 억누름
억제작용(抑制作用): 억누름, 억누르는 일, 억누르는 힘
여지(餘地)가: 틈새가
여지(餘地): 틈, 자리
역력(歷歷)한: 훤히 알 수 있게 또렷하다
역시(亦是): 또한, 또, 바로

역전(逆轉): 뒤바뀜, 뒤집힘, 일이 잘못되어 거꾸로 감
연구(研究): 견주어 가름함 견줌, 가름
연구보고(研究報告)가 있다: 밝혀졌다
연기(煙氣): 냄감, 그을음
연령(年齡): 나이
연(連)달아: 잇달아, 잇따라, 이어서
연소(燃燒): 태워 없앰, 사름, 불사름
연속(連續): 끊이지 않고 죽, 잇따름
연쇄 반응(連鎖反應)이 발생(發生)하여: 어울림이 무너지면서
연수(延髓): 숨골
연장(延長): 늘림, 길게 끎, 길게 이어감
열(熱): 더운 기운
열심(熱心)히: 힘써, 힘껏
열풍(烈風): 거센 바람, 세찬 바람
염려(念慮): 근심, 걱정
염력(念力): 생각, 생각에 미치는 힘, 생각의 힘
염분(鹽分): 든 소금, 소금, 짠맛
염생식물(鹽生植物): 소금을 먹고 사는 풀, 바닷물에 사는 풀
염전(鹽田): 소금밭
염증성분해물(炎症性分解物): 고름찌꺼기
영향(影響): 힘을 미침
예(例): 보기
예민(銳敏): 날카롭고 빠르게 움직임, 뛰어나고 빠름,
예방(豫防): 미리 막음
예사(例事)로: 늘 하듯 아무렇지도 않게
예사(例事)로이: 흔히 있을 만하여 대수롭지 않게, 그다지 다를 바 없이
예상(豫想): 미리 생각함, 앞으로 일어날 일을 미리 헤아려 봄, 헤아림
예외(例外): 벗어남, 들러리
예외(例外)없이: 모두 다
예화(例話): 옛이야기
예후(豫後): 뒷일, 뒤에 일어날 일
오류(誤謬): 잘못, 그릇됨
오심(惡心): 울렁거림, 메슥거림
오염(汚染): 더럽혀짐
오염물질(汚染物質): 더러운 것, 더러운 찌꺼기
온도(溫度): 기운
온돌(溫突): 구들, 아궁이에 불을 때어 그 불기운이 방바닥 밑으

로 난 방고래로 퍼지도록 하여 방을 덥게 하는 것
온수(溫水): 더운물
온전(穩全)한 그대로
온탕(溫湯): 더운물
요도(尿道): 오줌길
우화(寓話): 지어낸 이야기, 본보기를 삼아 들려주는 이야기
옹기(甕器): 질그릇, 독, 단지, 동이, 질그릇과 오지그릇을 통틀어 이르는 말
완강(頑强): 끈기가 있고 질기며 굳셈, 씩씩하고 다부짐
완벽(完璧)하게: 빈틈없이, 톱니바퀴처럼 어우러지게, 어떠한 모자람이나 잘못이 없이
완전(完全): 한 치의 어긋남도 없음
완전산화(完全酸化)된: 다 탄
완전식품(完全食品): 다 갖춘 먹을거리
완전(完全)히: 모두, 다, 한 치의 어긋남도 없이
완치(完治)하다: 뿌리 뽑다
왕성(旺盛)함: 기운이 넘침
외면(外面): 모른 체함, 입다물다, 꺼리다
요긴(要緊)하다: 값지다
요법(療法): 병을 다스리는 일, 병을 고치는 일, 병을 낫는 길
용기(勇氣): 씩씩한 기운
용적(容積): 부피
왈가왈부(曰可曰否): 옳으니 그르니
외부자극(外部刺戟): 바깥 찌름
우려(憂慮): 걱정, 근심
우선(于先): 먼저, 어떤 일에 앞서 먼저
우슬(牛膝): 쇠무릎지기
우유(牛乳): 소젖
운동(運動): 움직임
운동성(運動性)을 증진(增進)시킨: 움직임을 좋게하는
운명(運命): 앞날
원(圓): 동그라미
원래(原來): 맨 처음
원리(原理): 바탕, 바탕이 되는 뜻, 참뜻, 속뜻
원상태(原狀態): 바뀌기 앞의 모습
원인(原因): 까닭
원천(源泉): 바탕, 밑바탕, 밑
원천봉쇄(源泉封鎖): 하지 못하도록 모두 막아버림, 뿌리부터 잘라버림

원활(圓滑)하게: 부드럽게, 좋게, 거침없이, 모난데 없이, 잘 흐르게
월등(越等)히: 훨씬 뛰어난
유리(遊離)시켜: 따로 떼어내, 떨어뜨려, 따로 나뉘어
유명세(有名稅): 이름값
유발(誘發): 어떤 것 때문에 다른 일이 일어남, 일어남, 생김, 만들어짐
유사(類似)한: 비슷한, 서로 닮은
유선(乳腺): 젖샘, 젖멍울, 젖줄
유아(幼兒): 어린아이, 젖먹이 아이
유아원(幼兒園): 젖먹이쉼터, 아이쉼터
유익(有益)한: 도움이 되는
유익균(有益菌): 몸에 좋은 균
유전(遺傳): 대물림, 물려받아 내려옴
유일(唯一)한 대안(代案): 오직 하나의 길
유지(維持)시켜: 지켜
유지(維持): 그대로 이어감
유치원(幼稚園): 어린이배움터
유통(流通): 두루 흐름, 두루 쓰임, 널리 쓰임, 여러 곳에 보내짐
유통과정(流通過程): 두루 싸는 사이, 널리 쓰는 사이, 여러 곳에 보내는 사이
유통(流通) 중(中)인: 나돌고 있는
유해(有害): 해로운, 나쁜, 해치는
유해물질(有害物質): 몸에 나쁜 것
유해성분(有害成分): 몸에 나쁜 것
유형(有形): 같은 것들로 묶은 하나의 틀
육각수(六角水): 벌집물
육식동물(肉食動物): 고기 먹는 짐승
위생적(衛生的): 깨끗한
위인(偉人): 큰사람
위인(爲人): 사람 됨됨이, 사람됨
위주(爲主): 어떤 것을 으뜸의 것으로 삼음
위(爲)하여: 이루려, 이롭게, 잘되게, 아끼어, 받들어
위험성(危險性): 위태로움
위험(危險)인자(因子)를 가진: 앓고 있는
위협(威脅): 으르다, 으름장
은근(慇懃): 겉으로 드러나지 아니하게 속으로 생각하는 깊은 마음
은밀(隱密): 겉으로 드러나지 않고 속으로 생각하는 마음
은은(隱隱): 숨기고 가림, 멀리서 들려오는 소리가 들릴 듯 말 듯

똑똑하지 않게,
겉으로 뚜렷하게 드러나지 않고 아슴푸레하며 흐릿하게
음료(飮料): 마실 거리
음식물(飮食物): 먹을거리
의미(意味): 뜻
의아(疑訝): 뜻밖의 일에 놀람, 뜻밖, 믿기지 않음
의욕(意慾): 무엇을 하고자 하는 마음
의의(意義): 값, 값어치
의견(意見): 생각, 자기 생각
의심(疑心): 믿지 못함, 미덥지 못함, 꺼림직함, 마음에 걸림
의지(意志): 굳은 뜻, 뜻, 마음
의(依)하다: 따르다, 말미암다
이기적(利己的)인: 저만 아는
이물질(異物質): 부스러기, 찌꺼기
이동(移動): 움직임, 옮겨감, 움직여 자리를 바꿈
이상(異狀)하다: 별나다
이상(以上): 낫거나 앞섬, 남짓
이상적(理想的)인: 바람직한
이상증식(異狀增殖): 바르지 않게 늘어남, 제멋대로 늘어남
이용(利用): 쓰다, 베풀다
이유(理由): 까닭
이전(以前): 앞선 때, 앞서
이치(理致): 바른 뜻, 바른 길, 마땅히 가야할 바른 길
이해(理解): 너그럽게 받아들임, 헤아림
인간(人間): 사람
인간성(人間性): 사람 됨됨이
인격(人格): 사람 됨됨이
인근(隣近): 가까이, 곁, 언저리, 옆, 가까운 곳
인도(引導)하다: 이끌다
인사불성(人事不省): 제 몸에 벌어지는 일을 모를 만큼 흐리멍덩함
인색(吝嗇): 지나치게 아낌
인식(認識): 읽힘, 알아차림
인정(認定)하다: 고개를 끄덕이다
인체(人體): 몸, 사람 몸
인체(人體)에: 몸속으로
인체(人體)의 구성요소(構成要素)로: 사람 몸을 이루는 바탕
인터넷이나 대중매체(大衆媒體): 여기저기 떠도는
인(因)한: 때문
인(因)하여: 때문에
일각(一刻): 눈 깜짝할 사이

일대(一大): 아주 큰, 한바탕
일대항전(一大抗戰): 한바탕 싸움
일류(一流): 으뜸, 첫째가는 자리
일반적(一般的)인: 어느 한쪽에 치우치지 않는, 고른, 널리
일반적(一般的)으로: 어림잡아
일부(一部): 몇, 모두 가운데 몇, 조금, 어느
일상생활(日常生活): 늘 하듯이, 늘 하는 일
일생(一生): 한살이, 한뉘
일평생(一平生): 한살이, 한뉘, 사람이 태어나서 죽을 때까지의 살아 있는 동안
일석이조(一石二鳥): 꿩 먹고 알 먹기, 도랑 치고 가재 잡기
일수(日數): 날짜
일순간(一瞬間): 눈 깜짝할 사이
일시(一時): 한꺼번에
일종(一種): 그 가운데 한 가지
일주일(一週日): 일곱 날, 이레
일정(一定)한: 한결같은, 늘
일체(一體, 一切): 모두 다
임차료(賃借料): 빌린 값
임파절(淋巴節): 림프마디
임파(淋巴節皮膜): 림프마디껍질
입소(入所): 들어옴, 들어감
입증(立證): 밝힘
잉태(孕胎): 아이를 가짐, 지님
자격(資格): 꼴임, 쓰임꼴
자극(刺戟): 성가심, 성가시게 함
자기(自己): 몸소, 스스로
자동(自動)으로: 스스로, 저절로
자료(資料): 글귀
자세(姿勢): 몸가짐, 마음가짐, 모습, 몸을 움직이거나 가누는 모습
자신(自身): 스스로, 몸소
자연치유력(自然治癒力): 저절로 낫는 힘
자체(自體): 스스로, 몸소, 저절로
자태(姿態): 매무새, 맵시, 품새, 품, 몸가짐과 맵시, 생김새
작동(作動): 움직임, 움직이게 함, 일
작용(作用): 일, 일으킴, 힘을 미침
잔류농약(殘留農藥): 먹거리에 남아있는 약
잠재능력(潛在能力): 숨은 힘, 잠들었던 힘
장(腸): 창자
장내(腸內): 창자 속

장골능(腸骨稜): 엉덩뼈 등성이
장기(長期): 오래
장기(臟器): 몸속 덩이, 몸속 덩어리, 몸속 뭉치, 몸속 틀
장기간(長期間): 오래, 오랫동안
장대(壯大): 크고 씩씩함
장면(場面): 어떤 곳에서 벌어지는 일
장수(長壽): 오래 삶
장애(障礙): 거리낌, 가로막힘, 거치적거림, 말썽
장애물(障礙物): 걸림돌
재간(才幹): 일을 잘해내는 솜씨
재배(栽培): 심고 가꿈, 기름
재생(再生): 되살림
재생기능(再生機能): 되살리는 일 또는 구실
재생력(再生力): 되살리는 힘
재앙(災殃): 뜻하지 않게 생긴 아주 나쁜 일, 무서운 일
재직(在職): 벼슬을 가짐,
재차(再次): 다시, 거듭, 되풀이
저농도(低濃度): 조금씩, 옅게
저렴(低廉)한: 싼
저자(著者): 글쓴이
저장(貯藏): 갈무리, 둠, 모아둠
저하(低下): 떨어짐, 낮아짐
적당(適當)한: 알맞은, 좋은, 마땅한
적송(赤松): 붉은 소나무
적응(適應): 맞추어 잘 어울림
적절(適切)한: 알맞은, 좋은, 마땅한
적절(適切)히: 잘, 알맞게
적합(適合)한: 알맞은, 좋은, 마땅한
전(前): 앞
전갈(傳喝): 말을 알림, 알려옴
전(全)국민(國民): 온 겨레
전달(傳達): 보냄
전신(全身): 온몸
전이(轉移)된: 퍼진
전적(全的)으로: 숫제
전체(全體): 모두
전(全)혀: 아주, 영
전(全)혀 다르다: 드다르다
전환(轉換): 바꿈

절감(切感): 아주 깊이 느낌, 뼈저리게 느낌, 사무침
절대(絶對): 어떤 일이 있더라도, 어떤 일이 있어도 반드시
절실(切實)하게: 사무치게
점막(粘膜): 끈끈한 살갗, 끈끈막
점액변(粘液便): 끈끈한 똥, 느른한 똥
점점(漸漸): 차츰, 조금씩 더하거나 덜해지는 모습을 나타내는 말
점차(漸次): 차츰, 서두르지 않고 조금씩
점화(點火)선(線): 불씨
접(接)하다: 만나다, 듣거나 알고 겪다
정도(程度): 만큼, 쯤
정맥(靜脈): 들핏줄
정보(情報): 모은 바탕
정상세포(正常細胞): 탈 없는 세포, 제대로 된 세포, 좋은 세포
정상(正常): 탈 없이 제대로
정상기능(正常機能): 제구실
정성(精誠): 온 힘을 다하려는 마음
정원(庭園): 뜰, 울타리가 있는 밭 또는 터
정제염(精製鹽): 거름소금, 찌꺼기를 거른 소금
정제당(精製糖): 거름설탕
정지(停止): 멈춤
정체(停滯): 흐르지 못하고 머무름, 나아가지 못하고 멈춤
정(定)하다: 마음을 굳히다
정화(淨化): 깨끗하게 함, 씻어냄, 걸러냄
정화(淨化)시키다: 거르다
정화작용(淨化作用): 깨끗하게 함, 씻어 냄
정확도(正確度): 얼마나 바른가
제목(題目): 머리글, 머리이름, 붙이는 이름
제압(制壓): 억누름, 억눌러 다스림, 내리눌림
제외(除外)하고는: -이 아니라면, 따로 떼어 내어 한데 놓이지 않음
제조업자(製造業者): 만드는 사람, 만든 사람
제한(制限): 넘지 못하게 함, 줄임
조달(調達)하기: 얻기
조력자(助力者): 돕는 사람, 도우미
조성(造成)된: 만들어 이룸, 만듦
조심(操心): 잘못이나 없도록 말을 가려서 씀
조언(助言): 도움말
조절(操切): 맞춤, 바로잡음, 다스림
조절(操切)작용(作用): 다스림
조절판(調節瓣): 맞춤이

조처(措處): 알맞은 길을 찾음
조치(措置): 알맞은 길을 찾음
조화(調和): 어울림, 어긋나거나 부딪침이 없이 서로 고르게 잘 어울림
족속(族屬): 살붙이, 겨레, 피붙이
족적(足跡): 발자취, 자국, 발자국, 자욱, 지내온 일의 자취
종기(腫氣): 뾰루지
종국(終局): 끝, 마지막
종류(種類): 가지, 갈래, 무리
종일(終日): 해가 질 때까지, 아침부터 저녁까지, 하루 내내
종족(種族): 씨줄, 핏줄, 겨레, 겨레붙이, 무리
종족번식(種族繁殖): 씨뿌리기, 무리를 늘려나감
종종(種種): 더러, 가끔
좌골신경통(坐骨神經痛): 앉은뼈아픔
좌지우지(左之右之): 제멋대로, 마음대로, 이리저리 제 마음대로 다루거나 휘두름
주거(住居)문화(文化): 집, 잠자리
주력(注力): 힘껏, 힘을 쏟음, 온 힘을 기울임
주(主)를 이루며: 가장 많으며
주범(主犯): 좋지 않은 일을 불러들인 으뜸의 것
주의(注意)하다: 마음에 새겨 두고 살피다
주장(主張): 내세우는 말
준비(準備): 기다림, 미리 마련하여 갖춤, 미리 갖추어 차림
중금속(重金屬): 무거운 쇠, 무건쇠
중단(中斷): 멈춤
중병(重病): 큰 병
중(中)에: 가운데, 속에
중요(重要)한: 값진, 으뜸인, 좋은
중학교(中學校): 가온배움터
즉(卽): 곧, 다시 말해
즉시(卽時): 곧바로, 바로, 곧, 냉큼
즉흥적(卽興的): 내키는 대로, 기분 내키는 대로
증가(增加): 늘림, 늘어남
증강(增强): 힘 따위를 늘려서 세지다, 늘어나고 세지다
증류수(蒸溜水): 맹물
증상(症狀): 나타나는 모양, 병의 조짐
증세(症勢): 병의 조짐, 증세
증식(增殖): 늘어남, 불어남, 새로 만들어짐
증진(增進): 더하여 좋아짐, 늘어남
즉(卽/則): 바꾸어 말하자면, 말하자면, 다시 말해

지금(只今): 이제, 이때, 말하고 있는 바로 이때
지금(只今)도: 아직도
지기(地氣): 땅의 기운
지경(地境): 처한 모습, 지경, 처한 꼴
지대(至大)한: 큰, 더할 나위 없이 큰
지면(誌面): 쪽수
지상(地上): 이 땅, 땅의 위, 사람들이 살고 있는 땅
지성(至誠): 마음을 다함
지속(持續): 쭉 이어짐, 끊기지 않고 이어짐, 곧장, 내내, 마냥
지연(遲延): 끌다, 늦추다
지인(知人): 아는 사람
지장(支障): 거치적거림, 걸리적거림, 거추장스러움
지적(指摘): 잘못이나 허물 따위를 드러내어 꼭 집어 말함 꼭 집어 가르침, 꼭 집어 말함
지목(指目): 꼭 집어 가리킴
지탱(支撑): 버팀, 오래 버티거나 배겨 냄
지혜(知慧): 슬기
직위(職位): 벼슬자리
직접(直接): 바로, 아무것도 끼거나 거치지 않고 바로
직책(職責): 벼슬
진정(鎭靜): 가라앉힘
진실(眞實): 거짓 없이 참됨
진통(鎭痛): 아픔을 가라앉힘, 아픔멎이, 아픔을 줄이거나 없앰
진통제(鎭痛劑): 아픔멎이 약
진화(進化): 나아가며 바뀜
질병(疾病): 병
질환(疾患): 병
짐작(斟酌): 얼추, 어림, 어림잡아, 어림쳐서 헤아림
집단(集團): 무리, 모임, 떼
집중(集中): 힘을 쏟음, 힘을 한곳에 모음, 한곳으로 모음
집착(執着): 마음을 버리지 못하고 매달림
징표(徵標, 徵表): 어떤 것과 다른 두드러짐
차단(遮斷): 끊거나 막음,
차지(借地)하는 비중(比重)은: 줄잡아
차지(借地): 자기 몫으로 가짐, 자리함
착수(着手): 일을 하려고 손을 댐
참고(參考): 살펴 생각함, 도움이 될 것으로 삼음, 견주어 봄
참여(參與): 함께함
창고(倉庫): 광
창백(蒼白): 핏기 없는 얼굴

채소(菜蔬): 나물, 남새, 푸성귀, 들나물
채식(菜食): 푸성귀만 먹음, 고기를 먹지 않음
채식동물(菜食動物): 풀 먹는 짐승
채취(採取): 풀이나 나무 따위를 캐거나 베거나 따거나 뜯거나 하여 얻음
책임(責任): 몫, 맡은 일, 맡아서 해야 할 일
책임(責任)지고: 도맡아
처리(處理): 마무리 지음
체액(體液)을 검사(檢査)한 결과(結果): 피를 살펴보면
체험(體驗)수기(受記): 본보기, 겪은 일
척추탄성곡선(脊椎彈性曲線): 뼈 기둥
천골(薦骨): 광등뼈, 엉덩이뼈, 엉치등뼈, 엉치뼈
천국(天國): 하늘나라
천일염(天日鹽): 갯벌소금
철두철미(徹頭徹尾): 꼼꼼하게, 빈틈없이
철저(徹底): 속속들이 꿰뚫어 미치어 빈틈이나 모자람 없이 밑바닥까지 모두
첨가(添加): 넣다, 더하다
청결(淸潔): 맑고 깨끗함
청정(淸淨): 깨끗한
청천벽력(靑天霹靂): 맑은 하늘에 날벼락
체내(體內): 몸속
체력(體力): 힘
체력저하(體力低下): 기운이나 힘이 떨어짐
체온(體溫): 몸 기운
체외(體外): 몸밖
체중감소(體重減少): 몸무게 줄어듦
체질(體質): 몸바탕
체질개선(體質改善): 몸의 바탕을 바꿈
체험(體驗)수기(手記): 본보기
초기(初期): 처음, 첫 때
초등학교(初等學校): 풀뿌리배움터, 뿌리배움터
초래(招來): 불러옴, 이끌어냄
초월(超越): 뛰어넘다, 앞지르다
초식동물(草食動物): 풀 먹는 짐승
초대(招待): 불러들임, 부름
초심(初心): 처음 가진 마음
촉진(促進): 빠르게, 도움
촉진(觸診): 만져 앎, 만져보고 앎
촉진운동(促進運動): 잘되게 함

총망라(總網羅): 모두, 다, 빠짐없이 모두
총명(聰明): 똑똑함
최고(最高)의: 가장 뛰어난
최고품질(最高品質): 으뜸, 가장 좋은
최대한(最大限): 가장
최대(最大)의 적(賊): 가장 나쁜 것, 가장 좋지 않은 일
최상(最上): 가장 뛰어난, 가장 좋은
추구(追究): 좇음
추간공(椎間空): 뼈사이구멍, 뼈마디구멍
추세(趨勢): 흐름
추종(追從): 좇아서 따름, 뒤를 따라서 좇음
추측(推測): 헤아림, 무엇을 미루어 생각함
충격(衝擊): 부딪치는 힘, 튕기는 힘
충격적(衝擊的)인: 놀라운
충격파(衝擊波): 부딪치는 물결, 부딪침
충돌(衝突): 부딪침
충혈(充血): 핏발이 섬
취(娶)하다: 맞아들이다
취약(脆弱)한: 무른
측면(側面): 쪽
측정(測定): 잼, 부피나 크기 따위를 잼
치과질환(齒科疾患): 잇병
치료(治療): 낫게 함
치료법(治療法): 병을 다스리는 일, 병을 고치는 일, 병을 낫는 길
치열(熾烈)하게: 불같이 세차게
치유(治癒): 낫게 함, 저절로 나음
치유법(治癒法): 낫는 길
친구(親舊): 동무, 벗, 아띠
친척(親戚): 살붙이, 피붙이
침범(侵犯): 뚫고 들어감, 함부로 쳐들어가 해치거나 건드림
침실(寢室): 잠자리
침투(浸透): 스며듦, 들어감
칭찬(稱讚): 추어주거나 높이는 말, 치켜세움, 추어올림
타의(他意): 다른 사람의 생각이나 마음, 다른 생각
타(他)의 추종(追從): 남이 따라오는 것, 남이 따르는 것, 남이 좇는 것
탁월(卓越): 두드러지게 뛰어남, 두드러짐
탄성(歎聲): 마음속 깊이 느끼어 나오는 소리
탈모(脫毛): 머리 빠짐
탈취(奪取): 냄새를 빼앗거나 없앰

택(擇)하다: 고르다
토로(吐露): 마음속에 품고 있는 생각 따위를 다 드러내어 말함
토(吐)하다: 입 밖으로 다시 게우다
통(桶): 깊은 그릇, 대롱
통제(統制): 틀에 맞춤, 제멋대로 하지 못하게 함
통증(痛症): 아픔
통증완화(痛症緩和): 아픔 줄이기
퇴소(退所): 나감, 물러남, 집으로 되돌아 감
퇴적(堆積): 쌓임, 많이 쌓임
퇴치(退治): 물리침
퇴행성관절염(退行性關節炎): 닳은 마디곪
투과(透過): 뚫고 들어감
투명(透明)한: 속이 보이는, 맑은
투병생활(鬪病生活): 병과 싸움, 병을 앓음
투여(投與): 집어넣음, 들어보냄
특별(特別)한: 별나게 다름
특이(特異)한: 보통보다 특별히 다름
특징(特徵): 다른 것들과 다른 것, 어떤 것과 다른 두드러짐
특(特)히: 더군다나, 더욱이, 다른 것보다 더욱 두드러지게
판단(判斷): 판가름, 생각을 굳힘
파괴(破壞): 부숴 없어짐 부서짐, 부숨, 망가뜨림
편안(便安): 편하고 즐거움
평생(平生): 한살이, 한뉘, 사람이 태어나서 죽을 때까지의 살아 있는 동안
평소(平素): 여느 때, 늘 하듯이
평아(平安): 말썽 없이 조용히
평온(平穩): 고요함
평형(平衡): 어울림
폐(肺): 허파
폐렴(肺炎): 허파고름
폐염전(閉鹽田): 문 닫은 소금밭
포기(抛棄): 버림, 내놓음, 그만둠
포대(布帒): 자루, 큰 자루, 베나 가죽, 종이 따위로 만든 큰 자루
포악(暴惡)해짐: 사나워짐
포함(包含): 함께 들어 넣음 함께 넣음
폭력적(暴力的): 거칠고 사나움, 싸우기 좋아함
폭염(暴炎): 무더위, 불볕더위, 한더위
표현(表現): 겉으로 나타냄, 말
품사(品詞): 씨갈, 씨, 씨갈래

풍부(豊富)한: 넉넉한
풍자(諷刺): 사람들의 잘못을 빗대어 비웃거나 본보기로 들려줌
피(避)하다: 숨다, 꺼리다
피곤(疲困): 지치고 고달픔
피로(疲勞): 지침, 고단함
피마자(蓖麻子): 아주까리
피부(皮膚): 살갗
피부재생(皮膚再生): 살갗 되살림
피신(避身)하다: 피하다, 벗어나다
피하(皮下): 살갗 아래
필요(必要): 쓰이는, 쓰임새가 있는, 있어야 할
필요량(必要量): 쓰임새
하수(下垂): 아래로 처지거나 늘어짐
학습(學習): 배움
한계(限界): 테두리
한도(限度): 테두리 안
한순간(-瞬間): 눈 깜짝할 사이
한평생(-平生): 한살이, 한뉘, 사람이 태어나서 죽을 때까지의 살아 있는 동안
함성(喊聲): 외침, 여럿이 크게 외치는 소리
함유(含有): 들어있음
합(合)하다: 모으다
합당(合當)한: 알맞은, 좋은, 마땅한
합성(合成): 더하여 만듦, 모아 만듦
항문(肛門): 똥구멍
항상(恒常): 언제나, 늘, 곧장, 마냥, 줄곧, 내내
항(缸)아리: 질그릇, 독, 단지, 동이, 아가리가 좁고 배가 부른 질그릇의 한 가지
항원(抗原): 도둑
항체(抗體): 도둑 잡이
향미(香味): 냄새와 맛
해결(解決): 풂, 안어울림음을 어울림음으로 이끎
해독(解毒): 독을 품, 독 씻김, 독 씻음, 독 없앰
해독제(解毒劑): 독을 풀어 없애는 것
해독작용(解毒作用): 독 씻김, 독 씻음, 독 없앰
해소(解消): 풀어냄, 풀어서 없앰
해악(害惡): 나쁜 일이나 짓
해열(解熱): 열내림
해초(海草): 바다풀

핵심(核心): 뼈, 뼈대, 줄거리, 고갱이, 골갱이
행복(幸福): 삶의 기쁨
행위(行爲): 짓
허락(許諾): 하도록 함, 부탁을 들어줌
허탈(虛脫)한: 갑자기 몸의 기운이 빠지고 멍한
현상(現象): 것, 모습
현재(現在): 이제, 말하고 있는 바로 이때
현혹(眩惑)되는: 마음을 빼앗긴
혈뇨(血尿): 피오줌
혈변(血便): 피똥
혈성(血性): 피가 들어있는, 피가 섞인
혈액(血液): 피
혈액정화작용(血液淨化作用): 피를 깨끗하게 하는 일
혈중(血中): 핏속
혈액 중(血液中): 핏속
혈액순환(血液循環) 촉진(促進): 피 잘 돌게
형성(形成): 모습을 이룸, 만듦
형이상학(形而上學): 겪거나 보이지 않는 것들을 가름
형태(形態): 생김새
형편(形便)없다: 보잘것없다
호송(護送): 실려 오거나 보냄
호흡(呼吸): 들숨날숨, 숨쉬기
호흡기(呼吸器): 숨틀, 숨길
호흡중추(呼吸中樞): 숨골
혹(或): 말하자면, 이를테면
혹시(或是): 말하자면, 이를테면
혹심(酷甚)한: 매우 세찬, 견디기 힘든, 매우 지나침
혹여(或如): 말하자면, 이를테면
혼란(混亂): 갈피를 잡지 못함
혼용(混用): 뒤섞여 쓰임
화(火): 부아
화(禍): 슬픈 일
화단(花壇): 꽃뜰, 꽃밭
화분(花盆): 꽃 그릇
화합(和合): 어울림
확고(確固)한: 굳은, 흔들림 없는, 단단한
확대(擴大): 넓힘, 늘림
확신(確信): 굳게 믿음
확장(擴張): 넓힘, 늘림

환(丸): 덩이, 구슬, 덩어리
환경(環境): 언저리
환경(環境)공해(公害): 언저리 더럽힘
환기구(換氣口): 바람 돌려 내보내는 곳
활기(活氣): 힘, 기운
활동(活動): 움직임, 일, 노님
활동(活動)하는: 일하는, 움직이는, 노니는
활력(活力): 살아 움직이는 힘
활발(活潑)하게: 생기 있고 힘차게
활성(活性): 좋아짐, 잘됨
활성화(活性化): 잘되게, 좋게
황혼(黃昏): 어스름, 해질 무렵, 땅거미, 해가 진 뒤 어두워지기 앞의 어스름
회복(回復): 되돌림, 걸림돌을 없앰
회한(悔恨): 뉘우침
획기적(劃期的): 어떤 일에서 새로운 때를 열만큼 앞의 것과 뚜렷이 두드러지는 것
횡격막(橫膈膜): 가로막
후(後): 뒤
효과(效果): 보람의 크기
효능(效能): 쓰임새
효력(效力): 보람, 미치는 힘
효율(效率): 얼마의 보람
효율적(效率的): 보람 있는, 손쉽고 바르게
훗날(後날): 다가올 날, 뒷날
휴가(休暇): 말미
휴식(休息): 쉼, 일하다 잠깐 쉼, 일을 그만 둠
흔적(痕跡): 자취, 자국, 그림자
흠(欠): 금이 가거나 긁힌 자리
흡수(吸收): 빨아들임
흡수(吸收)되어도: 안으로 빨아들여도
흡인(吸引): 빨아들임, 들이마심
흡인력(吸引力): 빨아들이는 힘
흡착작용(吸着作用): 빨아들여 붙임, 빨아들이는 일
흥분(興奮): 마음이 들뜨고 날카로워짐
희미(稀微)하다: 어렴풋하다, 흐리다, 흐릿하다, 어슴푸레하다
희생(犧牲)을 당(當)하다: 아픔을 겪다

아토피 완치의 길 초대장

이 초대장을 받는 당신은 갈림길에 설 것입니다.
아이에게 건강을 되찾아 줄 것인가, 다른 길을 선택할 것인가?

그 망설임을 조금이라도 덜어주기 위해 선물을 준비했습니다.
당신의 아이가 좋아지지 않으면 단 한 푼도 남기지 않고 수련비용 모두를 되돌려 드리는 선물입니다.

아토피 완치를 위한 터는 우리나라 어디에 내놓아도 손색이 없는 아름다운 펜션을 빌려 쓰게 됩니다.
한 달 동안의 펜션 숙박비만 해도 이백만 원 안팎인데, 아시다시피 펜션에서는 밥은 주지 않습니다.

'아토피 완치의 길'에 함께하면 먹을거리는 물론 지내는 동안 필요한 물품도 빠짐없이 쓸 수 있는데, 이것만 해도 줄잡아 백만 원은 훌쩍 넘습니다.
당신의 아이가 좋아지지 않는다면 그 많은 선물을 모두 공짜로 드립니다.

물론 아이가 좋아지지 않을 가능성은 0%에 가깝기 때문에 그럴 일은 없을 것입니다만 망설이는 당신을 위해 김재춘 교수의 명예를 걸고 하는 약속입니다.

"부모는 '멀리 보라' 하고 학부모는 '앞만 보라' 합니다.
부모는 '함께 가라' 하고 학부모는 '앞서 가라' 합니다.
부모는 '꿈을 꾸라' 하고 학부모는 '꿈꿀 시간을 주지 않습니다.'
당신은 학무보입니까? 부모입니까?"

아토피는 석 달에서 다섯 달이면 얼마든지 완치할 수 있습니다.
9박10일 단기프로그램도 함께 하실 수 있습니다.
부디 당신의 아이가 아름다운 삶을 살아갈 수 있기를 간절히 소망합니다.

당신의 사랑지기 김재춘교수 드림.

'아토피 완치의 길'에 함께할 분은 아래로 연락하시면 됩니다.

전 화 : 041-674-3573, 070-8864-1357, 080-999-2080
팩 스 : 041-674-3570
메 일 : mibia@hanmail.net